近代名医珍本医书重刊大系
（第一辑）

本草正义

〔清〕张山雷　著

赖小平　点校

天津出版传媒集团

天津科学技术出版社

图书在版编目（CIP）数据

本草正义 / (清) 张山雷著; 赖小平点校. -- 天津:
天津科学技术出版社, 2023.1
（近代名医珍本医书重刊大系）

ISBN 978-7-5742-0395-2

Ⅰ.①本… Ⅱ.①张… ②赖… Ⅲ.①本草—中国
Ⅳ.①R281.3

中国版本图书馆CIP数据核字(2022)第133608号

本草正义
BENCAO ZHENGYI
策划编辑：吴 颀
责任编辑：梁 旭
责任印制：兰 毅

出　　版：天津出版传媒集团
　　　　　天津科学技术出版社
地　　址：天津市西康路35号
邮　　编：300051
电　　话：（022）23332392（发行科）23332377（编辑部）
网　　址：www.tjkjcbs.com.cn
发　　行：新华书店经销
印　　刷：河北环京美印刷有限公司

开本 880×1230　1/32　印张13.25　字数234 000
2023年1月第1版第1次印刷
定价：79.00元

读名家经典
悟中医之道

扫描本书二维码，获取以下**正版专属资源**

本书音频 畅享听书乐趣，让阅读更高效

走近名医 学习名家医案，提升中医思维

方剂歌诀 牢记常用歌诀，领悟方剂智慧

● **读书记录册**
记录学习心得与体会

● **读者交流群**
与书友探讨中医话题

● **中医参考书**
一步步精进中医技能

扫码添加智能阅读向导
帮你找到学习中医的好方法！

操作步骤指南 ① 微信扫描上方二维码，选取所需资源。

② 如需重复使用，可再次扫码或将其添加到微信"⊡收藏"。

目 录

卷之四

绪 言

　　本草编次之例，自陶贞白集成《神农本经》《名医别录》两种，各分上中下三品，三品之中，各以玉石为首。而唐宋以后诸家本草，则皆以玉石、草木、鸟兽、虫鱼等，各自为类。盖《本经》及《别录》所收药物，各止三百六十味，分类自可从简。而后人采集渐多，不得不分别部居，不相杂厕，欲其易于检索也。唯各家编次尤多以玉石为冠，则循《本经》旧例，是遵守古训，不忘其本之意。寿颐窃考本草命名之义，古人已谓药有玉石、草木、禽兽等类，而云本草者，以诸药中唯草为最多之故。是以近人著述，亦间有以草类居首者，义即本此。寿颐谓：今世所用药物，草木最为多数，而玉石之应用者，寥寥无几。兹为适用计，爰以草部为各药之冠，而木果蔬谷次之，金石又次之，鸟兽虫鱼又次之，终之以人类为殿，仍用唐宋以来之旧例云。是稿也，肇始于甲寅之秋，襄助吾师同邑朱间儦先生，创立黄墙中医学校于家塾，编纂以作讲堂课本。越六载而游浙之兰溪，忝任医校讲席，重订旧稿，印刷讲授，今又一星终矣。再为润饰，付之乎民。盖距属稿之初，历十八寒暑，回想当年，恍如梦景。

吾师已久赴道山，而寿颐亦齿豁头童，年周甲子矣。成之之难如此，能不感喟系之？

时在壬申仲秋嘉定张寿颐山雷甫三订旧稿于兰江寓次

卷之一

草部　山草类上

甘草

《本经》：味甘平，主五脏六腑寒热邪气，坚筋骨，长肌肉，倍力，金创肿，解毒。（创，今作疮）《别录》：温中，下气，烦满，短气，伤脏咳嗽，止渴，解百药毒。

【正义】甘草色黄而味大甘，乃脾家主药。其味最厚，故专为补益之品。《本经》主五脏六腑寒热邪气。盖脾土为中州后天之本，脾得其益，则五脏六腑，皆以受气，而寒热邪气，自然消除，乃补正而邪自却，非甘草能通治五脏六腑寒热邪气百病也。坚筋骨，长肌肉，倍力，无一非脾土受补，百骸滋长之意。主金创肿者，亦以脾主肌肉，补脾则肌肉丰满，可愈金创而消肿矣。解毒者，甘为土之正味，凡毒得土则化，故大甘之味，可以解毒。《别录》谓：九土之精，解百药毒者是也。《本经》原文更有久服轻身一句，则极言其补养之功效，虽自有至理，嫌其近于方士丹灶家习气，删之。且《本经》上品诸药，不饥不老轻身延年等说，数见不鲜。而于太乙余粮，则曰久服飞行十里；泽泻则曰久服能行水上，皆方士附会之谬说，抑且于医学本无关系。寿颐编纂是集，于《本经》正文，例不更改一字，而独节去此等字句者，非荒经也，去其可疑，正欲以坚其可信，请与博雅通才共商之，或不以为师心自用乎。《别录》主温中、下气、烦满、短气者，甘能补中，中气旺，则自然燠休温和，非甘草之果为温药也。中气健运，而虚烦虚满自愈，故曰主烦满、下气，非能治痰饮湿热积滞等病之烦满上气也。中气虚怯则气短，甘草能补中气，故主之。伤藏咳嗽，则脾虚而肺气亦馁，故曰伤藏。甘草补脾，自能止咳。凡咳之因于气虚而无风寒外邪者，非补中不为功，如保元、四君、六君等方，皆是主剂，则甘草洵虚咳之要药。止渴者，甘以养胃，自能生津也。

【广义】《千金方》：中乌头、巴豆毒，甘草入腹即定。东垣：甘草生用气平，补脾胃不足，泻心火。炙之则气温，补元气而散表寒，除邪热，润肺。寿颐按：甘草之能泻心火，亦甘以缓之意，非寒以胜之也。仲师三泻心汤，皆有甘草，皆和中甘缓之法。至谓炙之则气温，能补元气而散寒除热，是指内伤之畏寒发热，即建中汤之证治，非外感表邪之寒热可比，故曰补元气。然竟谓之散表寒，除邪热，则立言已自不妥，而薛立斋之《本草发挥》，竟以为去寒邪；吴遵程之《本草从新》，竟以为入汗剂则解肌，是以补中之品，误作发散之药。即东垣有以教之，可谓失之毫厘，差之千里矣。洁古谓：甘草梢，治胸中积热，去茎中痛。寿颐按：梢是最细之尾，其性下达故也。

【发明】甘草大甘，其功止有补土，《本经》所叙皆是也。又甘能缓急，故麻黄之开泄，必得甘草以监之；附子之燥烈，必得甘草以制之。走窜者得之而少欤其锋，攻下者得之而不伤于峻，皆缓之作用也。然若病势已亟，利在猛进直追，如承气急下之剂，则又不可加入甘草，以缚贲育之手足，而驱之战阵，庶乎奏功迅捷，覆杯得效。

【正讹】中满者忌甘，呕家忌甘，酒家亦忌甘，此诸证之不宜甘草，夫人而知之矣。然外感未清，以及湿热痰饮诸证，皆不能进甘腻。误得甘草，便为满闷，甚且入咽即呕，唯其浊腻太甚故耳。或谓仲景之麻桂诸方，以及后人之冲和汤等，无一不用甘草，即无一非外感之主方，则有何说？且《素问》明言辛甘发散为阳，是甘能散邪，尤为经训。而近人之辑本草者，又有甘草能散表寒之说。抑知甘草之散表寒，乃属气虚之畏寒，故得补中而凛寒自解，非治外感之寒邪。凡草木诸药，以气胜者，迅而善行；以味胜者，滞而善守。国老味厚无气，以坚守中州之质，而谓其有透泄肌表之能，用非所长，适得其反。似此论药，最是误人。须知经言辛甘发散，是指辛中之甘而言，如桂枝之类，决不用此甜腻浊滞之味，认作轻扬表散之剂。若古人解表方中每用甘草，则以古者体质坚强，外感六淫，已非轻恙，故必得此补中之品，先扶中气，而后可以托邪外达，亦非径以此为解表之主将。仲景桂枝、麻黄、葛根、大青龙等方，多用甘枣，小柴胡且用参枣，皆为体质坚实强盛者设法。后人之参苏饮、败毒散等方，参甘并用，亦是此意。寿颐闻今湘省人，无论何病，苟写药方，无不用党参、甘草各三钱开首，然后再以应用对证之药继之，本即此例。而吾侪江浙人体多孱弱，实非所宜。凡在学者，不可误读古书，轻率援用，以贻中满而引人呕恶也。又按：甘草治疮疡，王海藏始有此说，盖是甘能解毒之意。李氏《纲目》亦曰甘草头主痈肿，至张璐玉等诸家，乃言甘草节治痈疽肿毒。然痈疡之发，多由于湿热内炽，即阴寒之证，亦必寒湿凝滞为患，甘草甘腻，实在所忌。若泥古而投之，多致中满不食，则又未见其利，先见其害。至谓甘草之节专主外疡，则此物之节何在，颇不可解。尝以询之药肆中，有老者告曰：此草用根，本无枝节，唯未出土时，有为虫蚀处斑剥不平者，乃谓之节，盖象人体之疮疡，故能治之，仍是想当然之臆说耳。

人参

【考正】寿颐按：古称人参，今有辽参、高丽参、党参之别，形色性情功效，各有不同。而古今医药诸书，则皆以人参两字统言之，不独古之本草，未闻辨析也。考辽东、高丽，在上古虽未通中国，而秦汉之际，皆已交通。许叔重《说文》则云：人葠（即古之参字）药草，出上党。似东汉时犹止有党参也。《本草经》则云：生上党及辽东。此句虽未必为周秦古本所固有，然纵出于后人增益，亦是陶贞白所手定。《千金翼方》亦有此句，则又似彼时党参、辽参同为一种。再考其气味主治，则《本经》称其寒而补五藏安精神云云，皆似指辽参而言。《别录》则曰微温，而疗肠胃中冷，心腹鼓痛云云，皆似指高丽参而言。若云皆即今之党参，则实不能具此力量。又证以《太平御览》引《吴普本草》，则曰《神农》甘小寒。又曰根有头足手面目如人，则今之人参，固有具头项手足，略似人形之一种。《范子计然》亦云：人参出上党，状类人者善。刘敬升《异苑》亦云：人参生上党者佳。人形皆具，此皆非今之党参所能近似。更详稽唐宋以后本草及方药，则皆曰人参。而孰为辽参，孰为高丽参，在有识者，或可以心领神悟而分别之。然究竟是一是二，始难确定。或谓古书之人参，皆即今之党参，则仅读《说文》而未读《本草经》者。但《本经》气味功用，则明是今之辽参，而《别录》之气味功用，又明是今之高丽参，不独微寒微温，显有区别，即所载主治，亦是显分畛域。只因微寒微温四字，自李氏《本草纲目》并为一气，而《本经》之与《别录》，昔人又每合而读之，遂致或寒或温，纷如聚讼，补气补血，更仆难终。此则古今本草，以辽东、高丽所产，混为一词，不加区别之过也。但上党之所产，岂古时本与辽参无别，而今之所谓潞党者，别有一种乎？抑古今地气攸殊，古则同于辽参，而今则遂成潞党乎？考濒湖《纲目》引陶弘景说，已有上党来者，形长而黄，状如防风，则颇似今之党参。张璐玉《本经逢原》别出上党人参一条，但曰甘平清肺，又不似今之党参。唯吴遵程《本草从新》别出防风、党参一条，则今所通用之党参也。盖辽参、高丽参，其力皆厚，唯一则甘而能清，一则甘而兼温，功用自别。若党参则为补脾和缓之药，而力量较为薄弱。三者之性情作用，迥乎不侔，万不能一陶同冶而无区别，爰为各立一条，以前贤之成说，近今之功效，分著于篇，庶乎门径既清，而后来亦得有所依据。寿颐为此创论，明知于古无征，独辟蹊径，笃信好古之士，必有讥其师心自用，妄作聪明者。要知医药以切合实用为主，不在泥古为高，似乎逐条分析，则临证定方，各得其所。抑且证之古籍，无不可通，验之民病，久收捷效，尚非穿凿附会，强作解人，爰贡愚忱，就商明达。

辽参

《本经》：人参味甘微寒。主补五藏，安精神，定魂魄，止惊悸，除邪气，明目，开心，益智。

【正义】辽参产于辽沈，即奉天、吉林等处，地属北方阴之域，且其秉性背阳而向阴，气味皆清，色淡黄或白，故禀阴凝之气而微寒。功能养阴而虚火，今用之于阴虚有火，及吐衄失血后之宜于清养，或汗家、失精家，阴液耗损，虚阳偏炽者，甚有经验。证以《本草经》之所谓人参味甘微寒者，气味甚合。故以《本经》之人参主治全文，系之于此。主五藏者，五藏属阴，辽参禀性属阴，得地气最厚，而气味中和，无所偏倚，故能兼补五藏之阴，而不专主一藏。安精神，定魂魄，止惊悸者，皆藏充韧之功也。除邪气者，则真阴既足而邪气自除。明目、开心、益智，又皆阴液充盈，精神贯注之明证。寻绎《本经》主治，皆滋养阴液，生津补血之功，陈修园所谓无一字言及温补回阳，所以仲景恒用于汗吐下后阴伤之证，以救津液。而于回阳方中，不用此阴柔之品以缓姜、附之功者，洵读书之得间者也。此则《本经》之人参，固明谓其只能养阴，而非补气回阳之药，是皆辽参之功用，而非高丽参之兼有温性者可比。是当明为分析，而不可混溶于一炉之中者也。

【广义】甄权：主五劳七伤虚损，治肺痿。寿颐按：此皆真阴不充之证。如其虚火尚炎，阳气未匮，辽参主之。若阴液既耗，而脾肾之阳亦弱，则又宜用高丽参矣。洁古：止渴、生津液。寿颐按：此是胃阴不充之候，所当柔润滋养，固宜于辽参，而不宜于高丽参之含

9

有阳刚气象也。徐灵胎曰：凡补气之药皆属阳，唯人参能补气而体质属阴，故无刚燥之弊，而又能入于阴分，所以可贵。寿颐按：人参能补气而不刚燥，唯辽参可以当之，而高丽参已不能免矣。陈修园：仲景《伤寒论》用人参者十七方，皆因汗吐下之后，亡其阴液，取以救阴，唯理中汤、吴茱萸汤，则以刚燥剂中，阳药已多，故以人参养阴济阳，以臻于中和耳。寿颐按：陈氏谓仲景于汗吐下之后，用参以救阴液，洵足勘透仲景制方之玄奥，而发明人参之功能。若理中汤、吴茱萸汤二方，本主脾肾阴寒之证，愚谓当以今之高丽参配之，正合温中之用。修园尚未免偏执己见也。

【发明】辽参禀性向阴，味甘而微苦，确含清凉性质，多见风日则易生蛀，喜阴恶阳，尤其明证。故富有养液，而为补阴之最。脱血、脱汗、失精家宜之，固也。而肺燥干咳，胃枯燥渴，或干呕呃逆者，皆赖以滋液生津，而无寒降戕伐，黏腻浊滞之弊。功在沙参、玉竹、二冬、二地之上，奚啻倍蓰。此其禀中和之气，不升不降，不倚不偏，所以可贵。或有以为阳药而补阳者，固非，即以为补气而能挽回元气者，亦妄也。

【正讹】人参气味微寒微温四字，原是二家之言，一出《本经》，一出《别录》，自当分别观之，方不致淆惑视听。乃自唐以后之辑本草者，或有将四字并作一句，而纷纭扰攘，互相攻讦之议起矣。遂令后人偏读各家之言，更觉纠结缭绕，莫知所从。乃有李月池者，创为生用气凉，熟用气温，味甘补阳，微苦补阴之说，意欲以调和其间而解其纷乱，不知骑墙之见已属可嗤，抑且盲瞽之谈，反成笑话。陈修园以药入煎剂，生者亦熟驳之，最是爽快。何如以《本经》《别录》二书，各还其旧之为得乎？人形之说，古书诧为奇遇，谶纬家且有摇光星散而为人参之说，似乎参之能成人形者，必神妙不可思议矣。然寿颐见吾友朱君照衢（朱君乃吾邑闻人朱右曾之孙，右曾尝著《逸周书注》行世）自奉省携归一种，大类人状，有头有颈，躯干独大，亦有四肢，部位清晰，唯无面目肢节及手指耳。据云彼地之参，皆以人力培植，颇似圃中之蔬，随在多有，而人形者亦其种类之一，在当地出售不过千余大钱一斤，唯一入京华，价已百倍，何况南省，则关税本巨，而加以市侩之居奇耳。若野生者，则数年不得一支，即此数言，人参之真相，已可得其涯略，且古人命名之意，亦已大白，而人形之说，又何为宝耶！人参能滋阴液，而无却病之功，灵胎之说最确。其言曰人参长于补虚，短于攻疾，乃医者于病久体弱，或富贵之人，不论病之已去未去，皆必用参，一则昭其谨慎，一则借以塞责，而病家亦以用参为尽慈孝之道，不知病未去而用之，病根亦固，且力大而峻，为害亦甚。徐氏此言，曲尽庸医丑态。彼夫无故妄用，以浪费病家之资财，反借此藏拙，以迎合富贵之心理者，其亦可以废然返乎！仲景小柴胡汤，于咳者去人参加干姜、五味，盖为寒饮之咳嗽言之。陈修园谓形寒饮冷之伤，非人参阴寒之品所宜，则凡属外邪未清者，固不可轻用此滋补之品，可与灵胎之论互相发明者也。

高丽参

《别录》：人参味甘微温。疗肠胃中冷，心腹鼓痛，胸膈逆满，霍乱吐逆，调中，止消渴，通血脉；破坚积，令人不忘。

【备考】疗即治病之义，唐人讳治，唐世医书，皆以疗字代治字用。《外台秘要》皆用疗字，无一治字，是其例也。《别录》一书，辑于陶弘景之手，今诸书所引皆作疗字，疑亦唐人所改，今仍唐本之旧耳。

【正义】高丽参产于朝鲜，古之高丽、百济、新罗皆是也。地当东海之滨，禀东方发生之气，故其气味浓厚，色亦重浊，具有温养生发之性。今用之于脾肾虚寒，真阳衰弱及中气不振，阴寒用事诸证，功效甚捷。较之辽参偏于养阴，含有清凉气味者，性质迥异。证以《名医别录》之人参味甘微温，气味甚合，故以《别录》之人参主治全文，系之于此。肠胃中冷，心腹鼓痛者，皆中气虚寒，真阳不宣之候也。胸胁逆满，亦阳衰阴盛之病，故皆以人参温养其中气，此非痰湿凝滞之逆满，所以宜于温补。若霍乱吐逆，则阴霾凝结之病，故亦以温中为宜。唯霍乱为患，迅疾暴戾，虽有寒有热，而以阴盛灭阳为最多，宜大剂姜、附，而以人参之大力者驭之，方足以回垂绝之真阳，非一味所能治也。调中者，则中气虚弱而和调之；止消渴者，则滋养津液之效也。参本养液，而又有温和之气以流利之，故能通行血脉；参本补脾，而又有燠煦之气以健运之，故能消磨坚积。令人不忘者，心为牡藏，参能益血，更能温养而振刷之，则心阳舒展，而记忆力自富。此皆惟高丽参之微温，禀春生发育之性者，方能臻此刚健婀娜之候，而非辽参之仅能滋阴者，所可同日语矣。

【广义】甄权：主冷气逆上。寿颐按：此指中气虚寒，而肾水上凌之证，自宜用高丽参，则温脾而兼摄肾，非辽参之所能治者。其甚者，且宜辅以大温之品而摄纳之。洁古：主肺胃阳气不足，肺气虚促，短气少气。寿颐按：此脾土虚寒，中气不振，故脾阳不宣，气促少气，惟高丽参之温补中州而益元气者宜之。东垣曰：人参甘温，能补肺中元气，肺元旺则诸藏皆旺，肺主诸气故也。仲景于汗后身热亡血脉沉迟者，下利身凉脉微血虚者，并加人参，所谓血脱益气，阳生而阴自长也。寿颐按：人参气薄味厚，力能滋阴养血，仲景用之于汗后吐后，本是取其补阴，而东垣乃以补肺气。韩飞霞亦谓病后气虚及肺虚作嗽者并宜之，是皆以为气药。盖缘参能滋养五藏之阴，阴既充而气亦自旺，究非

13

补气之效。至东垣所引仲景二条，则脉微脉沉迟，愚谓所用人参，当以高丽产之含有温养性质者为佳，斯则具有春升之气，谓为益气，或犹近是。徐灵胎谓其升提元气，盖亦指此。而昧者甚至谓为能回元气于无何有之乡，而救阳亡于垂绝之顷者，殆欲以《战国策》之所谓不死之药视人参，则过于推崇，而不自知其立言之不可为训矣。李月池曰：凡人之面白面青，或黄或黧悴者，皆肺脾肾气之不足，皆可用人参。而面赤气壮神强者，不可用矣。脉之浮而芤濡虚大，迟缓无力，沉而迟涩细弱，结代无力者，皆虚而不足，可用人参，而弦长紧实，滑数有力者，则火郁内实，不可用矣。洁古谓喘嗽弗用者，痰饮气壅之喘也。若肾虚气短喘促者，必用矣。仲景之咳嗽弗用者，寒邪壅郁之咳也。若自汗虚寒而咳者，必用矣。东垣谓肺有郁热弗用者，宜发不宜补也。若肺虚无火，气短自汗者，必用矣。丹溪诸痛不可骤用者，邪气凝结，宜散不宜补也。若虚寒气弱，痛而喜热喜按者，必用矣。节斋谓阴虚火旺弗用者，火邪炽盛不可补也。若虚火无根，自汗气短，肢寒脉细者，必用矣。寿颐按：李氏此言，辨别脉证，甚是明晰，唯所条举者，尽属虚寒证治，则李氏固专指高丽参之温补者言之。缪仲淳曰：凡虚羸尫怯，劳役饥饱所伤，清阳之气陷入阴分，发热倦怠，四肢无力，或中暑伤气，无气以动，或呕吐泄泻，霍乱转筋，胃弱不食，脾虚不磨，或真阳式微，肾气匮乏，阳事痿绝，完谷不化，下利清水，及小儿慢惊，痘后气虚，溃疡虚弱等症苟投人参，靡不立效。寿颐按：缪氏所谓，亦是高丽参之功用。而张石顽宗之，且伸之曰痘疹不宜轻用人参者，干紫黑陷，血热毒盛也。若气虚顶陷，色白皮薄，泄泻浆清，则必用矣。亦以丽参之甘温言之。是以张氏之《本经逢原》，明言人参甘苦微温，产高丽者良。

【发明】高丽参之功用，本与辽参无甚差池，皆以养津滋液见长，补正固有奇功，去病亦鲜实效。洄溪"长于补虚，短于攻疾"八字，可为定论。但辽参禀性淳和，绝无刚烈气象，是以滋养阴津尤其独步，而高丽参则已有刚健姿态，温升之性，时时流露，所以兼能振作阳气，战胜阴霾。二者所主之病，虽同为阴枯血耗之候，唯阴虚之体，相火易升，则宜于辽参而不宜于丽参。若阴液既耗，而真阳亦衰，则宜用丽参而不宜用辽参。一则养阴而兼理虚热。一则补阴而即以扶阳。各有专主，不容或紊。若治虚热而误用丽参，无异抱薪救火，则欲苏涸辙之鲋，而灼其垂竭之脂膏。若治虚寒而误投辽参，几于落井下石，则欲回黍谷之春，而适以陷绝于冰窖。同是虚也，在当用之时而一字之争，已如水火冰炭之各异。彼夫风寒湿邪，痰饮食积，气血郁结之不得妄投是味者，更无庸言矣。

【正讹】王好古海藏氏曰：人参甘温，补肺之阳，泄肺之阴，肺受寒邪宜此补之，肺受火邪则反伤肺。王纶节斋氏曰：人参入手太阴，能补火，肺受火邪者忌之。故凡酒色过度，损伤肺肾真阴，阴虚火动，劳嗽吐血、咳血等证勿用。寿颐按：好古、节斋谓人参能补肺火，创为肺热伤肺之说，几以此物为肺家禁药，大受后人攻击。实则二家之说，均为高丽参言之，本含温之性，故肺热忌之。不独实火应在禁例，即虚火亦有烁金之虑，二氏固未可厚非也。读者不察，误认其所指之人参，即是辽参，则辽参甘寒，肺虚有火，阴虚火动者，正是要药，何至竟为大禁。恐海藏、节斋不至若是之谬。况海藏明谓人参甘温，其旨可见。但其所称补肺之阳，泄肺之阴等句，亦大有语病，不可不辨。试为改之曰：人参产于高丽，气味甘温，能补肺阳，能伤肺阴，肺气虚寒，宜此补之，肺有郁热，则反伤肺。更易数字，而其意瞭然。盖其所谓寒者，意在虚寒，故宜于甘温之高丽参，必非谓外感之寒邪。而其所谓火者，则虽是虚火，固亦非高丽参之甘温所宜。缪仲淳《经疏》亦谓不利于肺家有热，咳嗽、吐血、衄血，内热骨蒸劳瘵，阴虚火动之候，即海藏、节斋之同调也。喻嘉言谓伤寒有宜用人参者，发汗时元气大旺，则外邪乘势而出。若元气素弱之人，药虽外行，气从中馁，轻者半出不出，留连致困，重者随元气缩入，发热无休，所以虚弱者，必用人参入表药中，使其得力，一涌而出，非补养之意。古今诸方，表汗有参苏饮、败毒散；和解有小柴汤；解热有白虎加人参汤、竹叶石膏汤；攻下有黄龙汤，皆以人参领药力深入驱邪，即热退神清云云。辨而且博，谁敢谓其不是。但寿颐谓此皆为身驱强壮者言之，病邪本深，体力又伟，非得人参之大力者驾驭其间，则药力不及病所，即能胜病而亦不能驱邪使出。古人治病，方多用参草，原欲藉其大力负之而趋，则收一鼓荡平之效。而三吴之人，体质本薄，外邪所感，亦不待深入而病已作。昔人每谓江南无真伤寒病，亦是此旨。所以吾吴医药，悉趋轻清一路，本非仅为人之柔脆者立法，亦以邪之中人，未尝深入故也。是则嘉言之论，诚有未可以轻试于吾吴者。而吾邦之外感方中，初无待于人参、甘草，以为扶正托邪计者，亦未始非持之有故矣。

参须

【发明】参须之名，古所未闻，而张氏《逢原》、吴氏《从新》皆载之，即辽参、高丽参之细枝。盖参价渐贵，遂令细微之物，亦供世用。《从新》又有太子参之名，则即参中之细小者，具体而微，亦与参须同类。论其质地，本与人参无所同异，但辽产、高丽产，一清一温，亦当分别主治，方不贻误。其为参之余体，力量薄弱，初不待言。其较巨者，形如北沙参，如怀牛膝，犹有功用可言。若其末尾，则如丝如发，几于气味俱无，何能呈效，唯生津止渴，微有养液之用耳。吴氏谓参条能横行手臂，指臂无力者，服之有效，则本是旁枝，宜其力能旁达。张氏谓参须治胃虚呕逆，咳嗽失血等证亦效，唯久利滑泄，崩中下血等证，每至增剧，则以须是末尾，性专下达，故上逆之病，得下行而顺。若下泄之病，则中气下陷而增困矣。今人每以参值綦巨，常用细枝及须代之，务须识得此意，方不贻实实虚虚之诮。若阴虚火升，肝胆之阳上炽，用此潜阳降火，尤为相宜。

参芦

【发明】芦是参之蒂，部位在上，力能上行，古人以为虚人涌吐膈上痰饮之用。张石顽亦谓其性升，而于补中寓泻，屡有效验。又谓能治泻利脓血，崩带精滑等证。唯气虚火炎，喘呕嗽血者忌之，则上逆之病，恶其升腾耳。寿颐按：凡泄泻日久，阳气下陷，用参芦加入应用药中，颇有功效。若滞下脓血，而湿热未清，则不可升也。

参叶

【发明】参叶本不入药，唯吴氏《从新》收之，乃谓大苦大寒，损气败血，其性与参相反，太不近理。而赵恕轩《本草纲目拾遗》则谓其清香微甘，清肺生津止渴，力能行于皮毛，性带表散，养胃阴，祛暑气，降虚火，以代茶用，为醉后解醒第一。以理推之，赵氏之说为是。

潞党参

【发明】党参之名，初不见于古书，仅于张氏之《逢原》，吴氏之《从新》，及赵氏之《拾遗》见之。今则南北通行，凡医药中应用人参者，几于无不用此，则以价值尚廉，而功用堪信耳。唯市肆中亦有数种，以西党参为最佳。枝不必其巨，但以近芦处横纹缜密者为真；皮肉不必其白，但取其柔润不枯。生嚼之，甘味极浓而多脂膏，无渣滓者为上。其他称潞党者，尚有数种，皆远不逮也。力能补脾养胃，润肺生津，健运中气，本与人参不甚相远。其尤可贵者，则健脾运而不燥，滋胃阴而不滞，润肺而不犯寒凉，养血而不偏滋腻，鼓舞清阳，振动中气，而无刚燥之弊。是禀坤土中正之气，柔顺之德，而无偏无害者。且较诸辽参之力量厚重，而少偏于阴柔，高丽参之气味雄壮，而微嫌于刚烈者，尤为得中和之正。宜乎五藏交受其养，而无往不宜也。特力量较为薄弱，不能持久。凡病后元虚，每服二三钱，止足振动一日之神气，则信乎和平中正之规模。亦有不耐悠久者，然补助中州而润泽四隅，与坤土合德，亦可谓至德也已。故凡古今成方之所用人参，无不可以潞党参当之。即凡百证治之应用人参者，亦无不可以潞党参投之，不仅取其惠而不费，可以节用而隐为斯民造福，即论其功德及人，亦较彼辽参之价值连城者，又何尝多让。不谓张氏《逢原》、吴氏《从新》既取之，而所用不足以尽其所长，殆犹未免皮相之见耶。

西洋参

【发明】西洋参产于美洲，本非中土所有，是以古书无此，唯吴氏《从新》、赵氏《拾遗》收之，均称其有补肺之功。然其味甚苦，其性必寒。闻彼中并不视为药品，唯吾人震于参之美名，竞相争购，价值日贵，而赝鼎亦日多。然其真者，亦不过苦寒泄火之品，唯肺胃有火，口燥咽干者，颇有捷效，虽似有生津止渴之功，其实仍以泄热见长，而清养肺胃，尚是因其降火而加之美名。是以胃弱津枯而不因于实热者，已嫌其伐生生之气，所谓补肺亦可想见。吾国所产清热润燥之药甚多，又何必侈谈域外之奇。然耳食者犹必以服食贵价自诩，甚至畏其苦寒，则用龙眼肉拌蒸，以为制胜之术，斯又矫揉造作，自诩神奇，亦殊觉其多此一举也。

东洋参

【发明】东洋参之名，赵氏《拾遗》有之，然所言形色与今不类。今之所谓东洋参者，其形与高丽参甚似，唯色较淡，质较松，味亦较薄。盖东瀛之人，因吾国人颇嗜辽参，因取其种子，移植彼土，故价值较廉，然土宜既殊，性质遂异，已含有东方温升气象，是以形质松浮，而苦味亦淡，说者谓其寒性变为温和，故遇有肺胃虚寒，而津液枯槁者，以代辽参之用。然气味薄弱，更不如潞党参之有力也。

沙参

《本经》：味苦微寒。主血积，惊气，除寒热，补中，益肺气。《别录》：疗胸痹，心腹痛，结热邪气，头痛，皮间邪热，安五藏。

【正义】沙参禀秋收之气，色白而坚实，味苦而性寒。《本经》主血积者，盖指肺胃郁热而血瘀之积，沙参清其热，则血自调，非能宣通积滞之血也。主惊气者，则心阳偏炽，而神不安宅。苦能清心，寒能胜热之效也。除寒热者，指肺胃郁，而营卫不和之寒热言之，非外感之寒热。胸中有热，则中气不和，能清其热，则曰补中，泻其邪即所以培其本。益肺气者，肺喜清肃，最畏热邪，苦寒除热，即是益肺之气，况沙参色白而坚，气味轻清，本是肺家正将耶。《别录》疗胸痹心腹痛，是指热气郁结之痹痛，正与痰饮寒气之胸痹心腹痛相反，故申言之曰结热邪气。头痛则气火上升之痛。皮间邪热，则清肺即是清皮肤之热。安五藏者，邪热清而五藏自安。盖沙参之功，纯以清热见长，唯气清而轻，虽曰苦寒，尚无泄降伤中之弊，斯其所以可贵，而《本经》列之于上品也。

【广义】景岳：主清肺凉肝，滋养血脉，散风热痒瘙，头面肿痛。时珍：主肺火，久咳肺痿。石顽谓：泄肺气之热，喘嗽气壅，小便赤��不利。寿颐按：石顽此条须作一气读。盖喘壅而溲赤涩，为肺热郁窒之候。沙参清其肺，则上窍开而下窍亦利，非泛指痰饮之喘嗽气壅。千里毫厘，最宜明辨。《卫生方》治肺热咳嗽，沙参一味煎服。《肘后方》治卒然疝气，腹痛如绞，自汗欲死，沙参为末，酒服立瘥。《证治要诀》治妇人白带，沙参为末，米饮服之。石顽谓：肺气清则木邪散，故疝可解而带可止。徐洄溪谓：沙参为肺家气分中理血之药，疏通而不燥，润泽而不滞，血阻于肺者，非此不能清云云。则凡肺气燥结，干咳失血者宜之。凡盛夏时阴虚之体，及小儿阴液未充，外受炎暑，热伤元气之证（俗谓之注夏），唯沙参清而不腻，滋养肺胃，生津润燥，最为无弊。

【正讹】沙参之味，《本经》谓之苦，王海藏以为微苦，至景岳则改作微甘，石顽则作甘淡。其实虽不甚苦，而寒性独著。体质轻清，气味俱薄，具有轻扬上浮之性，故专主上焦，而色白属肺，则专走肺家。《本经》称其益肺气者，去其邪热，即所以益其正气，本非补益之正义，而后人竟误认为补肺专药。以洁古、海藏之贤明，而犹代人参补五藏之阴之说，则吴遵程之所谓专补肺阴，洵非倡议。不知肺有余热，清之固宜，而肺气不足，清之已谬。乃晚近庸夫，每遇虚人咳嗽，不问有邪无邪，有痰无痰，率以沙参、麦冬、玉竹、知母等寒凉腻滞之品，庞杂乱投，自谓可以补肺，以致胶结浊垢，泄化无门，遂以制造痨瘵之根蒂，而不可救药。叶氏之《医案》，费氏之《医醇》，鼎鼎大名，犹犯此禁，无惑乎庸耳俗目，日操杀人之笔而毫不觉悟。虽曰沙参轻清，尚不知如蕤、麦、知母之腻滞。然性寒颇盛，肺无热邪，亦足以暗戕生机而酿寒变，缪仲淳仅禁用于肺寒咳嗽，犹嫌其疏而未密耳。李濒湖《纲目》以沙参主肺痿，亦取其补肺也。若申言之，则肺痈肺痿证情近似，而一实一虚，大相反背。痈者壅塞，本是实热，急须清泄，不嫌寒凉。痿者萎败，已是虚怯，所宜扶持，岂容寒苦。惟肺痿之候，固多咳呛浓痰，虚火犹炽，则沙参清热而不腻，犹为相宜。缪氏《经疏》沙参、天冬、麦冬、百部、五味子、桑白皮治肺痿肺热。又沙参、贝母、枇杷叶、瓜蒌、甘草、桑白皮、百部、天冬、款冬花治久嗽。寿颐按：肺痿一方，补肺清热，于虚热之肺痿甚宜。然若咳吐痰多，则二冬、五味皆在禁例，非可浪用。若久嗽一方，则唯虚热肺燥者可用，而痰浊未清者，已为大戒。设或更挟外邪，则阴柔滋腻，降气恋邪，又酿造痨瘵之不二法门矣。

南沙参

【发明】沙参古无南北之别，石顽《逢原》始言沙参有南北二种。北者质坚性寒；南者质松力薄。赵氏《纲目拾遗》引《药性考》谓南沙参形粗似党参而硬，味苦性凉，清胃，泻火解毒，止嗽宁肺。寿颐按：今市肆中北沙参坚实而瘦，南沙参空松而肥，皆微甘微苦，气味轻清，而富脂液，故专主上焦，清肺胃之热，养肺胃之阴，性情功用，无甚区别。必谓北产性寒，南产不寒，似亦拘执成见。赵氏所引止嗽宁肺，亦主肺热作嗽而言，非泛治痰饮之寒嗽。吴氏《从新》谓南沙参形稍瘦小，则非今日市廛中物矣。

荠苨

《别录》：味甘寒，无毒，解百药毒。

【正义】《本经》以荠苨为桔梗之别名，李濒湖以为一类二种。桔梗苦而荠苨甘，故《纲目》于荠苨条中竟谓之甜桔梗。古人以为解毒神品。《肘后方》谓荠苨汁浓饮一升，一药而兼解众毒。《千金》以治强中消渴。《大明》称其杀蛊毒，治蛇虫咬，热狂温病。濒湖又谓荠苨寒而利肺，甘而解毒，良品也。而世不知用，惜哉！

桔梗

《本经》：味辛微温，主胸胁痛如刀刺，腹满肠鸣幽幽，惊恐悸气。《别录》：利五脏肠胃，补血气，除寒热、风痹，温中消谷，疗咽喉痛，下蛊毒。

【正义】桔梗气味，《本经》只作味辛微温。《别录》乃加"苦"字，而曰有小毒。各本多作味辛苦微温，有小毒者，《本经》、《别录》久已合而不分也。味辛而气温，故所主皆宣泄散寒之用。胸胁痛如刀刺者，即气滞寒凝，或饮邪阻塞之胸痹证。桔梗辛温宣通阳气，故能通痹止痛。腹满肠鸣，皆寒滞中下，脾阳不振；惊恐悸气，则寒凌于上，心阳不宣；而桔梗皆能治之，则固振动阳气，疏通郁窒，合上中下三焦而统治之要药也。《别录》利五藏肠胃，即是宣通之功。补血气者，辛温之性，能活血行气，通行百脉，即补血补气之义。除寒热者，鼓舞阳气，而邪自消除也。风痹皆气血凝滞之候，通而行之，痹痛亦已，则桔梗温通之功，又不独内行于五藏六府，而并能外达于孔窍肌肤。试合《本经》《别录》而研究其功用，可知辛温通利之效甚大也。温中消谷，又宣通阳气之余义。疗咽喉痛者，盖即仲景治少阴咽痛之意，辛温能通少阴之结气，非泛指温热扰上之咽痛。下蛊毒者，则取其宣泄之力耳。

【广义】仲景：三物白散，治寒热结胸。寿颐按：此不独以巴豆温中祛寒而破坚积，亦以桔梗助其辛温开泄也。又甘草桔梗汤，治肺痈吐脓。寿颐按：此亦以桔梗之辛温，开泄排脓也。又甘草桔梗汤，治少阴症二三日咽痛。寿颐按：此方本以桔梗之辛温，开少阴之结气。乃后人竟以通治咽喉口舌诸病，则只知仲景之治咽痛，而略过"少阴"二字，殆非仲景本意。至宋时又以甘桔加荆芥、防风、连翘，而易名为如圣汤，治风热咽痛，则荆防疏其风，连翘泄其热，而以桔梗开其结，意亦犹是。但火邪若盛，则辛散之品，究非所宜。甄权：治下痢，破血积，消痰涎，去肺热气促咳逆，除腹中冷痛。日华：主心腹胀痛，破癥瘕肺痈。洁古：除胸膈间滞气，通鼻塞。成无已谓其辛散而苦泄，用以下气。东垣谓其利胸膈咽喉气壅及痛，破气滞积块治寒呕。张石顽谓其能开发腠理，与羌、独、柴胡、芎、苏等，同为解表药。丹溪谓：痢疾腹痛，乃肺金之气，郁在大肠，宜以苦桔梗开提之，使血气疏通，然后乃用痢药。寿颐按：桔梗宣通，以主痢疾腹痛，其效颇捷。但所谓肺气郁于大肠，立论迂远，是乃为洁古上升之说所愚，何不曰肝脾之气，窒塞不通，先宜宣利其气机之为直捷爽快乎。

【正讹】桔梗功用，诸家所述，皆温通宣泄，无论上焦、下焦结滞之病，一例通治。独张洁古谓其为诸药之舟楫，载以上行，至胸中最高之分，诸药中有此一物，则不能下沉云云。缪仲淳和之，谓其性阳而上升，凡病气逆上升者弗用，及下焦药中弗入此味。张景岳之《本草正》，又大畅其旨，谓专用降剂，此物不宜同用。寿颐按：此说不知易老从何处悟入，《本经》《别录》皆无此意，殆误认仲景《千金》甘桔诸方，或治咽痛喉痹，或治肺痈喘咳，皆主上焦之病而云然。然试观《本草经》主腹满肠鸣，《别录》下蛊毒，岂无下行之用。张隐庵辨之，谓桔梗气分之药，上中下皆可治，斥洁古为杜撰。然洁古、景岳之说，今尚盛行于时，遂令通达三焦，宣阳行气之功，不复信用于世。易老误人，正是不浅。丹溪之言曰：干咳嗽乃痰火之邪，郁在肺中，宜苦桔梗以开提之。寿颐按：桔梗辛温，以治火郁，未能熨贴。但轻用之以为向导，尚无大弊。石顽谓痘疹下部不能起发，大忌桔梗。阴虚久嗽，不宜用，皆以其疏泄阳气也。仲景甘桔汤，本治少阴咽痛，而后人乃以此方统治一切风热实火咽痛，多未见其效者，则抹却少阴一层之过也。且自易老独创桔梗上升之议，仲淳、景岳、石顽诸子，靡然宗之，而犹认定其为咽痛专药，就使桔梗果属升提，则凡风热实火诸喉咽病，正是火势上壅之候，更与温升，宁不抱薪救火，而益张其炎。奈何庸俗之流，犹昧然盲从，而执定甘桔为咽痛之普通药剂耶。

白术

《本经》：术味苦温。主风寒湿痹，死肌痉疸，止汗，除热，消食，作煎饵。《别录》：味苦甘，主大风，风眩头痛，目泪出，消痰水，逐皮间风水结肿，除心下结满，及霍乱吐下不止，利腰脐间血，益津液，暖胃，消谷嗜食。

【考证】《本草经》及《别录》皆称术而无苍白之分。陶氏弘景及宋之苏颂，皆言术以茅山为胜，似今之所谓茅山苍术，亦即古之所谓术也。然弘景又别有赤术之名，谓其苦而多膏，又似梁时已有苍术一种。今按《本经》主治，详其功用，颇似今之茅术。唯白术健脾化湿，其力亦同。至《名医别录》又言味苦甘，增一甘字，则明是白术。李濒湖以《本经》《别录》之文，两系于白术、苍术二条，而隐庵因之，真骈拇矣。

27

【正义】白术气味芳香，苦甘而温，禀坤土中和之性，故专主脾胃，以补土胜湿见长。温能胜寒，燥能驱湿，而芳香之气，能通脉络，走肌肉，故专风寒湿痹，而治死肌。风湿著于关节，则痉而强直；脾家湿热郁蒸，则发为黄疸。术能胜湿而芳香宣络，故主痉疸。自汗亦脾家之湿热，术燥其湿，则汗自止。除热者，除脾虚之发热也；消食者，湿除而脾运自健也。特提出作煎饵一层，则以其丰于脂膏，故宜于煎剂。陈修园谓后人土拌炒燥，大失经旨者是也。《别录》主大风，盖亦指风湿言之。芳香善走，而主肌肉，故大风可除。风眩、头痛、目泪、有湿盛而浊气上蒙者，亦有中虚而清阳不布者。术能除痰胜湿，补中升清，斯眩痛可止，目泪可除，非肝火上浮之目眩头痛流泪也。消痰逐水，退痛除满，皆胜湿健脾之效。霍乱吐利，亦指脾有寒湿之证，乃宜于术。利腰脐间血，亦芳香之气，可以流利气血之运行，即《本经》主死肌之意。益津液者，术本富于脂膏也。暖胃消谷嗜食，无一非芳香醒脾，温养健运之功耳。

【广义】甄权主心腹胀满，腹中冷痛。日华治冷气痃癖，妇人冷癥瘕。海藏治脘痛，皆温养脾胃，芳香行气之功，此理中汤所以为不祧之祖也。甄权止呕逆，日华主反胃，皆胃气虚寒为病，正与湿热痰饮之呕吐相反。术温而燥，醒脾安胃，故能定呕。洁古主四肢困倦，嗜卧不思食，消足胫湿肿；王海藏主身体重，皆燥湿健脾，宜用苍术。石顽谓：生用则除湿益燥，消痰利水，治湿痹死肌；制熟则和中补气，止渴生津，止汗，除热进食。得参、苓大补中气；得枳、桔健运饮食。张隐庵谓：脾喜燥而恶湿，喜温而恶寒，然土必有湿气，始能灌溉四旁，过燥则不能运化，为脾约之病。白术多脂，性虽燥而能润，温而能和。灵胎谓：白术气香而性温，味苦而甘，皆属于土，故宜补脾土，而其气甚烈，芳香四达，故又能达于经脉肌肤，不专于补中。

【发明】术之功用，自唐宋以前，止言其燥湿逐水，所谓暖胃消食，亦燥能健脾醒胃也。盖其气甚烈，故能振动脾阳，而又疏通经络。然又最富脂膏，故虽苦温能燥，而亦滋津液。且以气胜者，流行迅利，本能致津液通气也。唐宋以后，皆以为补益脾胃，其旨即以此出。寿颐谓白术、苍术在古不分，而今已各别。则凡古人所称燥湿逐水之用，今必以茅山苍术当之；其补益脾胃，则宜用白术。盖今之所谓冬白术者，质润而气香，健运脾阳，滋胃阴之力不小。且其气既盛，不致呆守满中，允为健脾益胃之专剂矣。

【禁忌】仲景：理中丸，脐上筑筑，肾气动也。欲作奔豚，去白术而加桂四两。寿颐按：此以肾气上奔，而术以气胜，恐增其升也。又吐多去术，亦即此意。

【正讹】东垣谓：白术主安胎。盖为妊娠养胎，依赖脾土，术能健脾故耳。乃后人竟一例盲从，不论何种医书，皆止言白术安胎，而不详其理，颇似安胎一事，查用白术一味，可竟全功。而于体质之虚实，病情之寒热，不妨一概不问，有是理乎？丹溪谓：白术无汗能发，有汗能止。寿颐按：白术补中，虽以气胜，不可谓之发汗，唯苍术则辛烈开腠，能发湿家之汗耳。缪仲淳引刘涓子《痈疽论》，谓溃疡忌白术，以其燥肾闭气，故能生脓作痛，张石顽亦采其说。不知术能补益，溃疡毒盛，诚非所宜。若溃巨元虚，非补脾胃，何以收效。参、地、术、者，皆补虚要药，岂可不问虚实，而一概抹煞之耶。缪氏又谓：术以气胜，除邪之功巨，补阴之效亏。凡阴虚血少燥渴，及精不足，便闭滞下者，忌之。缪氏之意，盖谓其气味燥烈，故有耗阴烁精等弊。愚谓术本多脂，万无伤阴之虑，仲淳臆说，妄不可听。

于潜术

【发明】术之种类不一，古今以于潜产者为上品。然真是野生者，不可多得。今市肆之所谓于术，皆江西萍乡产也。人力培植，较之寻常白术，气稍和平，质稍柔润，以补脾胃，颇合冲和之性。

徽歙术

【发明】今安徽有野术一种，非市肆所有，乃土人四出寻觅而得者。气味芳香异常，而不燥烈，中有朱砂点甚多。虽藏之极燥而剖之，则朱点皆是朱色之油，最是上品。以入煎剂，清芳之气，缭绕一室，令人馋涎欲滴，补脾醒胃，大有奇功，非寻常之冬白术、萍乡术所能望见项背者也。

苍术

【广义】陶弘景：除恶气，弭灾沴。日华：主痃癖气块，冷气癥瘕，山岚瘴气。东垣：除湿发汗，健脾安胃，为治痿要药。丹溪：总解诸郁。濒湖：主湿痰留饮，或为窠囊，及脾湿下流，浊淋带下。

【发明】苍术气味雄厚，较白术愈猛，为彻上彻下，燥湿而宣化痰饮，芳香辟秽，胜四时不正之气，故时疫之病多用之。最能驱除秽浊恶气，阴霾之域，久旷之屋，宜焚此物而后居人，亦此意也。凡湿困脾阳，倦怠嗜卧，肢体酸软，胸膈满闷，甚至䐜胀而舌浊厚腻者，非茅术芳香猛烈，不能开泄。而痰饮弥漫，亦非此不化。夏秋之交，暑湿交蒸，湿温病寒热头胀如裹，或胸痞呕恶，皆须茅术、藿香、佩兰叶等香燥醒脾，其应如响。而脾家郁湿，或为䐜胀，或为肿满，或为泻泄疟利，或下流而足重胕肿，或积滞而二便不利，及湿热郁蒸，发为疮疡流注；或寒湿互结，发为阴疽酸痛，但有舌苔白垢浊腻见证，茅术一味，最为必需之品。是合内外各病，皆有大用者。而庸俗每畏其燥烈而不敢用，亦只见其识证不清耳。苍术本以产茅山者为佳，故有茅术之名。气味浓厚，其力尤弘，今所通用皆茅术也。

黄耆

《本经》：味甘微温。主痈疽久败创，排脓止痛，大风癞疾，五痔鼠瘘，补虚，小儿百病。（创，今作疮）《别录》：妇人子藏风邪气，逐五藏间恶血，补丈夫虚损，五劳羸瘦，止渴，腹痛泄利，益气，利阴气，其茎叶疗渴及筋挛，痈肿疽疮。

【正义】黄耆甘温补气，禀升发之性，专走表分而固皮毛。《本草经》所主，多皮肤肌肉之病。痈疽久败，则表虚而肌肉败坏，耆能固表，则补其久败之虚，而排脓止痛。大风癞疾，亦皮肤肌肉久败之病，培养其在表之气血，则正气旺而邪自可除。五痔者，中气之下陷也。耆有升发之力，则举其陷而有余。然湿火盛者，弗误与也。鼠瘘即瘰疬，亦绵延久败之疮疡。虚则补之，耆之用也。若暴病痰火凝结，则亦非其治矣。陈修园谓瘰疬乃少阳胆经、三焦经之郁结。耆禀少阳之气化，能使少阳生气条达，故能解散其郁。修园又谓《本经》补虚二字，乃总结上文诸证之久而致虚者，耆能补之，非泛言其为补益之品。然寿颐则谓耆固补虚之品，即以为泛指诸虚，亦无不可。其主小儿百病者，温和滋长之性，固最宜于儿童之发育生长也。《别录》主妇人子藏风邪气者，乃中气之不振，补益中气，则邪气自除。且气行则血行，温养而运行之，斯五藏间之恶血自去，补虚损五劳羸瘦，皆益气温养之功。且甘能益津液，温和则润泽，而耆禀升举之性，助其脾胃津液，斯口渴自止。腹痛泄利，皆中气不举清阳下陷之候，甘温益气，则痛利自已。利阴气者，阳气运而阴血自充也。茎叶疗渴，亦升清滋液之功。治筋挛者，亦唯禀温和之性者，斯能有宣通脉络之力也。其治痈肿疽疮，则茎叶自有外行旁达之性，乃能疏通气血而消肿化壅，与根之偏于补益者，固自有别耳。

【广义】日华主肠风下血，带下崩中，皆中气下陷之候，故宜升而举之。又主赤白痢，则必久痢之气虚者，方可用之，而湿热未清，不可妄试也。洁古：治虚劳自汗盗汗，则温养元气，固护肤表之功。又称其补肺气，亦肺虚补母之义，实脾土而且能升清气也。又谓其退肌热，则脾虚之发热，甘以补脾而助元气，斯肌热可除，所谓"甘温退大热"者是矣。景岳谓：黄耆气味俱轻，专于气分而达表。徐洄溪谓：耆之皮最厚，故补益皮肉，为外科生肌长肉之圣药。寿颐谓：此唯溃久元虚者宜之，毒未清肿未消者弗用。陈修园谓：当归六黄汤，寒以除热，热除则汗止；耆附汤温以回阳，阳回则汗止；玉屏风散散以驱风，风散则汗止。诸方皆藉黄耆走表之力，领诸药达于表分而止汗，非黄耆之自能止汗也。诸家有"生用发汗，炒用止汗"之说，皆误。

【发明】黄耆具春令升发之性，味甘气温，色黄，皆得中和之正，故能补益中土，温养脾胃。凡中气不振，脾土虚弱，清气下陷者最宜。其皮味浓质厚，力量皆在皮中，故能直达人之肤表肌肉，固护卫阳，充实表分，是其专长，所以表虚诸病，最为神剂。但升举有余，偏于阳分，气虚阳虚者，宜升宜提，而阴虚火扰者宜禁。若肝肾不足，不可误与升阳，伐其根本。故凡饥饱劳役，脾阳下陷，气怯神疲者，及疟久脾虚，清气不升，寒热不止者，授以东垣之补中益气汤，无不捷效。正以黄耆为参、术之佐，而又得升柴以升举之，则脾阳复辟，而中州之大气斡旋矣。

【正讹】黄耆为固表主药，甘温之性，专走肌肉皮肤。《本草经》主痈疽久败疮，排脓止痛，明谓其专治痈疽之久败者，则排脓止痛。盖久败之溃疡，肌肉久坏，脓水频仍，表气大虚。黄耆益气固表，以疗其虚，斯能排脓止痛耳。张隐庵亦谓痈疽日久，正气衰微，故为久败。乃后人习焉不察，误认为通治痈疽，置"久败"二字于不问。张洁古则称其内托阴疽为疮家圣药。缪仲淳则称其治小儿胎毒疮疖。张景岳则称其生者可治痈疽。张石顽则称其托已溃疮疡。余子碌碌，无不节取《本经》"排脓止痛"四字，泛指为疮家必用之药。所以庸俗之书，治疡各方，类皆不问虚实，插入黄耆一味，自谓能读《本草经》。而富贵家亦喜其堂皇冠冕，信之不疑。不知毒势方张，而用实表之药，为虎傅翼，适以愈张其炎，则肿疡难消，溃疡毒炽，排脓适以生脓，止痛乃以增痛，皆误读《本经》之咎矣。洁古所谓内托阴疽，注重阴证，犹可说也，然坚肿而实其表，亦以助邪，终属非法。且"疮家圣药"四字，即为后人沿讹袭谬之根。而缪氏《经疏》，竟谓其治小儿胎毒疮疖，则皆热毒湿火之病，而投甘温固表，直是抱薪救火。误读古书，抑何至于此极。景岳、石顽皆高明之士，所论药物，皆有经验，而犹仍斯伪谬，又何怪庸耳俗目之人云亦云，葫芦依样耶。寿颐于疡科一门，具有师承。凡在肿疡及溃疡之毒势未清者，概不浪投补剂，以取悦富贵之家。唯溃久元虚，或虚寒之体，始以四君、六君、保元、归脾等方，随宜择用，非矫异于庸俗也；亦证情之不容不尔者耳。敢揭而出之，为世之治疡者告。俾知《本草经》固未尝不可信，特不可为误读古书者所惑，庶几令病人少受痛楚，亦治医者之阴德也。白术条中，昔人曾有"溃疡忌用"之说，以其能生脓作痛耳，张石顽亦信之。试问同是补益肌肉之品，何以一忌一宜，大相刺谬如此。岂有术之补脾，必生脓作痛，而耆之固表，反有消脓止痛之理，则后先虚实，不知辨别，而混为一例之过也。须知药之要治病，全在用之得当。同此一病，而前后之虚实不同，斯攻补即当异治。若但执一病名，而不问虚实，不问寒热，泛泛然号于众曰，某药为宜，某药为忌，岂理也哉！甄权：主虚喘肾衰，盖误认其补气之过也。要之升举之品，正与喘证之气逆上壅相反，且肾衰作喘，本是气虚不摄，阴火上冲，摄纳归元，犹恐不及，乃复举而升之，则根本既摇，而速之蹶矣。此东垣之补中益气汤，所以最不宜于肝肾之虚也。张洁古谓其泻肺火，盖指气虚发热言之。虚阳不藏，面赤发热，有似肺家之火，则耆之补脾益气，能退大热。若火热刑金，而妄投补益，则谬也。东垣谓：防风能制黄耆，而耆得防风，其功愈大云云。寿颐谓：既以制之，而反能张大其功，自盾自矛，最为可笑。盖既惑于昔人相制之谬说，而又无解于许胤宗之以黄耆防风汤，熏愈柳太后中风口噤之病，乃欲申一说以解其纷，而不悟适以造成怪诞支离之弊。盖防风、黄耆，均是行表之药，道合志同，何云相制。胤宗之法，自有巧思。不意东垣倡此奇谈，殊为可骇。要知徒逞臆见，毫不足征，后学万弗泥此，庶不汩没性灵，窒塞智慧。且中风而口噤不语，最多气升痰升，内因之病，防风表药，直是鸩毒，古人多作外风治疗，皆是误认。所以古之治案，多难尽信。许氏此案，见《旧唐书·本传》，治法新颖，独辟蹊径，如谓果能取效，恐亦未必。盖史乘中所载医家治验，大都意想之辞，试为细核医药理法，多难符合。良由秉笔者传闻得之，而文人又皆不知医理，则人云亦云。但知其新奇可喜，又安能辨得病理之确当与否。子长之扁鹊仓公传，尚多不可索解，更何论范晔、陈寿以下（如《华陀传》等皆是）。况乎中风一证，卒仆昏迷，本非外受之风，《素问》谓是血菀于上，名以薄厥。又谓气血交并于上，名以大厥。今西医谓之血冲脑经，皆不可妄用风药。寿颐编有《中风斠诠》三卷，专论此病，以实验为主，一洗古书辛散温药之弊。胤宗此案，果是外风，则不服而熏，已觉有意矜奇，效否亦殊难必。若是内因，则为害必甚。虽入正史，寿颐终不敢深信，而东垣黄耆之说，更是匪夷所思，出乎情理之外。洁古有"黄耆无汗发之，有汗止之"一说，而后人之编本草者，多循例照录"无汗能发，有汗能止"二句，几以此物为发汗止汗专药，亦知二者之功用，一散一收，正如冰炭之相反而不相合，天下安有一物而具有水火两性之理。黄耆之效力如此，宁非绝大怪异。抑知耆能达表，而补益卫阳，明系固表之药，何以能发汗奏绩。唯其卫分充溢，而阳气流通，固亦有时而微汗津津者。洁古意中，固自有说，然约而举之，则非立言之体矣。

玉竹

《本经》：女萎，味甘平。主中风暴热，不能动摇，跌筋结肉，诸不足。《别录》：萎蕤，主心腹结气，虚热，湿毒腰痛，茎中寒，及目痛眦烂泪出。一名玉竹。

【考证】玉竹古者作葳蕤。《尔雅》作委萎。唯《本草经》则作女萎。《太平御览》引《吴普本草》：女萎一名葳蕤，一名玉竹。李濒湖谓：女萎，即《尔雅》委萎之讹。

【正义】玉竹味甘多脂，为清热滋润之品。《本经》主中风暴热，不能动摇，是甘寒清热，柔润息风之功效。《千金》葳蕤汤，主风温自汗，即本斯旨。跌筋结肉，盖灼热伤阴，而筋肉拘挛之证，寒胜热，润除燥，所以主之。然"跌筋"二字，甚不可解，则古人传写，容有讹误，读古书者，以意逆之，自能得其会通，正不必拘泥字面，反多窒碍。"诸不足"三字，张隐庵谓申明以上诸证，皆属津液不足，最是确论。盖玉竹阴柔腻滞，必非能治诸虚不足之药，而浅者泥之过矣。《别录》主心腹结气，亦指燥热之证，非痰湿凝结所宜。主虚热，则阴柔养液之功；主目痛眦烂泪出，则息风退热之力。其治腰痛者，盖指肾经燥热，阴液不充之病，非虚寒腰痛可比。唯湿毒及茎中寒二条，显与玉竹之柔润不合，疑有误字，不敢强作解人，自欺欺世。濒湖《纲目》引《别录》"委蛇"一条，附入葳蕤之下，云味甘平，主消渴少气。濒湖谓亦似葳蕤。颐按：委蛇、葳蕤，古音本近，而主消渴少气，则润以益津，正是葳蕤之功，姑附于此。

【广义】甄权主时疾寒热。日华主天行热狂。濒湖主风温灼热，即《本经》主中风暴热之意，但火炽盛者宜之，而表寒未已，或挟痰涎及胸膈窒塞者，均在禁例。日华除烦闷，止消渴，润心肺，皆甘寒滋液之用也。烦闷者，烦热之闷，与痰壅气窒之闷，证情近似，而治法天渊，学者须于此等同病异源之处，详细辨明，方不贻人殃祸。弘景谓：服诸石人不调和者，煮汁饮之。《圣惠方》：治乳石发热，则古人喜服燥热石药，以为补品，故古书多有解石药毒之方，而玉竹能解此毒，其寒可知。

【发明】玉竹味甘多脂，柔润之品，本草虽不言其寒，然所治皆燥热之病，其寒何如？古人以治风热，盖柔润能息风耳。阴寒之质，非能治外来之风邪，凡热邪燔灼，火盛生风之病最宜。今唯以治肺胃燥热，津液枯涸，口渴嗌干等证，而胃火炽盛，燥渴消谷，多食易饥者，尤有捷效。《千金》及朱肱以为治风温主药，正以风温之病，内热蒸腾，由热生风，本非外感，而热势最盛，津液易伤，故以玉竹为之主药。甄权谓头不安者，加用此物，亦指肝火猖狂，风阳上扰之头痛，甘寒柔润，正为息风清火之妙用，岂谓其能通治一切头痛耶？

【正讹】《本经》"诸不足"三字，是总结上文暴热诸句，隐庵之言甚是。乃昔人误以为泛指诸虚不足而言，故甄权则曰内补不足；萧炳则曰补中益气；日华则曰补五劳七伤虚损；濒湖则曰补脾胃虚乏，男子小便频数失精，一切虚损。且谓治虚劳寒热，及一切不足之证，用代参者，不寒不燥，大有奇功。几以此为劳瘵起死回生之神剂。亦知柔润之性，纯阴用事，已足以戕生生之机。况虚劳之病，阴阳并亏，纵使虚火鸱张，亦无寒凉直折之法，又岂有阴寒腻滞之质，而能补中益气之理。诸家之说，皆误读《本草经》"诸不足"三字之咎。而李濒湖创作邪说，尤其荒谬。迩来以麦冬、玉竹、知母、花粉等品，制造劳瘵之良工，遍地多有，其近因固误于《临证指南》《医醇賸义》二种，其远因实发源于濒湖之《纲目》。张隐庵《本草注》已谓玉竹阴柔之质，岂堪重任，古人于风热以外，绝不采用。自李氏有不寒不燥之论，而时医信为补剂，虚证得此，百无一生。陈氏修园亦详辨之。乃近人犹不觉悟，竟于虚热咳嗽等病，恣用阴柔腻滞之品，恋邪助痰，暗戕脾土。明明将轻微之病，一力送入鬼门关者，比比而是。大率皆误于此，可胜长叹。张石顽谓：玉竹虽润，而不伤脾泄泻，寿颐则谓：阴寒之品，无不碍中。石顽此说，必不可信。又仲淳《经疏》极赞此物，则濒湖之流亚也。且谓其滋长阳气，更属无征。

天麻

《本经》：赤箭，味辛温。杀鬼精物，蛊毒，恶气。《别录》：消痈肿，下支满，寒疝，下血。

【存疑】古书止有赤箭之名，宋人乃用天麻。诸家考证，以赤箭为苗，天麻为根，议论甚详，似疑疑义。但《本经》《别录》所称赤箭之主治，与后人天麻之功用，大是不类。经言杀鬼物蛊毒恶气，而味辛温，是祛邪辟恶之品。且赤箭之名，以象形取义，而属之于苗。然今之辟恶，亦无复用赤箭者，姑略之而不复深考，亦阙其所不知之义也。《别录》所称主治，亦与今之天麻不符，不可强解。兹录自宋以来诸家所说于广义条下，并考订其功用如下。

【广义】《开宝本草》始有天麻之名，主诸风湿痹，四肢拘挛，利腰膝强筋力。甄权治冷气瘫痹，摊缓不随。日华谓其通血脉。东垣主诸风麻痹不仁。此皆以为祛风胜湿，疏通脉络之品也。又《开宝》治小儿风痫惊气。甄权主语多慌惚，善惊失志。洁古治风虚眩晕头痛。东垣主风热语言不遂。罗天益谓：眼黑头旋，风虚内作，非天麻不治，则又息风平肝，宁神镇静之功矣。二者之病，一属邪热，一属正虚，实者宜攻，虚者宜补，大是相反。其以天麻为治风湿拘挛者，固以为散风驱邪之用，乃或以为治风虚眩晕，则又明著其潜阳养正之功，一散一收，一走一守，处于北辙南辕之地，万不能合而为一。读者将信其一面之言乎？抑将如随风杨柳，到处逢迎乎？此理之所必不可通者也。然试研究前贤之成说，而以临证时之效力，相合而参之，平情而审之，当知此中自有区别，断不容存骑墙之见，模棱而认为两可。因书所见于发明条中，愿与明达之士共正之。然后知古书固不可轻信，而谈医者尤不可不于临证之时，细心体察，以求其实在之治验也。

【发明】天麻气味，古皆称其辛温，盖即因于《本草经》之赤箭。而《开宝》、甄权诸家，称其主诸风湿痹，冷风瘫痪等证，皆因辛温二字而来，故视为驱风胜湿，温通行痹之品。然洁古诸家，又谓其主虚风眩晕头痛，则平肝息风，适与祛风行痹宣散之法相背。使其果属辛温宣散，则用以治虚风之眩晕头痛，宁不助其升腾而益张其炎，何以罗天益且谓眼黑头旋，风虚内作，非天麻不能治？以比知果是风寒湿邪之痹著瘫痪等证，非天麻之所能奏效也。盖天麻之质，厚重坚实，而明净光润，富于脂液，故能平静镇定，养液以息内风。古有定风草之名，能治虚风，岂同狂语。今恒以治血虚眩晕，及儿童热痰风惊，皆有捷效。故甄权以治语多慌惚，善惊失志。东垣以治风热，语言不遂。皆取其养阴滋液，而息内风。盖气味辛温之说，本沿赤箭之旧，实则辛于何有，而温亦虚言，是以张景岳改作辛平，张石顽亦作辛平微温，诚恐以辛温之味，而治虚风，或以启人之疑窦耳。且石顽之《逢原》，不采湿痹拘挛一节，尤有卓见。其意亦知平肝息风之品，断无驱湿通痹之理。然则俗医犹信其宣通络脉，疏散外风，亦未免为《开宝》所愚矣。或谓既多脂液，而能养血平肝，又何必不可以补益经络，而治风痹。然柔润之物，终无驱湿而治冷气瘫痹之理。盖通经宣络，泄散外感之风，必不能与潜降摄纳，镇定内动之风，并为一气。要知痹痛拘挛，不仁不遂，瘫痪麻木诸证，本多肝阳上升，扰动脑经之病，必以潜阳镇摄为治，乃有捷效。天麻重坠定风，正是专药。古人固知此物之能治此病，《开宝》所谓"利腰膝，强筋力"者，亦是此旨。然古人之治麻痹瘫痪诸证，又无不误内风为外风者。既知天麻能愈是病，遂并误认为疏风逐湿之品。斯其所以一误再误，而纠结缭绕，令人不可索解者也。

【正讹】石顽又谓：天麻虽曰不燥，终属风药。若血虚无风，火炎头痛，不可妄用。是误认其升散，而故为叮咛。其亦知阴虚头痛，虽曰虚火上炎，实皆内风煽动，固未有火盛而不生风者。而天麻之治风，则柔润以息风，殊非升散疏泄之比。景岳且有"性懦力缓，必须倍用"之说。则善用之者，尤须重其任，而后乃能专其效。石顽固未达此一间者也。

肉苁蓉

《本经》：味甘微温。主五劳七伤，补中，除茎中寒热痛，养五脏，强阴，益精气，妇人癥瘕。《别录》：味甘酸咸，微温，除膀胱邪气，腰痛，止利。

【正义】肉苁蓉甘温浓厚之味，为补阴益精之品。《本经》主治，皆以藏阴言之，主劳伤补中，养五脏，强阴，皆补阴之功也。茎中寒热痛，则肾脏虚空之病，苁蓉厚重下降，直入肾家，温而能润，无燥烈之害。能

温养精血，而通阳气，故曰益精气。主癥瘕者，咸能
软坚，而入血分，且补益阴精，温养阳气，斯气血流
利，而否塞通矣。《别录》除膀胱邪气，亦温养而水府
之寒邪自除。腰者肾之府，肾虚则腰痛。苁蓉益肾，是
以治之。利今本皆作痢，是积滞不快之滞下，非泄泻之
自利。苁蓉滑肠，痢为积滞，宜疏达而不宜固涩。滑以
去其著，又能养五脏而不专于攻逐，则为久痢之中气已
虚，而积滞未尽者言之，非通治暑湿热结滞之痢疾也。

【广义】日华：主男子绝阳不兴，妇人绝阴不产。暖
腰膝，主泄精遗沥及带下阴痛。景岳谓：性滑而味重，
能动大便，凡闭结不通，而虚不可攻，洗淡用三四钱，
一服即效。石顽谓：老人燥结，宜煮粥食之。

【发明】苁蓉为极润之品，市肆皆以盐渍，乃能久
藏。古书皆称其微温，而今则为盐味久渍，温性已化除
净绝，纵使漂洗极淡，而本性亦将消灭无余。故古人所
称补阴兴阳，种种功效，俱极薄弱。盖已习与俱化，不
复可以本来之质，一例论矣。但盐能下降，滑能通肠，
以主大便不爽，颇得捷效。且性本温润，益阴通阳，故
通府而不伤津液，尤其独步耳。

【禁忌】缪氏《经疏》谓：泄泻禁用，及肾中有热，
强阳易兴而精不固者忌之。石顽谓：胃气虚者，服之令
人呕吐。

【正讹】自宋以来，皆以苁蓉主遗泄带下，甚且以

主血崩溺血。盖以其补阴助阳，谓为有收摄固阴之效。补要滑利之品，通导有余，奚能固涩？《本经》除茎中寒热痛，正以补阴通阳，通则不痛耳。乃后人引伸其义，误认大补，反欲以通利治滑脱，谬矣。

锁阳

【发明】锁阳载于朱丹溪《本草补遗》，称其甘温大补阴气，益精血，利大便，虚人燥结宜之。陶宗仪《辍耕录》亦谓：野马遗精所生，则形色功用本与苁蓉同类，古方虎潜丸用之，即苁蓉补肾起痿之义也。

巴戟天

《本经》：味辛微温。主大风邪气，阴痿不起，强筋骨，安五脏，补中增志，益气。《别录》：味辛甘微温，疗头面游风，小腹及阴中相引痛，下气，补五劳，益精，利男子。

【正义】巴戟隆冬不凋，味辛气温，专入胃家，为鼓舞阳气之用。《本经》主大风邪气，《别录》疗头面游风，盖以外来之寒风而言之，温养元阳，则邪气自除。起阴痿，强筋骨，益精，治小腹阴中相引痛，皆温肾胜寒之效。安五脏，补五劳，补中，增志，益气，皆元阳布护之功也。《别录》又谓其下气，盖肾阳不摄，寒水上凌，致有气逆喘满之证。巴戟温肾以摄纳其下，而上逆之气自平，非热痰上涌之气逆也。

【广义】甄权以治风癞，濒湖谓去疾，盖即《本经》

主大风之意。然辛温之品，唯寒郁在表者宜之，而风燥血热，胡可妄试。景岳治膝疼痛，亦肾家之虚证，然亦唯阳虚者为宜，阴虚有火，不可泛投。

【发明】巴戟味辛，其温性虽不甚烈，而实为肾脏益阳之品。虽曰温和之气，足以助五脏之长育。古人每以主虚损不足之病。然温肾助阳，唯阳虚气衰者为宜，而阴虚血弱者弗用。不独畏其扶阳耗阴，亦以扰动相火，更令魂梦不安，易致强阳失精之祸。凡巴戟、仙茅、仙灵脾等物温肾兴阳，古人恒以为补肾主药，而亦最为戕生之利器。今人体质柔脆，嗜欲少节，阴虚火旺者多，不可以古书称其补益，而信手拈来，误人生命也。

【正讹】《本经》谓巴戟主大风，后人以治风病，其意正同。盖古人之所谓风者，皆以西北寒风言之，故祛风多用温药。而今之风病，则多血耗生风，血热血燥之病，恰与古之寒风，绝端相反，岂可更用温辛，助其刚燥，此巴戟之必不可以治今之风病者也。仲淳《经疏》谓巴戟助元阳而兼散邪，已是曲为之解。陈修园乃为大风邪气四字，添出和风、疾风等许多空议论，直梦话耳。甄权《药性本草》谓其主夜梦鬼交精泄。景岳并谓治浊，则因巴戟之强阴益精，而欲以补助其虚弱也。不知淫梦失精，皆至阴不摄，相火肆扰为害，滋阴摄阳最为正治，而反用辛温兴阳之品，则火愈炽而魂愈不安，抱薪救火，反以助其嚣张，为祸更烈，胡可为训。近人颇有以温肾之品，治肾阴不充者，岂不曰此皆补肾之主药。然扰动龙雷，而长其欲炎，未有不速其毙者。冤鬼夜嗥，医者不悟，大可痛也。

远志

《本经》：味苦温。主咳逆伤中，补不足，除邪气，利九窍，益智慧，耳目聪明，不忘，强志，倍力。《别录》：定心气，止惊悸，益精，去心下膈气，皮肤中热，面目黄。

【正义】远志性温，味苦而辛。补益心气，而通调营血，故为心家主药。咳逆者，寒饮上凌之证，辛苦而温，能散寒涤饮，则咳逆自平，非火升痰升之咳嗽气逆也。主伤中而补不足，则温和之性，能使气血通调耳。除邪气者，温养元气，则邪气自却。利九窍而耳目聪明，益智慧而不忘强志，皆以其通调心气，充轫心血之力，而推阐以极言之耳。《别录》定心气，止惊悸益精，皆补心之义。去心下膈气，亦即治咳逆除邪气之旨。其除皮肤中热，疗面目之黄者，无非温养宣通，气血和调之功用。总之辛温芳香，专入血分，补养心血，斯百骸从令，而邪气不干耳。

【广义】甄权治健忘，安魂魄，即补心养血之功。日华长肌肉，助筋骨，又其补血之力也。海藏以治肾积奔豚，则心阳既振，斯肾邪不留耳，与《别录》去心下

47

膈气之义相似。陈无择《三因方》以治一切痈疽，则辛温行血，而痈疽可消，用意固甚巧也。

【发明】远志味苦入心，气温行血，而芳香清冽，又能通行气分。其专主心经者，心本血之总汇，辛温以通利之，宜其振作心阳，而益人智慧矣。古今主治，无一非补助心阳之功效。而李濒湖独谓其专入肾家，未免故为矫异。张石顽和之，非笃论也。《本经》主咳逆，则苦泄温通辛散，斯寒饮之咳逆自平，此远志又有消痰饮止咳嗽之功。《别录》去心下膈气，亦即此意。今东瀛医者，专用以化痰止嗽，颇有奇功。而中医多未之知，可谓数典忘祖，能不令人齿冷。唯《外台》载《古今录验》胸痹心痛一方中有远志，颇合此旨。而张石顽反疑《本经》咳逆为误字，盖亦未达其苦能泄化，温能涤饮之旨。《三因方》治一切痈疽，最合温通行血之义。而今之疡科，亦皆不知，辜负好方，大是可惜。寿颐恒用于寒凝气滞，痰湿入络，发为痈肿等证，其效最捷。唯血热湿热之毒，亦不必一例乱投，无分彼此耳。

【正讹】远志辛温，能利血之运行，而以为心家补益之品者，振动而流利之，斯心阳敷布而不窒滞，此补心之真旨也。然温升之品，必不宜于实热。如误用于热痰蒙蔽之证，得毋益张其炎？又所谓安魂魄定惊悸者，亦谓补助心阳，则心气充而魂梦自宁，惊悸自定，非养液宁神以安宅之者可比。如因热生惊，及相火扰攘而

亦与以温升，其弊亦与热痰相等。又古有远志能交通心
肾之说，则心阳不振，清气下陷，及肾气虚寒不能上升
者，以远志之温升，举其下陷，而引起肾阳，本是正
治。然俗人不察，每遇肾阳不藏，淫梦失精等证，亦曰
此属坎离之不交，须以远志引之，使其水火交接，则相
火愈浮，肾愈不摄。利九窍者，适以滑精窍，益精者，
将反以失精矣。此不辨寒温虚实，而徒读古书之咎也。
岂古人之欺吾哉！

丹参

《本经》：味苦微寒。主心腹邪气，肠鸣幽幽如走
水，寒热积聚，破症除瘕，止烦满，益气。《别录》：养
血，去心腹痼疾结气，腰脊强，脚痹，除风邪留热。

【正义】丹参色赤，专主血分。味苦而微辛，《本
经》谓之微寒，陶弘景已疑其误，缪仲淳亦疑之。至张
石顽，乃改作微温。详审《本经》《别录》所载主治，石
顽是也。心腹邪气，肠鸣幽幽，及心腹痼疾结气，皆清
阳不宣，虚寒气滞之病。丹参通调血滞，温养气机，所
以主之。寒热积聚癥瘕，又皆气凝血瘀之证，非温通气
血，何能消散。止烦满者，气运血随，自可除烦泄满。
况味之苦者，本以泄降为专职者乎。《别录》主腰脊强，
脚痹，亦以温通气血，故能宣络蠲痹。除风邪留热者，
则风乘于表，郁而为热，故以温和之气散之。且古人治
风，多用温药，非如今时东南之地，风热之病，宜于辛

凉者可比也。

【广义】弘景：丹参渍酒饮，疗风痹足软。萧炳：丹参治风软脚，可逐奔马，故一名奔马草。日华：通利关节，主骨节疼痛，四肢不遂，皆即《别录》主腰脊强脚痹之义。甄权：主腹痛，气作声音鸣吼。《圣惠方》治寒疝，小腹阴中相引痛，自汗欲死，即《本经》治心腹邪气。《别录》去心腹痼疾之意也。日华又谓调妇人经事，则亦通调血气之义耳。

【发明】丹参专入血分，其功在于活血行血，内之达藏府而化瘀滞，故积聚消而癥瘕破；外之利关节而通脉络，则腰膝健而痹着行。详核古人主治，无一非宣通运行之效，而其所以能运行者，则必有温和之气，方能鼓荡之，振动之。所说主心腹邪气，肠鸣痼疾，其义已隐隐可见。然走窜有余，必非补养之品，即《本经》所谓益气，《别录》所谓养血，皆言其积滞既去，而正气自伸之意，亦以通为补耳。惟苦味泄降，故所主各病，皆有下行为顺之意。此则于行气行血之中，又必含有下达性质，而世俗以为补血之用，及以之止崩中带下，皆非古人之真旨矣。

【正讹】丹参气味，《本经》《别录》皆谓微寒，而所主心腹邪气，肠鸣幽幽，痼疾结气，无一非寒邪为病，当无用寒药主治之理。而积聚癥瘕，又非温运不通，可疑已极。昔陶隐居已谓其久服眼赤，其性应热。今按色赤行血，断非微寒之物，则石顽《逢原》改作微温，固非武断。即征之《别录》之主腰脊强脚痹，弘景之治风痹足软，《圣惠方》之主寒疝，验之临证功用，无不灼然可信，则寒字之误，无可疑者。而张隐庵、叶天士等，尤专主《本经》，曲曲附会，虽曰尊经之旨宜尔，然反使主治全文，皆迷重雾，则拘迁太过，非真能阐发奥旨者也。《日华本草》丹参主治所录最详，而亦最杂。惟"骨节疼痛，四肢不遂"八字，合于《别录》脊强脚痹证治。甚至谓其主头痛赤眼，正与陶弘景久服眼赤之语，背道而驰，又有治冷热劳，热温狂闷，破宿血生新血，安生胎，落死胎，止血崩带下，调妇人经脉不匀，恶疮疥癣，瘿赘丹毒，排脓止痛，生肌长肉等语，杂乱无章，全是凭空虚构。虽此等无稽之言，本不足辨，止以近日俗书，多采此种呓语，贻误学者，实属不少。而景岳、士材、石顽诸家，尤一例采录，不加辨正，又何怪乎汪讱庵、吴仪洛辈之附和盲从耶！考《日华》是书，全由采集而成，并非有真知灼见，可以阐扬医理，盖亦汪氏《集解》、吴氏《从新》之类，原不足道。独惜李濒湖最称渊博，当非抄书胥可比。乃《本草纲目》亦贪多务得，不知节取，反以贻误后生，同入暗室。而明季以后之本草，又多祖述李氏，随意节录几句，便成一家，则真一盲引众盲，相将入火坑矣。濒湖又引《明理论》有一味丹参散，功同四物汤之说，云治妇人经脉不调，或前或后，或多或少，产前不安，产后恶血不下，兼治冷热劳云云，则直是日华子之应声。要之四物一方，通治妇女，已属盲人扪烛之谈，乃更出一物之方，岂非绝大笑话。世又安有不问寒热虚实，而用一药一方，可以统治万病之理？其书不知出于何人手笔，而乃锡以嘉名，称之《明理》，真是名实相反。自李氏采之，而后人皆抄袭之，庸夫俗子，更喜其简便易行，而牢记之，乱用之，此医之所以不可复问，而作俑之咎，吾不能不责濒湖之不知删汰也。今人恒以丹参治咳血、咯血之病，盖取其降气。又专主血分，谁敢谓其不是。究之百无一效者，以苦降必伤中气，温通又非止血，每至愈咳愈甚，而苦泄碍中，且有败脾之变，是又在滋腻恋邪之外，制造瘵病之别一法门矣。《圣惠方》治寒疝，小腹阴中相引痛，自汗出欲死，一味为末，热酒下二钱。叶天士《本草注》亦载之，而改之曰治湿热疝气，则误信《本经》丹参之寒也。然与《圣惠》本旨，大相背谬矣。妇人《明理论》丹参散，即是此方，而欲以通治妇人寒热虚实百病，可谓荒谬已极，则医家之蟊贼也。

黄精

《别录》：味甘平无毒。主补中益气，除风湿，安五藏。日华：补五劳七伤，助筋骨，益脾胃，润心肺。石顽：补中州之品，使五藏调和，肌肉充盛，皆补阴之功。但阳衰者，易致泄泻痞满。

【发明】黄精不载于《本经》，今产于徽州，徽人常以为馈赠之品。蒸之极熟，随时可食。味甘而厚腻，颇类熟地黄，古今医方极少用此。盖平居服食之品，非去病之药物也。按其功力，亦大类熟地。补血补阴而养脾胃，是其专长。但腻滞之物，有湿痰者弗服。而胃纳不旺者，亦必避之。

淫羊藿

《本经》：味辛寒。主阴痿绝伤，茎中痛，利小便，益气力，强志。《别录》：坚筋骨，消瘰疬赤痈，下部有疮，洗出虫。

【正义】淫羊藿禀性辛温，专壮肾阳，故主阴痿。曰绝伤者，即阳事之绝伤也。茎中痛，亦肾藏之虚寒。利小便者，指老人及虚寒人之肾阳不振，小溲滴沥者言之，得其补助肾阳而小便自利，非湿热蕴结，水道赤涩者可比。读者慎弗误会。益气力，强志，坚筋骨，皆元阳振作之功，然虚寒者固其所宜。而阴精不充，真阳不固者，万不可为揠苗助长也。消瘰疬赤痈，盖亦因其温通气血，故能消化凝结。然瘰疬之病，由于阴血不充，肝阳燔灼，而煎熬津液，凝结痰浊者为多，幸勿误读古书，反以助其烈焰，陷人于炮烙之酷刑。洗下部之疮，则辛燥能除湿热，亦尤蛇床子之洗疮杀虫耳。

【广义】日华：主丈夫绝阳，女人绝阴，一切冷风劳气，筋骨挛结，四肢不仁，补腰膝，则辛温之品，固不独益肾壮阳，并能通行经络，祛除风寒湿痹。但日华又谓：治老人昏耄，中年健忘，则未免举之太过。而景岳且谓：男子阳衰，女子阴衰之艰于子嗣者，皆宜服之，则偏信温补，其弊滋多，更非中正之道矣。石顽谓：一味仙灵脾酒，为偏风不遂要药。寿颐按：不遂之病有二因，一为气血俱虚，不能荣养经络，或风寒湿热痹着之病，古之所谓痹证是也，其来也缓；一为气血上冲，扰乱脑神经而忽失其运动之病，今之所谓类中风，西医之所谓血冲脑是也，其病也暴。仙灵脾酒止可以治风寒湿痹之不遂，并不能治气血两虚之不遂，而血冲脑经之不遂，更万万不可误用。

【发明】淫羊藿之得名，陶弘景谓西川北部有羊喜食此藿，一曰百合，故服之使人好为阴阳，其扰动肾阳，已可概见。后人恶其名之不雅，因易名为仙灵脾。惟肾气虚寒者，或可暂用以求阴平阳秘。而好谈温补者，称之不去口，则偏于助阳，反以伤阴，吾无取焉。

【正讹】淫羊藿助阳温肾，《本经》乃作辛寒，必无是理，韩保升改作辛温是也。强阳之过，未免戕贼真阴。其甚者，反以多欲诲淫，夺人寿算，皆"温补"二字误之。昔人仅禁用于阳虚易举，阴虚不固，及强阳不萎等证，尤非正本清源之道也。

仙茅

【发明】仙茅见于宋之《开宝本草》，云辛温有毒。

主心腹冷气，腰脚风冷，挛痹不能行，老人失溺，通阳道。李珣《海药本草》谓其治一切风气，补暖腰脚。日华直称其益房事不倦。明是补阳温肾之专药，故亦兼能祛除寒痹，与巴戟天、仙灵脾相类，而猛烈又过之。惟禀性阴寒者，可以为回阳之用，而必不可以为补益之品。《开宝》又称其主丈夫虚劳，则古人之所谓虚劳，本属虚寒之病。《金匮》用建中等方，而《千金》《外台》皆用温药，其旨可见，正与今人阴虚火扰之虚劳病相反。而又谓其助筋骨，长精神云云。李珣又称其明耳目，填骨髓，皆因其助阳而故甚言之，不可为训也。

【正讹】仙茅乃兴阳助火之烈药，比之乌头、附子，殆又甚焉。而李濒湖、张景岳辈，乃引许真君书，侈言其功用，则方士乱道之言，断不可信。惟濒湖又谓：仙茅性热，阳弱精寒，禀赋素怯者宜之，而体壮相火炽盛者，服之反能动火，尚属持平之语。观沈存中《梦溪笔谈》称：夏文庄睡则身冷如逝，故服仙茅、钟乳、硫黄。张季《明医说》称：中仙茅毒者，舌胀出口，以刀劣之，百数始得见血，煮大黄、朴硝服之，而后消缩。其热毒何如，宜乎张弼咏仙茅诗有"使君昨日才持去，今日人来乞墓铭"之句矣。世有妄谈温补，盛称仙灵脾、仙茅等物之功效者，皆惑于方士之谬说。如唐人喜服乳石、礜石，自戕生命之类。宜援左道惑众之例，诛之无赦可也。

知母

《本经》：味苦寒。主消渴，热中，除邪气，肢体浮肿，下水，补不足，益气。《别录》：疗伤寒，久疟，烦热，胁下邪气，膈中恶气及风汗，内疸，多服令人泄。

【正义】知母苦寒，皆主实火有余之病。《本经》主消渴热中，性寒而质润也。除邪气者，即指燥热之邪气。《本草经》文"邪气"二字颇多，而所赅者亦甚广。凡寒热风湿诸邪，内干藏府，外侵肢体者，皆是。盖六淫之病，本非正气之所固有，则统而称之曰邪气，原无不可。然读者必须看得活泼，分得寒热，方能辨别虚实，而无差忒。其主肢体浮肿者，以肺热郁窒，气不下降，而水道不通，溢于肌表者言之。知母清热而苦寒泄降，则水道通而肿自消，非脾阳不振，肾水泛溢之肿病，故急以"下水"二字申明之，宜联作一气读。然浮肿之病，实热证殊不多见，慎勿误读古书，不知区别，以铸大错。补不足益气者，则邪热既除，即是补益之意。张石顽谓相火有余，灼烁精气以此清之，邪热去而正气自复，说得最是清澈。而张隐庵竟谓补肾水之不足，益肺气之内虚。叶天士且谓苦寒益五藏阴气，是直以阴寒为补养之上品。试问恃霜雪为雨露，松柏或可忍，而蒲柳将奈何？《别录》疗伤寒，则时病中之热病也。主久疟者，疟病久缠，阴津必耗。且疟之寒热，汗出必多，故必以知母滋润苦寒，驱其燔灼津液之邪。而热少寒多，无汗不渴者，非其治也。其主烦热者，苦以清心，寒能胜火，斯热邪退而烦自除。胁下乃肝胆循行之络，水火不疏，是为邪气。膈中乃心肺安宅之乡，邪热郁蒸，是为恶气。知母静肃，清肺泄肝，而除膈热，固其长也。风汗者，风热袭于肌表，而自汗灼热，本是白虎汤主治。内疸，盖即胃热之黄疸。缪仲淳以"内"字作"接内"解，谓即女劳之色疸，未免故作奇异。究竟相火炽盛者，或可暂投。若其人阴阳两伤，岂非鸩毒。要之实热成疸，则知母苦寒胜热，是其专职，故结之以"多服令人泄"五字，可知寒凉滑润，无不戕贼脾胃，而伐生机。世有治丹溪之学者，宜书此五字，以作座右之铭。

【广义】甄权：主心烦燥闷。日华：润心肺，安心，止惊悸。洁古：凉心去热，主阳明大热，泻膀胱肾经火热，热厥头痛。海藏：泻肺火，治相火有余。景岳谓：在上则清肺止渴，吐血衄血，去喉中腥臭；在中则退胃火，止消；在下，则利小便，润大便，解热淋崩浊。寿颐按：此皆苦寒伐有余之火也。

【发明】知母寒润，止治实火，泻肺以泄壅热，肺痈燥咳宜之，而虚热咳嗽大忌。清胃以救津液，消中瘅热宜之，而脾气不旺亦忌。通膀胱水道，疗淋浊初起之结热，伐相火之邪，主强阳不痿之标剂。热病之在阳明，烦渴大汗，脉洪里热，佐石膏以扫炎熇。疟证之在太阴，湿浊熏蒸，汗多热甚，佐草果以泄脾热。统详主治，不外实热有余四字之范围，而正气不充，或脾土不振，视之当如鸩毒。

【正讹】知母苦寒，气味俱厚，沉重下降，而又多脂，最易损及脾阳，令人溏泄，惟利于实火有余之证，而虚损病皆在所忌。然甄权则曰主骨热劳，产后褥劳，肾气劳等证。日华则曰主热劳，传尸疰痛。景岳则曰治劳瘵内热。一似竟为劳损之专药，不知劳损之火，皆是虚火，补中摄纳，以冀潜藏，尤恐不逮，宁有阴寒直折，速其绝灭之理？而更有以滋阴降火为说者，谓知母能滋肾水，则虚火自潜，不知以阴寒为滋养，已非春生夏长之理，况苦寒戕伐生机，肾水未滋而脾阳先败。洁古、东垣、丹溪诸家，利用知、柏，本治实火之有余，非可补真水之不足。景岳已谓沉寒之性，本无生气，清火则可，补阴则谬。石顽亦谓脾胃虚热，误服则作泻减食，为虚损之大忌。近世误以为滋阴上剂，劳瘵神丹，而夭枉者多矣。日华又有消痰止嗽润心肺之说，在火炽铄金者，或尤可用。然痰浊弥漫，已非柔润滋腻所宜。而世俗又用之于劳怯咳嗽，彼亦曰肺为火灼而燥，吾以知母清以润之，且可化痰，甚意岂不甚善？然阴柔黏腻，肺未受其润泽，而痰更得所凭依，嗽愈甚而痰愈多，甚者且伤脾而作泻矣。近世劳病最多，皆滋阴降火、消痰止嗽等说，有以误之。而其源皆本于古书，则读书而不能明理，亦谁不为古人所愚耶？东垣谓：知母泻无根之肾火，其说大谬。火既无根，又安可泻。当作泻有余之相火，或尚可说。景岳谓：治膀胱肝肾湿热，腰脚肿痛，盖指肾热痿躄之病而言。然湿热而主苦寒，宜黄柏不宜知母，以其润泽，非治湿之品。且肿痛之软脚病，寒湿之证，亦颇不少，不可以《本经》主肢体浮肿，而一例混用也。缪氏《经疏》有一方，用知母、贝母、天冬、麦冬、沙参、甘草、桑白皮、枇杷叶、五味、百部，而曰治阴虚咳嗽，则必阴虚火浮之病，而聚集许多寒凉滋润黏腻之物，更加以桑皮、杷叶之降气，五味之欲邪，将痰浊阴火，一并收入肺家，永无发泄，真是制造劳瘵之第一法门，一用一死，百用百死。而失音泄泻等弊，尤其细故。寿颐频年阅历，所见甚多，初不知今世何以有此专造劳瘵之捷诀，乃读此而始恍然于渊源之有所自，则仲淳乃其始作之俑，而叶氏《指南》、费氏《医醇》，不过奉行此催命灵符，而充作勾魂使者耳。嘻！孽海茫茫，于今为烈，能不太息痛恨于祸魁罪首耶！

玄参

《本经》：味苦微寒，主腹中寒热积聚，女子产乳余疾，补肾气，令人目明。《别录》：味苦咸，主暴中风，伤寒身热，支满，狂邪，忽忽不知人，温疟洒洒，血瘕，除胸中气，下水，止烦渴，散颈下核，痈肿，心腹

痛，坚症，定五藏，补虚明目，强阴益精。（支读为搘）

【正义】玄参禀寒水性质，所主皆邪热之病。《本经》主腹中寒热积聚，盖言其寒热不和，因而气血积聚，然终以治热病为是，非能治寒也。主产乳余疾者，则新产血耗，虚阳易炽，玄参清热凉润，是其所宜。观于此可知产后浪用温药，非古人正旨。补肾气，能令目明，则色黑入肾之效也。《别录》主暴中风伤寒身热，狂不知人，温疟烦渴，皆邪热为患也。主支满，除胸中气，亦气升火升之证也。血瘕坚癥，则血热瘀结之病，气寒清热，色黑入血，而味苦又能泄降，故可治癥瘕而除心腹痛。若虚寒凝滞之癥瘕腹痛，则非其治。下水者，亦清热泄降之效也。颈下结核，皆肝胆之火，灼痰凝络，玄参能清木火之郁，故为治瘰疬结核之主药。痈肿者，皆热邪之壅于肌肉也。定五藏而补虚明目，强阴益精，则极言其驱除邪热，奠定真阴之功效耳。《别录》本有下寒血三字，则义不可通，必有讹误，删之。

【广义】甄权：散瘤瘰疬。日华：治心经烦躁。朱肱：治伤寒阳毒，心下懊憹，烦不得眠。濒湖：解斑毒，利咽喉，通小便血滞。

【发明】玄参禀至阴之性，专主热病。味苦则泄降下行，故能治藏府热结等证。色黑入血，味又腥而微咸，故直走血分而通血瘀。亦能外行于经隧，而消散热结之痈肿。又色黑入肾，味苦归心，故上之则疗胸膈心肺之热邪，下之则清膀胱肝肾之热结。能制君相浮溢之火，疗风热之咽痛，泄肝阳之目赤，止自汗，盗汗，治吐血、衄血。寒而不峻，润而不腻，性情与知、柏、生地近似，而较为和缓，流弊差轻。

【正讹】玄参禀赋阴寒，能退邪热，而究非滋养之品。《别录》所称"补虚益精"等辞，已觉言之过甚。乃日华竟称为补劳损，而景岳直谓其甘能滋阴，濒湖且谓与地黄同功，俗医遂用之于阴虚劳怯，则无根之火，岂宜迎头直折，速其息灭。且当时并不显见其害，甚且浮游之火，受其遏抑，而咳呛等证，亦或少少见瘥。昧者方且归功于滋阴降火，而不知一线生阳，已渐消灭，从此不可救疗矣。此阴柔之害，杀人于无形之中，其罪亦与肆用知、柏者相等，则"滋阴"二字误之也。仲淳、石顽仅禁用之于脾虚泄泻，尤其显而易见，抑亦末矣。

地榆

《本经》：味苦微寒。主妇人乳痓痛，七伤，带下病，止痛，除恶肉，止汗，疗金疮。《别录》：甘酸。止脓血，诸瘘恶疮、热疮，消酒，除消渴，补绝伤，可作金疮膏。

【正义】地榆苦寒，为凉血之专剂，妇人乳痛带下，多由于肝经郁火不疏，苦寒以清泄之，则肝气疏达，斯痛可已，而带可止。然气滞痰凝之乳痛，及气虚不摄之带下，非其治也。止痛除恶肉，皆以外疡言之。血热火盛，则痛而多恶肉。地榆清热凉血，故止疡患作痛，而能除恶肉。《本经》又疗金疮，《别录》谓止脓血，恶疮热疮，可作金疮膏，皆即此清火凉血之功用。且所谓主七伤，补绝伤，亦皆外疡而言之，非谓地榆苦寒，能治虚损之劳伤也。止汗而除消渴，皆寒以胜热之效。消渴者，即苦寒以胜湿退热也。《本经》乳痓痛之痓字，殊不经见《玉篇·博雅》：痓皆训恶，当即此义。"带下病"三字，别本作"带下五漏"，一作"带下十二病"，今从孙渊如问经堂本。又《别录》有"产后内塞"一句，甚不可解，删之。

【广义】《开宝》：止冷热痢，疳痢。日华：主吐血，鼻衄，肠风，月经不止，血崩。濒湖：除下焦热，主大小便血证，止血，取上截炒用，其稍则能行血。杨士瀛谓：诸疮痛者用之。景岳：治带浊痔漏。亦欻盗汗。

【发明】地榆凉血，故专主血热而治疮疡，能止汗。又苦寒之性，沉坠直降，故多主下焦血证，如溲血，便血，血淋，肠风，血痔，血痢，崩中带下等皆是。然亦惟血热者宜之，而虚寒之体，不能摄血者，切不可妄用。

【正讹】地榆苦寒，能胜湿热。古人以治痢下脓血，凉血以疏导其湿热也。而日华子乃曰并治水泻。则水泻之证，虽亦间有湿热，而脾阳不振者居多，何亦可以苦寒统治之，谬矣。盖日华于水泄滞下二病，尚未尽辨别清楚，此《大明本草》之所以多呓语也。地榆主下血血痢等证，止以苦寒清其血热，非能和调血分也。而日华更以为治产前后诸血疾，则又不问虚实寒热，而但以一句包括之，抑何颟顸至于此极。

【禁忌】仲淳谓：虚寒之泄及痢久胃弱者，皆不可用。石顽谓：气虚下陷之崩带，及久痢脓血而瘀晦不鲜者，皆为切禁。又谓：苦寒伤胃，误用之者多致噤口不食。

紫参

《本经》：味苦辛寒。主心腹积聚，寒热邪气，通九窍，利大小便。《别录》：疗肠胃大热，吐血衄血，肠中聚血，痈肿诸疮，止渴益精。

【正义】紫参味苦性寒，色紫，故清热而入血分。主心腹积聚，寒热邪气者，盖血热而瘀结之积聚，与玄参之主腹中寒热积聚同意，非能治气滞寒凝之积聚也。《别录》主肠中聚血，亦即此意。通九窍，利二便者，清热凉血，则九窍自通，二便自利。《别录》疗肠胃大热，吐血衄血，痈肿诸疮，皆苦寒能清血热之功用。止渴者，热清而渴自止。益精者，则因其清火而甚言之，邪热既去而真阴斯充，究竟阴寒之质，非补益之品也。

【广义】甄权治心腹坚胀，散瘀血，即《本经》主积聚之意。又治妇人血闭不通，亦血热瘀结之证。海藏主狂疟、温疟，皆热病也。又治汗出衄衄血痢，苏恭治金疮，生肌止痛，无一而非清热凉血之功耳。

【发明】紫参苦寒，故专主血热。而味则微辛，故能散瘀，又能破逐血积。凡血中郁热而成瘀结，如痞魂癥瘕之属，皆可治之。惟气滞寒凝之瘀血，必非其治。

【禁忌】仲淳谓血枯经闭者禁用，及劳伤吐血，阳气虚，脾胃弱者忌之。

紫草

《本经》：味苦寒。主心腹邪气，五疸，补中益气，利九窍，通水道。《别录》：疗腹肿胀满痛，以合膏，疗小儿疮。

【正义】紫草亦苦寒凉血之品。《本经》主治与紫参大同小异。主五疸者，疸病多由脾胃积热而来，寒以清热也。但亦有清阳不振，脾虚不运，而湿阻发黄者，必须分别疗治，不可误与清利之品。补中益气，则言其邪热消而正气自充耳。《别录》疗腹肿胀满痛，亦以湿热之肿胀满痛而言，非通治虚寒之胀满。合膏疗小儿疮，则专指痘疮。古人称痘，止谓之疮，非泛言一切之疮疡。痘本先天之热毒，故宜用凉血之品，以作敷药。然惟体壮毒盛者宜之，而瘦弱柔脆之儿，浆薄不充者，非可概投也。

【广义】苏颂：治伤寒时疾，发疮疹不出者。韦雷：治豌豆疮，皆时之痘疮也。杨仁斋《直指》谓：紫草治痘，能导大便，使出发亦轻。曾世荣《活幼新书》谓：

古方惟用其茸，专主发生之义。李濒湖谓：治斑疹痘毒，活血凉血，利大肠。濒湖又谓：痘疹之紫黑而血热毒盛者，凉其血则能发出。俗以紫草为宣发之品者，非也。

【发明】紫草气味苦寒，而色紫入血，故清理血分之热。古以治藏府之热结，后人则专治痘疡，而兼疗斑疹，皆凉血清热之正旨。杨仁斋以治痈疡之便闭。则凡外疡家血分实热者，皆可用之。且一切血热妄行之实火病，及血痢、血痔、溲血、淋血之气壮邪实者，皆在应用之列。而今人仅以为痘家专药，其治血热者，及治疡者，皆不知有此，疏矣。

【禁忌】仲淳谓：紫草苦寒，而通利九窍，凡痘疮之气虚脾弱，小便清利者禁用。

卷之二

草部　山草类下

黄连

《本经》：味苦寒。主热气，目痛眦伤泣出，明目，肠澼腹痛，下利，妇人阴中肿痛。《别录》：微寒。主五藏冷热，久下泄澼脓血，止消渴、大惊，除水，利骨，调胃厚肠，益胆，疗口疮。

【正义】黄连苦寒，所主皆湿积热郁之证。目痛眦伤泣出，湿热之郁于上者也。目为肝之窍，肝有郁热，目为之病。苦寒清肝，则目自明。肠澼腹痛，乃脓血交黏之滞下病。澼，古止作辟，即帷裳襞积之襞，故辟字有积聚之义。谓肠间积聚之湿热也。燥湿清热，故黄连为治疗滞下之主药。下利，则泄泻也。惟泄泻之病，有因于暑热，亦有因于脾虚。暑热者，宜苦以坚之，而脾虚则非其治矣。妇人阴中肿痛，亦湿滞热郁证也。《别录》主五脏冷热，久下泄澼脓血，即《本经》之肠澼也。消渴为胃肠之热证，大惊为心肝之热证，苦寒清热，是以主之。除水者，以热结之水道不通言之，非通治脾胃虚寒之水病也。利骨者，苦以坚之耳。调胃厚肠，谓泄化湿热，而肠胃调和。益胆者，清肝热，即所以祛胆邪，亦即上文主大惊之意。疗口疮者，亦清脾胃之热邪也。

【备考】肠澼之澼字，今皆作澼，惟浙江书局重刊仿宋本《素问·阴阳别论》"阴阳虚，肠辟死"，其字作辟。宋校正曰：全元起本辟作澼，则宋人所见旧本作辟，而全元起注本已加水旁。惟肠澼之义，实难索解。幸古本《素问》尚存一不加水旁之辟字，犹可知其为辟积之义。盖此病实由肠中积滞使然，古人命名之义，乃始大白。而后人加以水旁，反不可解。而《集韵》澼字，乃训为肠间水，且因肠澼而附会为之，非古义也。然以肠澼之病，解作肠间水，亦殊未当。此古书之所以不易读，而旧刻本之所以大可宝贵也。近时杨守敬从东瀛转抄之《太素》不全本，桐庐袁忠节爽秋刻之于芜湖道署，黄陂萧耀南又刻之于武昌，此两本凡是肠辟，皆无水旁，可知宋人旧本，固皆作辟。

【广义】日华：治惊悸，烦躁，清心火而泄肝胆也。主天行热疾，寒胜热也。主小儿疳病杀虫，则苦燥以除湿热也。洁古：治郁热在中，烦躁，恶心，兀兀欲吐，心下痞满，苦燥泄降而平肝逆也。又治诸疮，则泄火而清血热耳。丹溪：治下痢，胃口下热，噤口呕吐，则苦能泄降而定上冲之逆也。但宜徐徐咽之，使不作吐，若骤服一杯，则寒热相争，必拒格而不纳。海藏谓：黄连名为泻心，其实泻脾，盖实则泻其子也。刘河间谓：黄连治痢，必兼辛散方能开通郁结，而苦能燥湿，寒能胜热，其气乃平。其余苦寒之药多泄，惟连、柏能降火去湿而止泻利。景岳谓：平肝凉血，肃胃清肠，凉胆，治惊痫，泻心，除痞满，上以治吐血衄血，下以治以治肠辟便红。除小儿热疳，杀虫积，消痈肿，疗火热眼赤，消痔漏，解乌、附、巴豆之毒。寿颐按：痞满以热邪郁结而言，即仲景泻心汤证。

【发明】黄连大苦大寒，苦燥湿，寒胜热，能泄降一切有余之湿火，而心脾肝肾之热，胆胃大小肠之火，无不治之。上以清风火之目病，中以平肝胃之呕吐，下以通腹痛之滞下，皆燥湿清热之效也。又苦先入心，清涤血热，故血家诸病如吐、衄、溲血、便血、淋浊、痔漏、崩带等证，及痈疡、斑疹、丹毒，并皆仰给于此。但目疾须合泄风行血，滞下须兼行气导浊，呕吐须兼镇坠化痰，方有捷效。仅恃苦寒，亦不操必胜之券。且连之苦寒，尤以苦胜，故燥湿之功独显。凡诸证必需于连者，类皆湿热郁蒸，恃以为苦燥泄降之资，不仅以清见长。凡非舌厚苔黄，腻浊满布者，亦不任此大苦大燥之品。即疮疡一科，世人几视为阳证通用之药，实则惟疔毒一证，发于实火，需连最多。余惟湿热交结，亦所恒用。此外血热血毒之不挟湿邪者，自有清血解毒之剂，亦非专恃黄连可以通治也。

【正讹】杨仁斋谓黄连能去心窍恶血。李氏《纲目》采之，此妄说也。心之有窍，即是发血迴血之管，此乃血液循行之道路，周流不息，岂容阻留恶血而不行。果其有之，则瘀血凝滞，血已不行，其心已死，而其人又安有生理。且黄连苦寒，亦无驱除败血之能力。盖黄连之清心者，寒以清其火，而所谓凉血者，亦清血中之热耳。乃合而言之，竟谓心窍可有恶血，真是盲人扪烛，不復知有天下事矣。吾国医书，止逞一时臆说，而不顾其理者，所在多有。偶举一隅，为学者告，俾知欲读医书，须明真理，必不可人云亦云，而自堕于五里雾中也。景岳谓：过服芩、连，必致败脾，其说甚是。但其全书中，痛诋黄连，几于湿热滞下，亦将不得轻用。缘此公偏喜温补之恶习，遂视苦寒之药如蛇蝎。亦由此辈名望太重，所见皆膏粱富贵之徒，多虚病而少实证，遂谓尽天下之人，皆宜温补。抑知藜藿之人，多于富贵者百千万倍，此等本少七情六欲之扰，所病皆六气之外感，劳役饥饱之内伤而已。药以治病，若仅株守一隅，知有彼而不知有此，终属一偏之见。惟寇宗奭谓黄连治痢，不顾寒热多少，多致危困。若虚而冷者，慎勿轻用。仲淳谓血虚烦热忌用，则皆扼要之论也。泄泻、滞下，本是二病，一则清泄水谷，多属脾阳无权；一则秽垢黏腻，多是肠胃积滞。一则属虚，病多里寒；一则属

实，病多湿热。正是背道分驰，万不能混为一例。古书
一名下利，言其直下而滑利也；一名滞下，言其欲下而
涩滞也。病状病名，显然可别，本不虑其含混，乃后人
造一痢字，而泄下亦痢，滞下亦痢，名之不正，最足以
淆乱后学。俗医无识，甚至并此显见之病而不能分别，
皆一痢字有以误之。黄连治痢，本专指湿热之滞下言
之，与脾虚之泄泻无涉。然夏秋之交，暑湿相杂，清浊
不分，亦令人暴注洞泄，病状固是泄泻，而证情实是湿
热，黄连燥湿，而苦以坚之，又是针对必用之药。《本
经》主治，于肠澼腹痛之外，更出下利二字，即为湿热
之自利者言之，本非通治虚寒泄泻。然《本经》不为分
别辨析者，盖古书简括，其例如此。为中人以上立法，
本不虑其误认，亦非有意故为含混，欲陷后人于迷惘之
中。然后世人习医者，或有不明此理，误读古书，则黄
连之主热邪自利者，或竟误以为虚寒泄泻之药，所以缪
仲淳遂谓阳虚作泄，脾胃虚寒泄泻，及阴虚人天明溏
泄，法皆大忌。石顽亦复云然。其所以谆谆而不惮烦言
者，可见热泄寒泄之病，俗人已多不能分别，似此言
医，可胜慨叹。石顽又有虚冷白痢，及先泻后痢之虚寒
证，误用黄连致死之说。寿颐则谓虚寒下痢，不可妄
用，固也。惟先泻后痢，若有暴病，亦湿热为多，不可
拘泥。惟病久元虚，则非实邪可比耳。至白痢二字，昔
人有认作寒证者，其说亦谬，须以舌苔脉证参之。要知

湿热蕴积，未及血分，其滞下不必红色。脉实、舌腻、腹痛及舌心黄腻，尖边红者，芩、连均是要药，非白痢之必为虚冷。

胡黄连

【发明】胡连，本非黄连同类，皮色虽黄，而剖之色黑，以其味苦性寒，与黄连差近。其种又来于异域，因得胡黄连之名，始见于《唐本草》。苏恭谓：味苦大寒，治三消，五心烦热，泄利，五痔，厚肠胃。浸人乳汁点目赤，其功用与川连皆同。又谓其补肝胆明目，治骨蒸劳热，则因其清热而过甚言之，非笃论矣。《开宝》称其治小儿惊痫疳热，霍乱下痢，温疟，理腰肾，去阴汗，亦皆清热燥之力。丹溪独称其除果子积，以苦能泄降，而亦燥湿也。石顽谓：苦寒直降，能代藏府骨髓邪热，为小儿疳热积气之峻药。同猪胰治杨梅疮，酒水煎服，二剂辄效，以其直达下焦，善搜淫火之毒也。寿颐按：胡连情性，悉与川连同功，惟质重色黑，沉降之性尤速，故清导下焦湿热，其力愈专，其效较川连为捷。凡热痢，脱肛，痔漏，疮疡，血痢，血淋，溲血，浊血及梅毒、疳疮等证，湿火结聚，非此不能直达病所。而小儿疳积腹膨之实证，亦可用之。盖苦降直坠，导热下趋，最为迅疾。且不致久留中州，妨碍脾胃冲和之气耳。

【正讹】胡连大苦大寒，纯阴用事，且较川连尤为峻烈。自苏恭有主妇人胎热之说，而后之本草，皆仍其旧。须知胎前实火，止是百病中之一端。抑知妊身养胎，最重脾胃，苦寒峻药，胡可轻投。苏恭又以治骨蒸劳瘵，则热入骨髓，精血已枯。虽曰火炎，实由阴竭，大寒大苦，戕伐生机，火纵可息，而大命何如？适以速之蹶耳。缪氏《经疏》又谓主久痢成疳，似以小儿疳劳言之。然久痢之余，岂可峻用苦寒，再戕脾气。喻西昌已谓小儿五疳，尤之大人五劳，实热而用苦寒，必初起之时，乃可得效。若胃虚得之，有死而已。胆草、芦荟、川连、胡连，极苦大寒，岂虚劳所能堪此。设妄谓虚劳之外，又有实劳，而恣用苦寒，则医杀之也。张石顽亦谓儿童肾实，故实热可用苦寒。若脾胃肾阴不足者，服此夺人寿算，为害不浅。凡用苦寒峻厉之品，皆当识此，弗恣意也。仲淳又谓治伤寒咳嗽，则寒邪在表为咳，而可用此，大是骇人。自注谓邪热在太阴、阳明，则冠以伤寒二字，更有不合。其实即是脾胃热咳，亦万万用不到胡连也。

黄芩

《本经》：味苦平。主诸热，黄疸，肠澼，泄利，逐水，下血闭，恶疮疽蚀，火疡。《别录》：大寒。疗痰热，胃中热，小腹绞痛，消谷，利小肠，女子血闭，淋露下血，小儿腹痛。子，主肠澼脓血。

【正义】黄芩苦寒，亦通治湿热之品，故《本经》先以主诸热为提纲。黄疸者，胃中之湿热也。肠澼泄利，肠中之湿热也。逐水者，泄热结之水道不通。血闭者，亦血热之瘀结。恶疮疽蚀，亦以湿热之溃疡而言。火疡，则外伤之属于火邪者也，黄芩凉血胜热，故为实热痈疡通用之药。《别录》疗痰热，胃中热，消谷，皆苦寒清热之主治。小腹绞痛，则肝络不疏，郁热闭塞之痛，非虚寒之腹痛也。利小肠，即《本经》逐水之意，女子血闭，淋露下血，亦为湿热郁结之病而言，小儿腹痛，亦惟实热窒滞之腹痛为宜，皆非可一概统治。其子专治肠澼脓血，则苦寒泄降，而子又坚实，直达下焦故也。消谷，即善食易饥之中消病。

【广义】甄权：治热毒。日华：主天行热疾，治疔疮乳痈。洁古：凉心，治肺火上逆，清上焦及皮肤风热。疗目赤肿痛，除脾胃湿热。濒湖：治风热，湿热，头痛，火咳。皆清热燥湿之正治也。东垣谓：黄芩之中空而轻者，泻肺火，利气消痰，除风热，清肌表之热；细实而坚者，泻大肠之火，高下之分，与枳实、枳壳同例。寿颐按：李氏之说甚是。凡质之轻者，多上行横行；质之重者，多沉降直下，即本乎天者亲上，本乎地者亲下之义。凡物皆然，可以类推。景岳：枯者清上焦之火，定肺热之喘嗽，止火炎之失血，清咽喉，治肺痿、肺痈，亦主斑疹，实者泄下焦之热，治赤痢淋浊，大肠热结，便血漏血。石顽谓：黄芩专主阳明蒸热，阳明居中，非此不能开泄其蕴结之湿热。

【发明】黄芩亦大苦大寒之品，通治一切湿热，性质与黄连最近，故主治亦与黄连相辅而行。且味苦直降，而气亦轻清，故能彻上彻下，内而五藏六府，外而肌肉皮毛。凡气血痰郁之实火，内外女幼诸科之湿聚热结病证，无不治之，为寒凉剂中必备之物。然苦降碍胃，必伐生气，且大苦大燥，苟非湿漫，亦弗浪用。所宜所忌，无不与黄连同归。缪仲淳《经疏》胪列许多虚寒病证，而戒其不得妄投，则学医之谓何，并寒热之证而尤不知，千古安得有此笨伯，复何必为此无谓之叮咛耶。

【正讹】甄权：治骨蒸，盖谓苦寒之药，必能退热。然骨蒸之热，热在骨髓，非养血滋阴，热何由退？苦寒直折，纵令蒸热得解，而生气难支，况热又未必能退乎。又谓主寒热往来，则有虚有热，实者湿热，黄芩清之，尚矣。若血虚气虚之寒热往来，而亦以苦寒治之，可乎？《日华本草》谓：黄芩治发背，则古人此病，多由膏粱药石而发，故有丹石发之名。本属邪热，唐宋成方皆主以大剂凉解。日华之说，本是正治。然今之背疽，则皆寒入督脉太阳之络，非温经升散不为功。古今证治正是相反，误与寒凉，即致内陷不治，慎不可误信古人，而不辨寒热，夭人天年也。自张洁古有黄芩安胎之说，丹溪遂以黄芩、白术为安胎圣药。谓胎孕宜清热凉血，血不妄行。乃能养胎，其意未尝不是。乃后人误认为妊身必用之药，竟至俗子凡治胎孕，无不用此，则体质万有不齐，安得一概可通用。石顽谓：胎热而升动不宁者宜之。如胎寒下坠，及食少便溏，不可混用者是也。

【禁忌】缪仲淳谓：芩连苦寒清肃之品，能损胃气而伤脾阳，故虚热忌之。石顽亦谓：阴虚伏热，虚阳发露者不可轻试。

龙胆

《本经》：味苦涩。主骨间寒热，惊痫邪气，续绝伤，定五藏，杀蛊毒。《别录》：大寒。除胃中伏热，时气温热，热泄，下痢，去肠中小虫，益肝胆气，止惊惕。

【正义】龙胆草亦大苦大寒之品，纯以清热见长。主骨间热者，大寒能清骨热也。主惊痫，止惊惕，皆清热宁心之效。邪气者，即邪热之气也。续绝伤，定五藏，则因其却热除邪，而甚言之耳。蛊毒，是南方湿毒之厉气，肠中之虫，皆湿热蕴隆所生也。大苦大寒，燥湿胜热，自能辟蛊杀虫。《别录》主胃中伏热，时气温热，皆苦寒之用。主热泄下利，亦苦燥湿，寒胜热，与芩、连之治湿热泄泻，而并治积滞热痢者同义。益肝胆气者，清其邪热，即所以益其正气，非谓苦寒之品能补肝胆也。

【广义】甄权：治小儿壮热，时疾热黄，痈肿。日华：治热狂，止烦，疗疮疥。洁古：去目中黄，治睛赤肿胀，瘀肉高起，痛不可忍。东垣：退肝胆邪热，除下焦湿热之肿，泻膀胱火。濒湖：疗烦热，黄疸，小肠热结淋闭，痈疡痛甚，妇女血热崩淋，通治肝肾有余之火。石顽：主酒瘅黄肿。

【发明】龙胆草大苦大寒，亦与连、芩同功。但《本经》称其味涩，则其性能守，而行之于内，故独以治骨热著，余则清泄肝胆有余之火，疏通下焦湿热之结，足以尽其能事。而梅疮之毒，疳疮之疡，皆属淫火猖狂，非此等大苦大寒，不足以泻其烈焰，是又疏泄下焦之余义矣。

【禁忌】濒湖谓：大苦大寒，过用必伤胃中生发之气。石顽谓胃气虚者服之必呕，脾气虚者服之必泻。

苦参

《本经》：味苦寒。主心腹结气，癥瘕积聚，黄疸，溺有余沥，逐水，除痈肿，补中，明目，止泪。《别录》：养肝胆气，安五藏，定志益精，利九窍，除伏热肠澼，止渴，醒酒，小便黄赤，疗恶疮，下部䘌疮，平胃气，令人嗜食。

【正义】苦参亦苦寒燥湿之品。主心腹结气，癥瘕积聚，皆瘀热蕴积之证也。黄疸为胃中之湿热；溺有余沥，小溲黄赤，则膀胱之湿热也。逐水者，以蕴热而水道不利，非通治虚寒之畜水。痈肿则湿热凝结之肿疡也。目泪乃肝经湿热之病。泄湿退热，则目自明而泪自止。其所谓补中，养肝胆气，安五脏，定志益精，利九窍，除伏热，平胃气，令人嗜食，种种功用，皆湿热既清而正气自旺耳。《别录》治肠澼者，清理其湿热之积滞也。止渴、醒酒，皆清热之效。疗恶疮及下部䘌疮，则燥湿清热，又能杀虫耳。

【广义】陶弘景：渍酒饮，治疥杀虫。苏恭：治恶虫胫酸。甄权：治热毒恶风，赤癞眉脱。苏颂：治风热疮疹。濒湖杀疳虫。皆苦寒除热燥湿杀虫也。甄权：又除大热嗜睡，则湿热伤其中气，而为倦怠嗜卧也。又治中恶腹痛，则山岚瘴疠蛊毒一类，皆挟湿热之毒，燥湿清热，治之固宜，犹龙胆之杀蛊毒耳。景岳：止梦遗带浊，皆清泄肝肾之湿热，而伐相火之有余也。徐洄溪谓：苦入心，寒清火，故苦参专治心经之火，与黄连功用相近。但黄连则清心藏之火为多，苦参则清心府小肠之火为多，以黄连之气味清，而苦参之气味浊也。

【发明】苦参大苦大寒，退热泄降，荡涤湿火，其功效与芩、连、龙胆皆相近。而苦参之苦愈甚，其燥尤烈，故能杀湿热所生之虫，较之芩、连，力量益烈，近人乃不敢以入煎剂。盖不特畏其苦味难服，示嫌其峻厉而避之也。然毒风恶癞，非此不除。申韩刑名之学，亦治世之所不可废，而今人但以为洗疮之用，恐未免因噎而废食耳。

【禁忌】大苦大寒之物，其性又必大燥，过用无不伤脾胃损肾。沈存中《笔谈》谓病齿数年，常以苦参擦齿，乃苦腰重不能行。后有舒昭亮，亦用苦参而亦同病，及至屏除不用而后皆愈，则苦寒伤肾之明证也。

苦参子

【发明】苦参子仅见于赵氏《本草纲目拾遗》，一名鸦胆子。其形如小豆，与《纲目》苦参条中所载甚合。其味极苦，专主诸痔及滞下，大有神效。其功用亦与苦参相类。其仁多油而气味甚烈，入胃易致引呕，故皆去油作丸，或囫囵吞下。虽古书所未载，而功用必不可没。凡滞下赤白腹痛，里急后重者，用鸦胆子轻轻敲去壳，勿令肉破，择洁白明净之仁，以豆腐衣一小块方寸许温汤洗软，每七粒作一包，整包吞服。湿热盛者，每吞三包，一日三次，夜二次，极效。湿热稍轻则减之。（此是单方，吾吴多知用之，但旧用龙眼肉包吞。寿颐谓：湿热之病，不宜龙眼温补，改用豆腐衣包，更妙。或用西法之胶壳装贮，连壳吞服亦佳。）虽似大苦大寒，非可恒用，而在应用之时，所服无多，止见其利，未见其弊，爰为补之。

白头翁

《本经》：味苦温。主温疟狂易，寒热癥瘕积聚，瘿气，逐血止痛，疗金疮。《别录》：主鼻衄。

【正义】白头翁之气味，《本经》以为苦温，吴绥改作苦辛寒；石顽改作微寒。详《本经》主温疟狂易等证。仲景以治热痢下重，决非温性，改者是也。温疟狂易，皆属热病。惟苦能泄降，寒能胜热，是以主之。寒热癥瘕积聚，瘿气，有由于血热瘀滞者，苦辛泄散而入血分，则癥瘕积聚瘿气可消，故并能逐血止痛疗金疮也。鼻衄，皆血热上涌之证，苦能泄降，而寒以胜热，证治皆合。《本经》之温字，必传写之误矣。狂易者，发狂而变易其常度之谓，古书多有之，不为奇僻，乃濒湖、仲淳、石顽皆改之，反致怪不可识，异矣。

【广义】陶弘景：止毒痢。甄权：主赤痢，腹痛，齿痛，项下瘰疬。吴绥：主热毒下痢，紫血、鲜血者。

【发明】白头翁苦寒之品，亦专入血分，而味又辛，故清热凉血，而亦破瘀导滞。其功用颇与紫草、紫参、地榆相似，故主治亦复相近。近见绍兴何廉臣氏有《新编药物学》谓白头翁有白毛茸茸，其性轻扬，颇能升清，以治滞下，非特苦泄，而有升举下陷之意，所以特有奇功。寿颐每遇久痢之脾肾已虚者，亦恒与参、耆、术、草、山药同用，收效亦捷。此则从物质上体验得之，确非臆说。但总以有热者为宜，非虚寒之泻利，可一例论耳。

【纠谬】白头翁能清血热，《本经》苦温，当是误字。乃《日华本草》竟以为暖腰膝，显与各家不符，殆因《本经》温字而附会之。考濒湖《纲目》所引诸家旧文，多可信从。惟《日华本草》最为丛杂，甚至南辕北辙，背道而驰，大率皆此条暖腰膝之例也，读者万勿为其所误。

【禁忌】仲淳谓：白头翁苦寒，凡滞下之胃虚，及虚寒泄泻者忌之。石顽亦谓：苦寒泄降，久痢之淡血水者，弗服。

白鲜

《本经》：味苦寒。主头风，黄疸，咳逆，淋沥，女子阴中肿痛，湿痹死肌，不可屈伸起止行步。《别录》：咸，疗四肢不安，时行腹中大热，饮水欲走，大呼，小儿惊痫。

【正义】白鲜，乃苦寒胜湿之药，又能通行经隧脉络。《本经》主头风者，风湿热之在上者也。黄疸，咳逆，湿热之在中者也。湿痹死肌，不可屈伸起止行步湿热之痹于关节，著于肌肉者也。白鲜气味甚烈，故能彻上彻下，通利关节，胜湿除热，无微不至也。《别录》疗四肢不安者，即痹著之病也。时行腹中大热，饮水欲走大呼者，则天行热病狂易之类也。小儿惊痫，亦多内热病耳。《别录》又有主妇人产后余痛一语，则有血虚血瘀之辨，且皆不宜于苦寒之品，虽容有血热一证，然白鲜亦非主要之药。仲淳已有血虚而热，非其所宜之说，今删之。

【广义】甄权：治一切热毒风，恶风，风疮，疥癣赤烂，眉发脱，解热黄，酒黄，急黄，劳黄。日华：通关节，利九窍，通血脉，主天行头痛眼赤。景岳谓：白鲜虽治疮疡，而实为诸黄风痹之要药。

【发明】白鲜味苦气寒，为胜燥除热之品，而其根蔓衍入土深远，故又能宣通肢节经络，内达藏府骨节，外行肌肉皮肤，上清头目之风热，中泄脾胃之湿热。又能通利机关，宣化痹着。而燥湿清热，外治皮毛肌肉湿热之毒，特其余事。惟诸痛痒疮，服之亦大有捷效。乃合清火解毒，祛风胜湿，宣络利窍，蠲痹杀虫诸功，萃集为一，以成其全体大用。而后世俗医，但以为主治皮毛湿毒疮疡之用，岂足以尽白鲜之功用耶？

【正讹】白鲜，今俗皆作白藓皮。按藓为苔藓之藓，古书之白鲜，无从草者。且此药用根，亦不应称之为皮。考旧本皆止作白鲜，而濒湖《纲目》已有鲜皮之称，则沿误亦久。今人但用以治皮毛之病，而忘其通痹宣络，许多大功，未始不因其多一皮字，而误会者也。

白薇

《本经》：味苦平。主暴中风身热，支满，忽忽不知人，狂惑邪气，寒热酸疼，温疟洗洗，发作有时。《别录》：咸，大寒。疗伤中淋露，下水气，利阴气，益精。

【正义】白薇味苦，《本经》虽谓其平，然详其主治，皆属清热之功用，是以《别录》竟作咸寒。主暴中风身热者，苦寒能除风热也。支满之支，读如揩拄，揩撑之揩，古书本多通用，言邪热之气，揩拄于胸中而气逆满闷，苦寒以泄降之，则揩撑可解，而满闷开矣。自旧本多误作肢满，而张隐庵《本草注》竟谓风邪淫于四末，则认作四肢之肢。试问满字将作何解？此既不知古书假借之理，而又依据俗本，遂成话柄。医家不通小学，亦是一大憾事。忽忽不知人，及狂惑邪气，皆热盛火升，震扰脑神经，而变易常度也。寒热酸疼，则热邪之留于脉络也。温疟发作有时，则热邪之伤及营卫也。白薇清热，是其治矣。《别录》主伤中淋露，下水气，皆指热郁而言。苦寒清之，斯中气安而淋露自通，水道自利。所谓利阴气益精者，则言其邪热既除，而阴精得所耳。

【广义】陶弘景：治惊邪风狂痓病，百邪鬼魅。海藏谓：古方多用以治妇人，以本草主治伤中淋露故也。痓，《说文》无此字，《玉篇》《广韵》皆训恶也，其实即痓字之隶变。

【发明】白薇之性，《本经》谓之平，而主治皆温热之邪，则平当作寒。《别录》乃作大寒，当有所本。考《金匮》竹皮大丸，云有热者倍白薇，则白薇为寒，是其确证。凡苦寒之药，多偏于燥，惟白薇则虽寒而不伤阴液精血，故其主治各病，多属血分之热邪，而不及湿热诸证。盖于清热之中，已隐隐含有养阴性质，所以古方多用于妇女，而《别录》有"利阴气，益精"之文，盖实有滋阴益精之效力，初非因其能清热而推广言之也。陶隐居称其治惊邪风狂，百邪鬼魅，则邪热去而阴精充，斯正气自旺，鬼魅自远，亦实有其理，非荒唐之空言可比。此则白薇之寒凉，既不嫌其伤津，又不偏于浊腻，诚清热队中不可多得之品。凡阴虚有热者；自汗、盗汗者；久疟伤津者；病后阴液未复，余热未清者，皆为必不可少之药，而妇女血热又为恒用之品矣。

【正讹】白薇虽亦苦寒之物，而不燥不泄，其弊最少，缪仲淳《经疏》乃谓天行热病不可服，吾不知须菩提于意云何？

白前

《别录》：味甘，微温。主胸胁逆气，咳嗽上气，呼吸欲绝。

【发明】白前专主肺家，为治嗽降气之要药。《别录》谓其微温，以其主治寒嗽，则能疏散寒邪，其性质必含温养之气也。然白前治嗽，亦不专于寒嗽一面，即痰火气壅，上逆咳嗽，亦能定之，则又有似乎寒降，是以苏恭竟作微寒。然其所以能止嗽者，则在于平逆顺气，使膈下之浊气不上凌而犯肺，斯肺气得顺其清肃之性，而咳自除。此以静肃为用，必不可遽谓其温。且古今主治，恒用之于火逆气升之证，无不应手，自当以苏恭微寒之说为长。凡寒邪寒饮之咳，辛温开肺，别有专司，固非白前之长技，特微寒顺气，非如沙参、知母之寒凉直折，亦非如桑根皮、枇杷叶之清降遏抑，故为定咳止嗽之主药，而绝无流弊。虽不见于《本经》，而《别录》主胸胁逆气，咳嗽上气，甚至称其治呼吸欲绝，可见其清肃肺家，功效卓绝。日华谓其主肺气烦闷。宗奭称其能保定肺气。濒湖谓其降气下痰，肺气壅实而有痰者宜之。皆足以表暴白前之功用，无余蕴矣。程钟龄《医学心悟》止嗽散治新久咳嗽皆效，方用荆芥、紫菀、白前、百部、桔梗、甘草、陈皮，为末，新感姜汤下，久嗽米饮下，皆每晚临卧服三四钱。立方极有深意，实即本于《外台秘要》引《近效方》之白前、桔梗、桑皮、甘草治久嗽吐血，及深师方之白前、紫菀、半夏治久咳逆上气，体肿短气胀满，昼夜不得卧，喉中常作水鸡鸣之白前汤两方。而程氏不用桑皮等之抑降，又加荆芥、陈皮之辛散，再合紫菀、百部之温润，意理周密，宜其投之辄效。然非为散而临卧服，亦必不应，其故何耶？盖欲其药渍胃中，迟迟消化，借呼吸之气，熏蒸入肺，收效乃捷。制方选药，已极淳粹，而服药之法，更别有巧思，出人意表，而确有实在，并非故弄玄虚，此中至理，习医者能体验深思而得之，方可许其共谈此道也。

【正讹】白前顺气，清肃肺金，是其全体大用，此外别无效力。而《日华本草》且称其治奔豚肾气，殆因其能降肺逆而推广言之。然白前性质甚轻，所以主治上焦，而不能下坠直降肾气之治，失其旨矣。白前之与前胡，功用颇近，皆有下气止嗽之效。然前胡兼能散结，白前止以顺肺，乃俗医以前胡色白，或则混称白前胡，或则竟误认白前、前胡为同用无别，亦可怪也。

白茅根

《本经》：茅根，味甘寒。主劳伤虚羸，补中益气，除瘀血，血闭，寒热，利小便。其苗主下水。《别录》：下五淋，除客热在肠胃，止渴，坚筋，妇人崩中。

【正义】白茅根甘寒，清热凉血。《本经》称其主劳伤虚羸，补中益气，以寒能清热，甘能益阴，邪热不扰，而津液敷布也。除瘀血，血闭寒热者，则血热瘀结而营卫不通，因发寒热，茅根凉血，而能通导下行，斯瘀者行，而寒热止矣。小便不利，亦以热结言之。其苗主下水，亦清热导水之效。别本皆以此为《名医别录》之文，兹以孙氏问经堂本，系之《本经》。《别录》主五淋崩中，除肠胃客热，皆言其清热凉血之功效。止渴，则甘寒能生津也。坚筋者，筋为热灼，则软短而拘挛，清热滋液，斯筋骨坚强，且茅根极长，而其心又极坚韧，故自有坚筋之能力。《别录》一名地筋，古人命名之意，必有取义。固非仅以其清凉而为此无谓之过誉也。

【广义】日华：主妇人月经不匀，血脉淋沥。寿颐按：此亦就血热者言之，非统治虚寒之愆期及血枯之淋

85

沥也。但日华每称月事为经脉、血脉，立言殊不妥当。盖经脉、血脉包举人身全体，岂可作为妇女月事之别名。而《日华本草》于丹参则曰调妇人经脉不匀，于此又曰血脉淋沥。此等名词，最是笑话，其书之陋劣，即此可见一斑。或谓此特字句间小小龃龉耳，苟于医理，无甚妨碍，亦何必吹毛求疵，好以攻击前人为能事。然名不正则言不顺，此乃全体大用，万万不可含混，如学者粗心读过，则眼熟手熟，或且于无意之中，强作东施效颦，恐通人见之，必作三日恶矣。濒湖：止吐血诸血，肺热气喘，水肿黄疸，胃热哕逆，解酒毒。石顽：除伏热，主吐衄，便溺诸血，胃反上气，五淋气痛及痘疮实热，干紫不起。

【发明】白茅根寒凉而味甚甘，能清血分之热而不伤于燥，又不黏腻，故凉血而不虑其积瘀，以主吐衄呕血。泄降火逆，其效甚捷，故又主胃火哕逆呕吐，肺热气逆喘满。且甘寒而多脂液，虽降逆而异于苦燥，则又止渴生津而清涤肺胃肠间之伏热，能疗消谷燥渴。根长数尺，一茎直达，入土甚深，故又能直趋下焦，通淋闭而治溲血下血，并主妇女血热妄行，崩中淋带。又通利小水，泄热结之水肿，导瘀热之黄疸，皆甘寒通泄之实效。然其甘寒之力，清泄肺胃，尤有专长。凡齿痛龈肿，牙疳口舌诸疮，及肺热郁窒之咽痛腐烂诸证，用以佐使，功效最著而无流弊，乃随处可得，微贱品中纯良之物。李濒湖谓世人因其易得而忽之，乃从事于苦寒之剂，致伤中和之气，皆未知茅根之真相者也。

【禁忌】石顽谓：《本经》主劳伤虚羸，以甘寒能滋虚热，而无伤胃之虞。言补中益气，则胃热去而中气复，皆以邪热伤中，渐成虚羸而言，非治虚劳之本病也。寿颐按：虚劳之病，本无寒凉主治之理，此以中州热邪言之，以其灼铄津液，即为虚羸之源，乃治之于劳热发轫之初，非治之于虚劳既成之后，此中分寸次序，自宜明辨。否则中气大虚，再投寒剂，未有不剿绝微阳，速其陨灭者矣。又按茅根治哕逆呕吐，专为胃火主剂，若胃气虚寒，亦作呃逆，则丁香、柿蒂之主治，证同而情异，有识之士，亦万万不致误用。俗医治呃，皆以丁香、柿蒂一法，熟在人口，误人最多，几不知有胃热之呃，惟濒湖能言之，知此公自有经验，而世俗竟不能用，是亦读书不多之陋。近吾吴陆九芝封公《世补斋》文，已备论之，不侫辑入《国医针育》，详书其后，读者可互参之。

茅针

《本经》主下水。甄权：治消渴。藏器：通小肠，治鼻衄及暴下，血疮血节，有脓未溃，酒煮服。一针一孔，二针二孔。

茅花

日华：止吐血衄血。

87

柴胡

《本经》：柴胡味苦平。主心腹，去肠胃中结气，饮食积聚，寒热邪气。《别录》：微寒。除伤寒心下烦热，诸痰热结实，胸中邪逆，五藏间游气，大肠停积水胀，及湿痹拘挛。

【正义】柴胡，古本作"茈胡"，今则通用"柴"字。虽味苦而气寒，然性质轻清，以升腾为用。故凡寒热之气，积滞不宣，及痰食水停之不得疏通者，得其升举宣发，则清阳敷布而积者化，滞者行矣。此《本经》所以主心腹肠胃结气，并治饮食积聚，寒热邪气，而《别录》所以除伤寒心下烦热，并及痰热结实，胸中邪逆，五藏间游气，而又能治大肠停积水胀也。皆就气机窒滞，而痰食水气因以阻结者言之，故以柴胡之轻清者，鼓动其气机，则寒热饮食痰结水停，俱可治疗，此与破积导滞之义，截然两途，非柴胡之能攻破积聚，消痰逐水也。其主湿痹拘挛者，则阳气宣布，而络脉通调，斯痹著者行，而拘挛者伸矣。《本经》更有推陈致新及久服轻身、明目、益精之句，亦谓其振动清阳之气，则气血调和，陈莝去而自能生新，且清气上升，亦与明目益精之义，本不相背，然皆推广言之，而极意以形容其功效，非用药治病之本旨，且升清之药，过服则为害亦烈，故删之。

【广义】洁古：散肌热、潮热、寒热往来、胆瘅，皆以为散热之用，然只可少少佐使，通达腠理，暂为响导，必非主任之才。东垣谓：能引清气上行于阳分，又能引胃气升腾，则芳香宣举之功也。又谓：治疟以柴胡为君，则因其升发而能散寒热耳。又谓：疮疽用柴胡以散血结气聚，亦取其轻清散结之意。濒湖谓：主治阳气下陷，即东垣升清之义也。石顽谓：脾胃有热，阳气下陷，柴胡能引清气，亦退热，故东垣补中益气汤用之，以引肝胆清阳之气上行，兼以升达参芪之力。寿颐则谓：柴胡能升清气，是举脾胃之气，而肝胆之气，必不可升。教猱登木，为害最厉。石顽此说，大不可训。

【发明】柴胡味苦，而专主寒热。《名医别录》称其微寒。然春初即生，香气馥郁，而体质轻清，气味俱薄，则禀受升发之性，与其他之苦寒泄降者，性情功用，大是不同。《本经》《别录》主治，多属肠胃中食饮痰水停滞积聚之证，则诸般积聚，皆由于中气无权，不能宣布使然。柴胡禀春生之气，能振举其清阳，则大气斡旋，而积滞自化。徐洄溪谓其能于顽土中疏理滞气，盖合于东方生发之木德，故能使土气宣化，而扶助肝木，遂其畅茂条达之性，正是木能疏土之本旨。昔人每以柴胡为少阳药者，亦以其既具春生性质，而又疏土达木，最合少阳生发之气也。其治外邪寒热之病，则必寒热往来，邪气已渐入于里，不在肌表，非仅散表诸药所能透达，则以柴胡之气味轻清，芳香疏泄者，引而举之以祛出邪气，仍自表份而散，故柴胡亦为解表之药，而与麻、桂、荆、防诸物专主肌表者有别。此则所谓柴胡为少阳专药，而少阳之证，属于半表半里者是也。仲景小柴胡一方，主治不一，而必以寒热往来，胸胁苦满，心烦喜呕，或胁下痞硬而痛，或干呕，或往来寒热，休息有时，如疟等证为柴胡证。盖诸证皆属少阳，亦皆肝胆之气郁而不宣之证，则邪已不复在表，而亦未尝及里，既非表证，又非里证，无以名之，乃名之为半表半里。盖言病势如此，乃寒气郁结于半表半里之间，非一半在表，又一半在里之谓。正此而柴胡疏达肝胆之郁，又能芳香透泄，可以驱邪达表而散，是为正当主治。然昧者又因其可以达表，而遽认为发表之品，一见发热，动辄乱投，是又大谬不然矣。且柴胡之呕逆及胸胁痞痛诸证，固皆肝胆木邪横逆为患，乃以柴胡之升腾疏泄者治之，既非镇摄之品，何以能制刚木之横，则以病由外来之寒邪所乘，肝胆之阳遏抑不得宣布，失其条达之本性；因而攻扰恣肆。柴胡能疏泄外邪，则寒郁解而肝胆之气亦舒，木既畅茂，斯诸证自已。乃或又因此而谓柴胡能平肝胆之横，凡遇木火上凌，如头痛耳胀，眩晕呕逆，胁肋痛等证，不辨是郁非郁，概投柴胡，愈以助其鸱张，是乃为虎傅翼，则又毫里之差，千里之谬矣。且柴胡之治寒热往来，本主外感之病也。故伤寒、温热、湿温诸病，始则大寒大热，已而寒热间断，发作有时，胸胁不舒，舌苔浊腻者，斯为邪在半表半里。柴胡泄满透表，固是专司。若乍病之时，忽寒忽热，一日数作，则邪在气分，尚是表病，柴胡亦非其治。若至病久气虚，亦复寒热往来，而脉见虚软，舌色光滑，是谓虚热，又非邪盛之寒可比，则柴胡升举，亦非所宜。惟必审知其为脾阳不振，中气下陷，则东垣补中益气之方，乃堪采用。然升、柴升清，特其少少之辅佐品耳。至如疟病之寒热往来，既有不移时刻，又似仲景小柴胡成法，正为此证一定不易之主方。然在寒热方盛之初，或多寒，或多热，亦当分别见证，各为治疗，并非用得一味柴胡，便可自谓通治疟病之秘钥。惟必至寒热发作，虽有定时，而日至日晏，则邪入渐深，乃为正气不足，清阳下陷之候，所谓阳病渐入于阴，非柴胡升举其清气，不能提出阴分，还归于表而病解，则柴胡乃是必不可少之药。又疟缠既久，邪势已衰而正气亦惫，是又所谓脾阳不振之候，亦必以柴胡升举中气，使其清阳敷布，而后寒热可止，则须与补脾之药并用，东垣之补中益气汤方，最为合拍，是乃虚疟之宜用柴胡者。此外则虽是往来之寒热，而柴胡亦非必用之药矣。乃历观古今议论，信之者必谓柴胡为疗疟之主药，而畏之者且谓疟病必不当用柴胡，是皆一偏之见，徒以逞其辞锋，肆其攻击而已，吾未见其有当也。若专论脾气不振，清阳下陷一证，是为脾虚之候，其原因于饥饱劳役，伤其脾

胃之阳，因而气息奄奄，精神疲惫，或能食而无气以
动，或不能食而倦软异常，而又绝无别种见证，但面色
萎黄，形神委顿，脉来濡弱而已。此惟藜藿之体，操劳
耐苦，乃服田力穑，任劳任饿，或受风雨寒冷，伤其脾
气者，乃有是证，则宜补养脾土，而少少升举其下陷之
清阳，投之辄效，东垣之升阳益气等方，皆为此病而
设。盖东垣当时值金之末世，大兵大疫，其人民流离颠
沛，皆受饥饱劳役，寒风凄雨之伤，最多此种病证，所
以一生事业，习用升麻、柴胡，几如朝饔夕飧之不可一
日而缺，而脾胃之论，尤其生平绝大著作，专为此证而
设，是又应用柴胡之一端，而膏粱之体及大邑通都之
中，此证有百不得一，则虽有此升清举陷之妙法，又将
苦于无所用之。乃或者又谓东垣佳方，无施不可，开口
益气，动手升、柴，如薛立斋、赵养葵辈，吾究不知其
从何处觅得此许多对药发病之人也。若夫富贵之家，晏
安之辈，恒多虚证，则又嗜欲之害，下元之伤，同是虚
也，而病证绝异，方且阴薄于下，阳浮于上，滋填潜镇
之不遑，又安得漫与升清，致令木已摇而速之立蹶。乃
或者又谓柴胡能通治虚劳发热，不又荒谬之尤者乎？约
而言之，柴胡主治，止有二层：一为邪实，则外寒之在
半表半里者，引而出之，使还于表，而寒邪自散；一为
正虚，则清气之陷于阴分者，举而升之，使返其宅，而
中气自振。此外则有肝络不疏一证，在上为胁肋撑撑，

在下为脐腹䐜胀，实皆阳气不宣，木失条达所致，于应
用药中，加入少许柴胡，以为佐使而作向导，奏效甚
捷。此则柴胡之真实功用，以外别无奥义。凡古今各家
之论，苟有不合此三层作用者，皆其立说之不无可议
者也。

【正讹】柴胡禀春升之性而以气胜，故能宣通阳气，
祛散寒邪，是去病之药，非补虚之药。在脾虚之病用之
者，乃少许引导作用，藉其升发之气，振动清阳，提其
下陷，以助脾土之转输，所以必与补脾之参、耆、术并
用，非即以柴胡补脾也。甄权《药性论》谓：治热劳骨
节烦疼，虚乏羸瘦，盖亦指脾气不振，清阳陷入阴分者
言之。故下文更有"宣畅气血"四字，明谓此是气血不
畅，用柴胡以振举其清气，则气气血自能宣畅，且可透
泄其热，斯为热劳羸瘦之正治，初非谓劳瘵既成之后，
血液耗竭，灼热将枯，而亦以柴胡升散之也。乃后人不
知辨别，竟误以为劳瘵通治之良方。《日华本草》竟有
"补五劳七伤"之句，以升阳散寒之药，而妄称为补，
大错铸成，实源于此。洁古因之，亦直以除虚劳三字为
言，盖至此而柴胡遂为虚劳之专主矣。亦知劳有五藏之
分，虚亦有中下之异，而无不发内热者，心脾之劳，阳
气郁结而为灼热，以柴胡升举而泄散其热，宜也。若肝
肾之劳，阴精耗烁而为蒸热，亦以柴胡拔本而发扬其
热，可乎？中虚之热，为阳入于阴，以柴胡提出阴分，

是使之返归本位，如人坠深渊，挈之登岸是也。若下虚之热，为阴出之阳，亦以柴胡举之上升，是使之脱离根抵，如百谷丽土，拔之石上，可乎？况东南之人，体质多薄，阴液本虚，而在膏粱之家，又復多逸少劳，嗜欲不节，肝肾阴虚，十恒八九，而脾胃阳虚，十不一二，则治虚热而不辨阴阳，浪用柴胡者，真杀人惟恐其不速矣。寇宗奭已谓柴胡治劳，误世甚多，若无实热，不死何待。张景岳亦谓柴胡善泄善散，大能走汗，大能泄气，凡病阴虚水亏而孤阳劳热者，不可再损营气，固未有散而不泄气者，亦未有汗而不伤血者。阴既虚矣，又何可再损其阴云云。皆是剀切详明之论。若王海藏之所谓产后血热必用柴胡；李濒湖之以治小儿五疳羸热，则皆含浑言之，其流弊固不浅也。仲景少阳病，以胸胁满痛，心烦喜呕，胁下痞满等为柴胡证，本为外感之寒遏抑正气，肝胆刚木不得条达，故以柴胡疏散其寒，使肝胆之气条畅而诸证自安，前已明言之矣。乃浅者尤因此而误认柴胡统治肝病，遂于肝火凌厉之头痛眩晕，耳鸣耳胀，目痛耳聋，胁痛膜胀等证，亦復以柴胡为必需之品，不知其非外寒遏抑，是为木火自旺，法宜潜阳泄降为亟，而亦妄与宣散，适以张其烈焰，不至痛彻顶巅，胀塞胸膈不止，是又藉寇兵而赍盗粮，治病反以增病，皆粗心读书，知其一不知其二之弊，千里毫厘，误人最捷。然洁古亦止谓柴胡治心下痞，胸胁满。濒湖《纲

目》且谓：平肝胆、三焦、包络相火，及头痛眩晕，目
昏赤痛障翳，耳聋耳鸣。景岳亦谓治肝胆火炎，胸胁结
痛，少阳头痛，又皆囫囵吞枣，最易有抱薪救火之祸。
俗医之不知辨别，实即诸先辈有以教之也。惟遇诸般肝
胆实火之证，能于潜摄抑降队中，少加柴胡二三分，以
疏肝气，藉作向导，或亦有效（近人用醋炒柴胡，即为
此等证治而设），固不可漫不加察，而误认肝家主将，
无施不可也。仲景本论热入血室证凡三条，而以小柴胡
汤主治者，独系于经水适断之一条，此之适断，盖谓月
事已净而自然停止，非以热盛灼烁成瘀而半途中止，是
其血室空虚而邪热因以陷入，故宜以柴胡提其下陷之热
邪，而大枣、参、甘补虚诸品，恰合分寸。（本论此节
其血必结四字，必是经水适来两条中之错简，不然岂有
其血已结而不为攻破，反投以参、枣补住其瘀之理？古
今注家望文生义，皆不可解。）观其经水适来两条：一
则曰胸胁下满，如结胸状，谵语者，此为热入血室，当
刺期门，随其实而泻之；一则曰昼日明了，暮则谵语，
如见鬼状，此为热入血室，无犯胃气及上二焦，必自
愈。岂非以发热之时，适值月事，与夫既热之后，月事
本未及期，而热逼经行者，皆为血室热盛之候？热邪
深入其血为瘀，故宜刺肝之募穴期门，以泻肝经实热，
并宜破血攻瘀，直疏下焦，因以无犯胃气及上二焦为
戒。寻绎此经水适来两条，皆为实证，则经水适断，明

是虚证，两两对勘，极为晓畅。而适断者之主以柴胡、参、枣等药，其旨尤显。然则适来两条之万万不能视同一例，而主以小柴胡汤者，亦可于言外得之。今人治热入血室之昼日明了，暮则谵语，如见鬼状者，恒用桃仁承气等逐瘀之品，其效最捷，皆是热逼经行，经水适来之证治，而如仲圣所谓适断之热入血室，宜于小柴胡之证，殊不多有。即有热盛而经水适断者，亦是热邪蒸灼，瘀而不行之适断，亦宜逐瘀，必不可徒读父书，谬引小柴胡汤一法，助纣为虐。陆九芝《世补斋前集》阳明病释第二卷，于经水适来，暮则谵语如见鬼状一条，释之曰此言谵语之来路有不同，热入血室，亦能谵语，而病则不在胃，即非承气之证，故曰无犯胃气。仲景于热在血室，必曰无犯胃气，则仲景于热在胃气，必曰无犯血室可知。可证九芝意中，于经水适来两条，亦知为血瘀之实证，宜逐瘀而不宜于小柴胡汤。奈何王海藏竟谓经水适来适断，易老俱用小柴胡汤，加以四物汤及秦艽、丹皮等为调经之剂。（易老此法，非惟不辨虚实，且合用四物，尤其庸陋，更不可训。）李氏《纲目》亦谓柴胡治热入血室。石顽《逢原》亦谓必用柴胡。而徐灵胎之《伤寒类方》竟于如见鬼状一条，补出治以小柴胡汤之说，尤为可骇。夫以徐氏之高明，而尤有此不辨虚实之谬，宜乎今人读书，大非易事。寿颐谓果以柴胡治经事适来之实热证，势必瘀热更炽，阳气上浮，不仅助其昏愦，可使发狂而逾垣上屋，亦可使其逆经倒行，变为吐衄。嘉善沈尧封氏《女科辑要》所载热入血室治案数条，皆以误服柴胡加剧。寿颐曾为沈氏作笺正二卷，论之甚详，可互证也。

银柴胡

【发明】柴胡古以银州产者为胜，宋之苏颂已有是说，陈承亦谓银夏者最良。然虽有其说，而尚未分用，故濒湖《纲目》，仍未显为区别。仲淳《经疏》，则已称俗有二种：色白黄而大者为银柴胡，以治劳热骨蒸；色微黑而细软者为北柴胡，以解表发散。然缪氏又谓其优于升散，而非治虚热之药。至张石顽《逢原》，乃特出银柴胡一种，称其甘而微寒，清热而能凉血，谓《和剂局方》治上下诸血，龙脑鸡苏丸中用之。凡入虚劳方中，惟银州者为宜，而北柴胡则升动虚阳，发热喘嗽，愈无宁宇，不可混用。且又谓《本经》推陈致新，明目益精，皆指银夏产者而言，其推崇银柴胡可谓极至。今之二种分用者，盖即石顽提倡之力。而以今之功用言之，治虚热骨蒸，自有实效，断非北柴胡之升阳泄肝可比。然则古人谓柴胡为虚劳之药者，亦指银柴胡言之也。赵恕轩《纲目拾遗》谓：热在骨髓，非银柴胡莫疗，则以治虚劳肌热骨蒸热、劳疟，热从髓出，及小儿五疳羸热，盖退热而不苦泄，理阴而不升腾，固虚热之良药。苟劳怯而未至血液枯绝，以此清理虚火之燥灼，再合之育阴补脾，尚可徐图挽救，非北柴胡之发泄者所可同日语也。

前胡

《别录》：味苦，微寒。主疗痰满，胸胁中痞，心腹结气，风头痛，去痰实，下气，治伤寒寒热。

【正义】前胡之味，《别录》谓之苦，甄权则曰甘辛，乃降气消痰散结，而亦能解表散热疏风。甄权称其辛平，盖即因此。主疗痰满，胸胁痞，心腹结气，去痰实，下气，皆降气消痰散结也。治风头痛，则疏风之效。治寒热，则解表而亦清热矣。

【广义】甄权：去痰实，治时气内外俱热。日华：治一切气，破癥结，开胃下食，主反胃呕逆，气喘咳嗽。濒湖：清肺热，化痰热，散风邪。景岳：治火痰，开气逆结滞。仲淳谓：能散有余之邪热实痰。

【发明】前胡微苦而降，以下气消痰为长，故能散结而泄痞满。又寒能胜热，辛能散邪，故又治伤寒时行之寒热。主风邪头痛，亦感冒表证之药也。陶弘景谓：似柴胡而柔软，治疗殆同，《本经》无此。而近来用之，则古时似与柴胡无别。石顽谓：柴胡、前胡同为风药，但柴则主升，前则主降耳。濒湖谓下气，治热喘嗽呕逆，以气降而火降痰亦降也。

【禁忌】仲淳谓：前胡治实邪热痰，凡真气虚之逆满，及阴虚之寒热不用。石顽亦谓：治气实之风痰，而阴虚火动之痰禁用。

防风

《本经》：味甘温。主大风，头眩痛，恶风，风邪目盲无所见，风行周身，骨节疼痹。（痹，《太平御览》引作痛。）《别录》：辛，烦满胁痛，胁风，头面去来，四肢挛急，字乳金疮内痓。叶，主中气热汗出。

【正义】防风通治一切风邪，故《本经》以主大风三字为提纲。头痛恶风及风邪而目盲无所见，其外感风邪之盛可知。风行周身而骨节为之疼痹，亦风邪之深且重者，而防风皆治之，诚风药中之首屈一指者矣。《别录》主烦满胁痛，亦风淫于外而遏抑其清阳之气不得宣布也。胁风二字太不经见，而下文接以头面去来一句，则所谓风者，盖即指头面去来之风邪，胁字疑误。濒湖《纲目》引此无胁字，亦疑而删之也。四肢挛急，即《本经》风行周身，骨节疼痹之证。字乳者，产育乳子之时，金疮则破伤也。内痓二字，直接字乳金疮作一句读，即新产之中风及破伤风二证，皆有发痓一候，是血虚而内风煽动，非外来之风邪，故曰内痓，而防风亦能通治，颇似合外风、内风而一以贯之。然古人于中风一证，无不从外来风邪治疗，是以产后发痓，角弓反张，《千金》《外台》均用豆淋酒后方，纯以发表祛风为主。究竟产后痓厥、金疮破伤二者，虽自有猝为寒风所来，宜于解表之一证，要知二者皆在血脱之后，阴不涵阳，肝风内煽，发为痉瘈，尤其多数。此则宜于潜阳息风，镇定为亟，万不可再用风药，助其暴戾，古人板法，直同鸩毒。《别录》内痉二字，必非防风之辛温发散者所可妄试。凡读古书，不可不窥破此中疑窦者也。

【广义】日华：治三十六般风。洁古：治上焦风邪，泻肺实，散头目中滞气，经络中留湿。东垣：治脊头痛项强，不可回顾。又治疮疡在胸膈以上，能散结去风。

【发明】防风为风病之主药。《本经》所主皆风门重证，故首以主大风一句，表扬其功用，则驱除外风，兼能通痹起废，其效最弘。《本经》列于上品，正以其足当大任而推重之，非无故也。后人但以为感冒风寒，轻疏发散之用，未免视之太浅。而东垣且谓之为卒伍卑贱之职，抑何薄之至于此极？

【禁忌】防风为泄风上剂，然以走窜宣散成功，必其人气血充足，体重坚实，猝为外邪所乘，乃能任此辛温宣泄而无流弊。凡古人治风诸方，皆不能轻用于今时东南之人者，以质脆阴薄，不能胜此燥烈之性也。防风虽不至如乌、附、姜、辛之刚烈，然温燥之气臭而可知。确是温辛一类，故治吾乡柔脆之人，常须识得此中消息，方不至徒读父书，误人生命。所以温热之风邪外受，凡柴、葛、羌、防，皆当审慎。而肝阳之动风，血虚之风痉，又必柔润息风，方为正治，散风诸剂，非徒无益而又害之。缪仲淳已谓：南方中风血虚痉急，阴虚盗汗，阳虚自汗，皆忌防风。石顽亦谓：妇人产后血虚发风，婴儿泻后脾虚发搐，皆为切禁，洵是见到之语。

独活

《本经》：味苦平。主风寒所击，金疮止痛，贲豚痫痓，女子疝瘕。《别录》：微温。疗诸贼风，百节痛风，无久新者。

【正义】独活为祛风通络之主药。《本经》主风寒所击，祛风之正治也。主金疮止痛，盖指风邪外袭之破伤风，则能祛风而止其痛，非能止血脱发热之疮痛也。贲豚本属肾水之邪上涌，温辛下达，故亦治之。痫痓亦因风动而发，然寒风固宜于独活，而痰火生风，非其治矣。《别录》疗贼风及百节痛风，无问久新，则芳香走窜，固无微不至，亦防风之流亚也。

【广义】甄权：治诸中风湿冷，奔喘逆气，皮肤苦痒，手足挛痛不遂，口面㖞斜，遍身瘰痹，血癞。日华：治一切风气，筋骨挛拳，关节疼痛。东垣：治风寒湿痹，酸痛不仁，颈项难伸。海藏：去肾间风邪，治项强，腰脊痛。洁古：治两足湿痹，不能动，散痈疽败血。

【发明】独活气味雄烈，芳香四溢，故能宣通百脉，调和经络，通筋骨而利机关，凡风寒湿邪之痹于肌肉，著于关节者，非利用此气雄味烈之品，不能直达于经脉骨节之间，故为风痹痿软诸大证必不可少之药。惟古时

羌活、独活未尝分别，故古书以独活通治内外上下诸
证，凡头面肢体，无一不在独活范围之内。自宋以来，
则羌活别为一条，而芳香之气，尤为浓郁，则彻上旁
行，合让羌活占其优胜。而独活之味较厚，则以专治腰
膝足胫等证。虽古人尚未明言，而海藏已谓羌活气雄，
独活气细。石顽亦称其升中有降，皆隐然有上下之别。
寿颐业师朱氏家法，恒以独活治下，凡自腰及小腹以下
通用独活，不仅风寒湿气痿痹酸痛可以立已，即疡证之
发于阴分者，未溃易消，已溃易敛，功绩显然，确乎可
信，此古人未尝明言之奥旨也。互详下文羌活条。

【正讹】羌独活皆辛温之质，主治风邪，以外来之
寒风言之，故所治皆寒湿之证。古恒以羌活治伤寒表
病，并及四时不正之表邪，固皆指寒邪而言也。若大江
以南，地气温暖，寒风恒少，昔人久称南方无真伤寒
病，而四时外感又皆风热，虽有表邪，亦非羌活等之辛
散温升所宜，此荆防败毒散、九味羌活汤、柴葛解肌
汤等方，古书皆称四时感冒之神剂，而江浙所不任用
者，亦病情病证之使然也。且辛温之不宜于东南，又非
仅时病已也。即如羌、独本属风寒湿邪痹著痿躄之良
药，而在此邦之人，阴血素薄，即有是证，亦半由于血
虚而来，果属风寒，亦系血虚生风，气虚生寒，与西北
之风痹，悉因于贼风大寒者，证情亦复大异，而一味辛
温刚燥之药，又须随时留意，不容信笔涂鸦，无所顾忌

矣。而东垣竟谓独活治诸风掉眩。洁古亦谓与细辛同用，治少阴头痛眩运。海藏又谓搜肝风、泻肝气，则所述诸病，皆属阴不涵阳，肝肾不摄之证。明是内虚生风，非外来贼邪可比，潜藏镇定之为宜，何乃以温升之药，助其狂肆，抱薪救火之祸，捷于影响，最宜慎用。然如著痹痿躄诸候，又多气血虚寒，不得流利，苟非羌、独辛散，亦难速效，则病本虽属血虚，又宜于养血滋液之中，参入宣络温运，徐图奏绩。而石顽《逢原》又谓：气血虚者之痹痿肢节痛，禁用羌、独，又未免一偏之见，非通论矣。盖羌、独治风，本治外邪侵入之寒风，非能治血虚内发之热风。所以肝阳眩晕，必非辛温升泄所能妄治，若犯斯禁，则烈焰愈腾，燎原可畏。然气血虚寒而痿躄不仁，非吹以和煦之气，亦不能振作有为，春回黍谷，所以滋调血液之剂，亦必以宣通温养之药相辅而行。但佐使之功，止可少少参加，用作引导，不得喧宾夺主耳，石顽乃欲一例禁绝之何耶？寿颐按：洁古所谓独活与细辛同用，治少阴头痛眩晕一证，盖指肾藏真寒，水邪上溢，汩没阳气之真头痛言之。其证大寒大痛，手足厥冷，指爪青黑，朝发夕死，无药可救。惟用参附大剂，合羌独活、细辛等温养真阳，庶几希冀什一，立说未尝不是，固非指肝肾虚阳上凌之头痛眩运也。但措辞太嫌笼统，不为辨别，则一是真寒，一是浮火，病情大异，治法殆若天渊，学者误认，贻祸不小，爰为申而明之。

羌活

【发明】羌独二活，古皆不分。《本经》且谓独活一名羌活，所以《本经》《别录》止有独活而无羌活，李氏《纲目》尚沿其旧。然二者形色既异，气味亦有浓淡之殊，虽皆以气胜，以疏导血气为用，通利机关，宣行脉络，其功若一。而羌活之气尤胜，则能直上顶颠，横行肢臂，以尽其搜风通痹之职，而独活止能通行胸腹腰膝耳。考甄权《药性本草》已分羌独各为一条，而所言治疗，尚无甚区别。惟张洁古谓羌活与川芎同用，治太阳、少阴头痛，透利关节，治督脉为病，脊强而厥。王海藏亦谓羌活气雄，治足太阴风湿相搏，头痛，肢节痛，一身尽痛者，非此不能除。二家之言，深识羌活雄烈之真相。寿颐师门恒以羌活专主上部之风寒湿邪，显与独活之专主身半以下者截然分用，其功尤捷。而外疡之一切风湿寒邪，著于肌肉筋骨者，亦分别身半以上，身半以下，而以羌、独各为主治。若在腰脊背膂之部，或肢节牵掣，手足上下交痛，则竟合而用之，宣通络脉，更为神应。固不仅内科著痹，应手辄效，而外科之风寒湿邪，亦莫不投剂立验。考景岳、石顽等诸家本草，皆以羌独各立条目，犹未分晰羌活主上，独活主下之治，但自洁古以来，亦已隐隐微露其端倪，兹特揭而出之，为学者明示以准则，而发明从古未伸之义蕴。盖二活之宣通关节，既有同功，而唐宋以后，必为区而别之者，其微义正在于此，庶乎各有专主，而是物之长技亦显矣。寿颐又按羌活本含辛温之质，其治疗宜于风寒风湿，而独不宜于湿热。以湿邪化热，即为温病，似无再用辛温之理，然此惟内科证治为然。若外疡之属于湿热者，苟肿势延蔓，引及骨节筋肉，伸缩不利，非以羌活之善走宣通为治，则效力必缓，故虽热病，亦不避用，但仅以为向导而任佐使之职，则分量甚轻，其主任之君药，固犹是理湿清热之正剂，此亦发表不远热之大旨，非抱薪救火者也，所得以为藉口也。

秦艽

《本经》：秦艽味苦平。主寒热邪气，寒湿风痹，肢节痛，下水，利小便。《别录》：辛微温。疗风，无问久新，通身挛急。

【正义】秦艽能通关节，流行脉络，亦治风寒湿痹之要药。《本经》主寒热邪气，盖即指寒热之邪，客于肌肉筋络骨节间者，秦艽善行百脉，故以为主。《本经》之所谓肢节痛，《别录》之所谓通身挛急，皆风寒湿三气之邪，留于肌腠，著于骨节者。又能下水，利小便，亦通达百脉，故能驱湿下行耳。

【广义】甄权：利大小便，疗酒黄，解酒毒，去头风。洁古：除阳明风湿及手足不遂，口噤，牙痛，口疮，疗肠风泻血。海藏：泄热。濒湖：治胃气。景岳谓：为手足阳明清火之药，解温疫热毒，除烦渴及妇人胎热，小儿疳热瘦弱。石顽：治妇人带疾。

【发明】秦艽之艽，本以草下丩，取纠结之意。《玉篇》本作"艽"，孙氏问经堂所刻《本草经》从之。今皆作艽或作艽者，皆其变体，非从草下九及几也。其根入土甚深，互相纠结，故以为名。而能通行经络，流利骨节，名义功用，皆从此出。其气味则《本经》谓之苦平，而《别录》加以辛及微温，以其主治风寒湿痹，必有温通性质也。然其味本苦，其功用亦治风热，而能通二便，已非温药本色。后人且以治胃热，黄疸，烦渴等证，其非温性，更是彰明较著。考《本经》《别录》主治，功在舒筋通络，流利骨节，惟治痹痛挛结之证，盖与防风、羌、独同类之品。甄权治头风，即祛风也。惟又称其利大小便，亦与《本经》下水利小便之旨相合。盖秦艽之根曲折通达，既能外行于关节，亦能内达于下焦，故宣通诸府，引导湿热，直走二阴而出，昔人每谓秦艽为风家润药，其意指此，因之而并及肠风下血。张石顽且谓其治带，皆以湿热有余，宣泄积滞言之，非统治诸虚不摄之下血、带下也。又就其导湿去热而引伸之，则治胃热，泄内热，而黄疸酒毒，牙痛口疮，温疫热毒，及妇人怀胎蕴热，小儿疳热烦渴等证，皆胃家湿热，而秦艽又能通治之矣。约而言之，外通经隧，内导二便，是其真宰。而通络之功，又在理湿之上。要之皆从湿阻热结一面著想，而气虚血弱之证，皆非其治，仍与川断、络石等味，异曲同工耳。

【正讹】秦艽之根，以互相纠结得名，故陶弘景谓相交而长大者佳，无所谓左右也。乃刘宋时之雷敩，妄为区别，竟谓左文为秦，右文为艽，杜撰可笑。秦是地名，艽是物理，而可分以为二，不通孰甚。乃后人偏能为应声之虫，皆以左者为佳。不知草之根荄，随便纠结，孰为左而孰为右，将从何处分辨定断。亦犹牡蛎本无头足定形，而可谓左顾者佳，均是无中生有，指鹿为马。考雷氏之《炮炙论》，词句鄙俚，本无足取。因其书竟称为《雷公炮炙论》，而无识者流，甚至误认为黄帝时之雷公，转相援引。李濒湖亦悉收入《本草纲目》，徒乱人意，是亦吾国药物学之怪现象也。秦艽治热，本因其能通利二便，遂以胃热湿热诸证，一概归其主治。然皆治实热，非虚热也。自《日华本草》插入主传尸骨蒸一语，而俗医又以为劳瘵身热之要药，于是阴虚烦热，率以秦艽、柴胡错综相间，自谓已握治劳之秘钥，不知苦能伤胃，寒能伤脾，宁不轻者至重，重者致死，而病者医者，皆不觉悟，则日华其作俑者也。李东璧谓：黄疸烦渴之用秦艽，取其去阳明之湿热也。阳明有湿，则身体痠疼而烦热，阳明有热，则日晡潮热而骨蒸，其说甚是清澈。盖其能治潮热骨蒸，亦皆胃有实热之证，而谬者遂以移之于虚热，其相去不太远耶？若小儿疳热，亦惟实证为宜，挟虚者审之。石顽亦谓：肢体疼痛，或浮肿，挟有客邪者，用以祛风利湿，方为合剂。若久痛虚羸，血气不能养而痛，及下体虚寒，酸疼枯瘦而小便清利者，咸非所宜。

狗脊

《本经》：味苦平。主腰背强，关机缓急，周痹寒湿㗎痛，颇利老人。（㗎，今作膝）《别录》：甘微温。疗失溺不节，男子脚弱腰痛，风邪淋露，少气目暗，坚脊，利俯仰，女子伤中，关节重。（关机似当作机关，以旧本皆如此，仍之）

【正义】狗脊温养肝肾，能驱除风寒湿三气，为健腰膝，利关节，通经脉之药。腰背强，膝痛脚弱，腰痛及失溺不节，淋露，皆肝肾不摄之病也。机关缓急，周痹寒湿，关节重，则风寒湿三气之病也。老人肝肾已衰，机关窒滞，温养而流利之，则为养老之要药矣。《别录》主风邪者，亦指痹着之风邪言之。目暗，亦肝肾阴虚之证也。坚脊，利俯仰，主女子伤中，皆伸言其效力耳。

【广义】甄权：主毒风软脚，肾气虚弱，续筋骨。濒湖：强肝肾，治风虚。赵恕轩《纲目拾遗》：金毛狗脊治顽痹，皆《本经》《别录》之绪余也。

【发明】狗脊本有二种，一种似狗之脊骨，古之所用也；一种有金毛而极似狗形，今谓之为金毛狗脊，濒

湖《纲目》已备载之。赵氏《拾遗》据《职方典》谓：出
粤西之南宁府，即蕨根也。按：此物虽藏之多年，拔尽
其毛，尚能自生，不多时而茸茸如故，可见其生机洋
溢，虽枯槁而余气盎然。今之所用，皆即此种，故能
温养肝肾，通调百脉，强腰膝，坚脊骨，利关节而驱
痹著，起痿废；又能固摄冲带，坚强督任，疗治女子经
带淋露，功效甚宏，诚虚弱衰老恒用之品。且温中而不
燥，走而不泄，尤为有利无弊，颇有温和中正气象，而
人多忽之，不以为重，殊可惜也。

【正讹】缪氏《经疏》谓：肾虚有热，小便不利或短
涩赤黄，口苦舌干者，忌用。盖以其性温而示之禁例
也。然狗脊性温，乃温和温养之意，非温热温燥之例。
如果肝肾之虚，阴不涵阳，以此固摄下元，引经向导，
亦无不可。

千年健

【发明】千年健仅于赵氏《本草纲目拾遗》见之，引
朱氏《柑园小识》谓产于交趾及广西，气极香烈，可入
药酒，治风气痛，壮筋骨。今恒用之于宣通经络，祛风
逐痹，颇有应验。盖气味皆厚，亦辛温走窜之作用也。

象贝母

《本经》：贝母味辛平。主伤寒烦热，淋沥，邪气，
疝瘕，喉痹，乳难，金疮，风痉。《别录》：苦微寒。疗
腹中结实，心下满，洗洗恶风寒，目眩，项直，咳嗽上

气，止烦热，渴，出汗。

【考证】贝母今有两种：川产者形小而气甚淡，谓之川贝；浙产者形大味苦，谓之象贝，又称浙贝，亦曰大贝母，以其颗粒较大，然产地颇多，不独生于浙宁之象山，但寻常之土贝母，味尤苦劣，不如浙产为佳。今之医家，仅以贝母为清肺化痰之用，但知川产者为佳，则因其气味平和，遂谓为味甘补肺，实则市肆之川贝，淡泊无味，绝少功力。而风热痰壅，气逆胸满等证，非象山贝母不为功。考《诗》之言采其虻，《管子·地员》篇之其山之旁，有彼黄虻，皆即《尔雅》之茵，贝母，亦即今之贝母。可见齐、衡之间，本多此物，且其时蜀道未通，必非川产。且诸家本草，详载贝母出产之处，并未及于川蜀，颇不知今人崇尚川贝，何所缘起？考贝母命名之义，以其形似贝子也。贝子种类良多，其最小者，即今之所谓贝齿，大如人指，亦惟象贝之椭圆者，可以比拟。而川贝则大如豆粒，小如苡米，又颇不类。再以气味气言之，则《本经》称其辛，《别录》谓之苦。又惟象贝苦而有气，犹近于辛。若川贝则绝淡，强名之苦，已大不然，而辛于何有？更以《本经》《别录》所言主治证之，则伤寒烦热，腹中结实，心下满，咳嗽上气，皆惟象贝苦寒泄降，是其正治，断非川贝轻微淡远所能胜任。此则少知医理，粗有经验者，当皆能知之而共信之，亦不特智者而后能辨也。石顽《逢原》已谓

浙产治疝瘕喉痹，乳难，金疮，风痉，则昔人已有明见
及此者。实则古方所用之贝母，无一非近道之土产。博
考古书，隐隐可以识别，特未有人显为揭出耳。而川贝
入药，且不知昉于谁氏。无如庸俗之辈，耳食者多，方
且以道远价贵为奇珍，而象贝等之功在生民者，则以近
而易得，敝屣视之。犹幸习用久沿，功力卓著，尚堪与
前贤著述，互相印证，不致淹没失传。须知药以治病，
生命所寄，疑是疑非，所关甚巨，不得以耳为目，附和
盲从，竞以远来之物为可贵，而鄙夷目前所易有者，不
为剖晰其功能也。爰以古来主治之属于象贝者，悉系于
此，而别以川贝附录于后，虽似故为翻案，未免骇人听
闻，实则平情论之，理固如此，效力昭昭，不可诬也。
好学之士，试就古书之纪述，而合以主治之功能，细为
研究，或不以此言为刺谬乎？

【正义】象贝母苦寒泄降而能散结，《本经》主伤寒
烦热，淋沥邪气。《别录》止烦热，渴，出汗，皆泄降
除热也。疝瘕以热结而言，泄热散结，故能治之。喉
痹，热结于上者也。乳难之乳，即挈乳之乳，指产难
也。贝母滑降，且能散结，故催生而治产难。甄权《药
性论》谓：贝母作末酒服，治产难及胞衣不出。近人保
生无忧散一方，为催生保产灵药。内有贝母。程钟龄释
之谓贝母滑润，义皆本此。而注《本经》者，仅以为下
乳汁，恐非真旨。主金疮者，苦降清热之功也，不仅可

以内服，亦可外作掺药。后人以象贝通治阳证痈疡，消肿退热，殊有捷效，亦本于此。主风痓者，苦寒清热泄降定风之功也。《别录》疗腹中结实，心下满，皆指邪热窒塞之证，苦泄散结，故皆主之。洗洗恶风寒者，则风寒外袭于皮毛，内合于肺，象贝清泄肺气，而辛能疏散，其效可知。目眩为肝阳之上乘，项直为风邪之外感，苦降息风，辛泄疏散，治之宜也。咳嗽上气，又痰热之侵肺，苦泄清金，而又降逆之功用也。详绎《本经》《别录》所主各证，皆惟象贝母之苦泄辛散，足以当之，非必川贝之淡泊而无味者，所可混同施治者也。

【广义】日华：消痰止嗽。甄权：主胸满逆气，时疾黄疸，散项下瘰瘤。成无己谓：辛散苦泄，用以下气。苏颂：治恶疮。陈承谓：能散心胸郁结之气，故《诗》称言采其虻，本以不得志而云然。今用以治心中不快，气结闷郁者，殊有功效。诗人之言信矣！景岳谓：解肝家郁结，散心下逆气，肺痿肺痈，脓痰喘嗽。主热实结胸，乳痈，流痰，结核，瘰疬，降痰逆，消胀满，清肝火，明耳目，解热毒，吐血，衄血，血淋，便血，溺血。主一切痈疡肿毒，湿热恶疮，痔漏，金疮出血，火疡疼痛，为末可敷，煎汤可服，性味俱厚，较之川贝清降之功，不啻数倍。石顽谓：肺受火束，因而生痰，或为邪热所干，喘嗽烦闷，非此莫治。浙产者治疝瘕、喉痹、乳难、金疮、风痓，一切痈疡。仲景之当归贝母苦参丸，治妊娠小便难，合连翘治颈项结核，皆其开郁散结，化痰解毒之功也。赵恕轩《本草纲目拾遗》引叶暗齐云：象贝苦寒解毒，利痰，开宣肺气，治肺家风火痰嗽为宜。若虚人咳嗽，则宜川贝；又引《百草镜》云：土贝母各处皆产，形大如钱，安徽六安，江南宜兴，浙江象山，皆有之。味苦微寒，能散痈毒，化脓行滞，解广疮结毒，除风湿，利痰，敷恶疮，敛疮口；又引茅昆来笔记：味大苦，消痈疽，毒痰，杨梅结毒，非此不除。

【发明】象贝母味苦而性寒，然含有辛散之气，故能除热，能泄降，又能散结。《本经》治伤寒烦热，《别录》主洗洗恶风寒，今人乃以通治风热，湿热，时气，热邪，则寒能胜热，辛能散邪也。《本经》治淋沥疝瘕；《别录》疗腹中结实，心下满，咳嗽上气；仲景则治寒热结胸，而后人主郁气痰核等证，则辛散苦泄，开结散郁也。《本经》治乳难，后人以之催生下乳，又其泄降之余义。至于治疽治疡，清喉咽，主吐衄，疗痰嗽，通二便，种种功用，无非清热泄降四字，足以赅之。要之皆象贝之功用，而市肆通行之川贝，则淡泊异常，断不足以语此。乃或者犹复误认川贝价高十倍，恒欲以本草所述贝母之大功，悉以归之于川产。张石顽且有川产者味甘最佳之说，又何论乎庸庸之俗子。盖亦于临证之时潜心体察，而一较其功绩之优劣耶。

【正讹】贝母之于半夏，俗医恒以为通用之药，一见咳嗽有痰，往往互相更换，庞杂乱投，实则一燥一润，一以健脾，一以清肺，各有专长，岂容相混。汪石山已谓：俗以半夏有毒代以贝母，不知贝母主肺家之火，半夏主脾胃之湿，何可相代。若虚劳咳嗽，吐血咯血，肺痿肺痈，妇人乳痈，及痈疽诸郁之证，半夏嫌燥，以贝母为向导可也。若脾胃湿热生痰，因而气逆上凌，岂贝母所能代乎！张景岳亦谓：半夏、贝母俱治痰嗽，但半夏兼治脾肺，贝母独善清金；半夏用其辛，贝母用其苦；半夏用其温，贝母用其凉；半夏散寒，贝母清热。性味阴阳大有不同，俗以代用，其谬孰甚。缪仲淳亦谓寒痰湿痰，非贝母可治。李士材又谓肾虚水泛成痰，非其所司。而石顽亦谓其寒润，治肺家燥痰。半夏性燥，治脾胃湿痰。二者天渊，何可混用。诸说皆最明晰，辨之极细。惟虚劳咳嗽一证，如其邪热甚炽，消烁肺金，贝母清降，固犹可用。若其阴虚火动，象贝苦寒，已宜相度其火焰之盛衰，而与为消息进退，不得恣肆过剂，以戕生气。如至虚甚，则不独象贝苦降，非所宜投，即以川贝之淡，亦含寒润之性，伤中败脾，当知顾虑，弗谓川贝甘能补肺，一往无前，死而后已也。彼夫专以二母二冬之类，加减出入，以治劳损咳嗽者，则专以杀人为天职，前已论之，兹勿重赘。考贝母之名，自濒湖《纲目》以前，尚无川象之分。景岳之《本草正》，则已于贝母之外，别出土贝母一条。至石顽《逢原》，则曰川者味甘最佳，西者味薄次之，象山者味苦又次之。一种大而苦者，仅能解毒，象山贝母之名，始见于此。然据其所言，以一种大者特提，即景岳之所谓土贝母也，颇似石顽之所称川者西者象山者，皆不如土贝母之大。然今则市肆通行，象贝、土贝其形皆大，绝不与川贝相类矣。赵氏《拾遗》又引《百草镜》曰：出川者曰川贝，有一种出巴东者独大，出陕西者名曰西贝，又号大贝。且川中更有大者一种，捣粉作浆，不入药用，则皆土贝之类矣。然则川产之小者为一种，而各处及象山所产者为一种，不必于象贝之外，更别立一土贝母之名矣。兹故不复以象贝、土贝分晰云。象贝之用，世恒以为消痰止咳辅佐之品，司空见惯，往往视为无足轻重。不知降气化痰，且能除热解结，其力颇猛，抑且破坚，消核，治痈肿瘰疬，痰核，其效甚速，则其性之峻利，尤可想见。故用之得当，其功奇捷，而用之过剂，为害亦巨，且苦寒泄降，无不伤脾败胃，而人多忽之，亦不可不察者也。

川贝母

【发明】川产之贝母，今人恒视为贵重之品，每以为功用必在象山贝之上。然考古书竟无川产之说，则古人本不以川贝为珍品。且贝母之为用虽多，约言之，仅苦寒泄降而已。川产不苦而淡，已失贝母之作用，后人强以甘字加之，乃市肆所售之物，其甘又复何在？惟赵氏《拾遗》引用《药识微》，有龙安所产一种（龙安，四川旧府属），称其皮细白而带黄斑，其味甘，谓为川贝中之第一，不可多得，则虽有此甘味之一种，而非普通之品。但以今时临证所得之川贝功力言之，其效力固远在象贝之下，虽曰虚人痰咳，不宜象贝之苦寒，然用川贝，其功效亦不可见。而世俗珍之者，徒以价值渐昂，以耳为目，作坡公想当然之意见耳。石顽虽谓川产味甘最佳，而今则甘者既未得见，即佳处自不可知，岂从前有此味甘之佳品，而市肆所售之非其真耶？抑石顽亦不过人云亦云，非其真知灼见耶？果其所谓佳者，即是今日通行之品，则前人虽有补肺一说，亦不过徒付之想象而已。惟婴儿肺热痰嗽，不肯饮味苦气烈之药者，则以川贝研末，拌冰糖粉饲之，取其无气无味，不为婴儿所拒绝，此则无法之法，不药之药，亦尚觉其差有效力。然较之用象贝者，奏效之迟，亦自凿凿有据，此景岳所以有功力颇缓，用须加倍之说，则何如投以象贝而价廉物美，一举两得之为愈乎！

升麻

《本经》：味甘辛。主解百毒，杀百老物，殃鬼，辟温疾，障邪，毒蛊。（温，今作瘟；障，今作瘴）《别录》：苦平微寒。主中恶腹痛，时气毒疠，头痛寒热，风肿诸毒，喉痛口疮。

【考证】《大观》本及诸本皆作味甘平。主解百毒，杀百物殃鬼，辟瘟疫瘴气，邪气蛊毒，入口皆吐出。寿颐按：升麻升散，本有辛味，洁古已称其性温微辛，孙氏问经堂本，从《御览》所引作甘辛可据也。主解百毒已下。《御览》所引与今本仅字句小异，意亦无别。温疾，今本作瘟疫；障，今作瘴，皆古今字。详其文义，《御览》本较为高古，当是旧本，故孙氏本从之，今皆仍孙氏，而附记通行本于此。

【正义】升麻体质轻清，气味皆薄，禀纯阳之气，故《本经》以为辟恶杀魅之用，而解百毒。温疾，即时邪之瘟疫。障邪，即山岚之障气。毒蛊，亦精魅之类。升麻辟恶，故皆主之。《别录》所载主治各病，皆四时不正之气，即《本经》瘟疫瘴疬之类，此其所以为解百毒之上剂也。

【广义】日华：主游风肿毒。甄权：疗痈肿，豌豆疮，水煎，棉沾，拭疮上（豌豆疮，即小儿之痘疮）。洁古：治阳明头痛，乃手足阳明引经之药，散颠顶至高之风邪，及皮肤间风邪。解肌肉间风热，能发汗。补脾胃药，非此为引，不易得效。东垣：发散阳明风邪，止阳明齿痛，升胃中清气。元气不足者，用此于阴中升阳。濒湖：治胸胁虚痛，久泄久痢后重，遗浊带下，崩中，虚淋下血。又谓：升麻引阳明清气上行，柴胡引少阳清气上行，此乃禀赋素弱，元气虚馁，及劳役饥饱，生冷内伤脾胃，引经最要之药。故升麻葛根汤，本为发散阳明风寒之剂，而以治阳气郁遏，及元气下陷殊效。《本经》以升麻为解毒吐蛊毒要药，以其为阳明之药而上升也。

【发明】升麻体质甚轻，空松透彻，气味又淡，轻清上升，盖得天地纯阳之气。《本经》《别录》所主，皆四时不正之厉气。而以为解百毒者，纯阳之气，能辟除疫疠，而轻清之品，能疏散外邪也。是以上之则能散颠顶头面之风邪；中之则能通脾胃郁遏之滞气；下之又可升举脾虚下陷之清阳；外之则祛逐皮肤之风寒，解散阳明之经热，皆其轻举升浮之功用。而透泄斑疹，宣发痘疮，又其疏表清胃之真旨。其性质颇与柴胡相近。金元以来，亦恒与柴胡相辅并行。但柴胡宣发寒邪郁窒之少阳，而疏达肝胆之抑遏；升麻宣发肌肉腠理之阳明，而升举脾胃之滞气。其用甚近，而其主不同，最宜注意。故脾胃虚绥，清气下陷诸证，如久泄久痢，遗浊崩带，肠风淋露，久痔脱肛之类，苟非湿热阻结，即当提举清阳，非升麻不可，而柴胡犹为升麻之辅佐。东垣益气升阳诸方，亦即此旨，并非以升柴并辔而驰也。至于肝肾之虚，阴薄于下，阳浮于上，则不可妄与升举，以贻拔本之祸，亦与柴胡同耳。

【禁忌】升麻能发散阳明肌腠之风邪，透表发汗，其力颇大，惟表邪之郁遏者宜之，而阴虚之热自内发者，不可妄试。又上升之性，能除颠顶风寒之头痛，然亦惟风寒外邪宜之，而肝阳上凌之头痛，又为大忌。濒湖谓：升麻治阳陷眩运，则头目眩运，肝阳最多，所谓阳陷，甚不可解，殊非升提之药所宜也。东垣谓：止阳明齿痛，盖用以引清胃之药，入于阳明经耳，非升麻之能止齿痛也。仲淳谓：阴虚火动，肾经不足者忌之。景岳谓：诸火炎上者禁用。石顽谓：升麻能解痘毒，惟初发热时可用，见点后即忌用升麻、葛根，以其气升发动，蒸毒于上，为害莫测。又谓：麻疹尤为切禁，误投则喘满立至。盖麻疹本属肺经虚热，或者且挟温痰，初非应用升散之病，若误以为表邪宜散，而更为升发，则肺气已虚，而复扬之，宁非大谬。又古有升麻透斑之说，盖为胃热郁室，欲其疏泄透达耳。然热郁已极，清解且虞不及，乃复拨而散之，譬如火起室中，已有燎原之势，不为扑灭于内，而反大启门户，引风煽之，挑拨以扬之，是助其烈焰飞腾矣，亦大误也。

玄胡索

【发明】玄胡索其初产于异域，故以胡字为名。宋人讳云玄，因改为延。味苦辛而温，温能行血，辛亦行气，故为血中气药。《开宝本草》：主破血，治妇女月经不调，腹中结块，崩中淋露，产后诸血病，血运，暴血冲上，损伤下血，煮酒或酒磨服。日华：破癥癖，下胎。海藏：治气痛，小腹痛。李珣：散气，通经络，破产后恶露，血枕痛。濒湖：专治上下诸痛，行血中气滞，气中血滞。石顽谓：独行多功，杂于他药中则力缓。按：延胡虽为破滞行血之品，然性情尚属和缓，不甚猛烈，古人必以酒为导引，助甚运行，其本性之不同于峻厉，亦可想见。而又兼能行气，不专以破瘀见长，故能治内外上下气血不宣之病，通滞散结，主一切肝胃胸腹诸痛，盖攻破通导中之冲和品也。但走而不守，能治有余之实证，不能治不足之虚证。景岳谓：产后之血虚，及血枯之经少不利，气虚作痛者非宜。石顽亦谓：宜于瘀滞，而不宜于虚人。然温和运动之品，本非猛力攻破，亦是以振动虚人之气血，而助其流行。凡补血滋养队中，轻用少许，以为燠烋之计，亦无不可。

贯众

《本经》：味苦微寒。主心腹邪热气，诸毒，杀三虫。《别录》：去寸白，破癥瘕，除头风，止金疮。花疗恶疮，令人泄。

【正义】贯众苦寒，故主邪热气，诸毒。杀三虫，及寸白虫者，除湿热之功也。又苦能泄散，且性虽苦寒，而亦以气胜，则固有行气行血之功用，故又主癥瘕。除头风者，苦寒以除风热也。止金疮，则苦能泄降，寒能胜热之功耳。其花治恶疮，令人泄者，即以攻逐其毒也。

【发明】贯众苦寒沉降之质，故主邪热而能止血。

并治血痢下血，甚有捷效，皆苦以燥湿，寒以泄热之功
也。然气亦浓厚，故能解时邪热结之毒。《别录》除头
风，专指风热言之。凡大头疫肿连耳目，用泄散而不遽
应者，但加入贯众一味，即邪势透泄，而热解神清，不
独苦寒泄降，亦气之足以散邪也。故时疫盛行，宜浸入
水缸中常饮，则不传染。而井中沉一枚，不犯百毒，则
解毒之功，尤其独著，不得以轻贱而忽之。

【禁忌】苦寒之品，非实热者勿用。

白芨

《本经》：白及，味苦平。主痈肿恶疮败疽，伤阴死
肌，胃中邪气，贼风鬼击，痱缓不收。《别录》：辛微寒。
除白癣疥虫。

【正义】白芨，古本皆作及，惟《太平御览》引《本
经》则作芨，今皆从草，盖即本此。《本经》主痈肿恶
疮败疽，伤阴死肌。《别录》除白癣疥虫，皆以痈伤外
敷及掺药言之。味苦辛而气寒，故能消散血热之痈肿。
性粘而多脂，则能疗败疽之死肌。苦辛之品，又能杀
虫，则除白癣疥虫。外疡消肿生肌之要药也。主胃中邪
气者，则苦寒之品，能除胃热耳。惟贼风鬼击，痱缓不
收，其义未详，不敢强解。

【广义】甄权：主结热不消，盖即《本经》主死肌之
义。又治扑损刀箭疮，汤火疮，皆寒能疗热，黏腻能生
肌也。东垣以止肺血，亦补伤而兼能清火也。

【发明】白及味苦气寒，能内清肺胃邪热，而外以凉血止痛，且黏腻之质，脂液富有，即可敷痈疡之未成，而消热退肿，亦有掺既溃而去腐生肌，兼治金疮汤火灼伤。皆《本经》之义也。后人以其清热补伤而治肺痈，颇有捷效。惟邪势方炽之时，烈焰嚣张，咳呛脓血，则宜大剂清降化痰，而白芨黏腻，犹嫌力薄，不胜重任，迨火焰少杀，即可与清泄化痰之品，相辅成功。惟犹有称其治跌打骨折，则未免誉之过甚，恐非实在也。

【正讹】白芨治肺痈，世每畏其腻滞，而不敢用。然苦寒本清肺胃，又能补伤，苟非火焰极盛之时，而臭痰腥秽之气，已渐退舍，即可用以兼补兼清，不致助痰留患，与二冬、玉竹等比也。

三七

【发明】三七一作山漆，言其止血合疮，如漆之能粘合也。始见于濒湖《纲目》，已言其有二种，一种生于广西番洞中，用其根，味微甘而苦，颇似人参，则今之所谓人参三七也；又云一种苗高三五尺，叶似菊艾而厚，有岐尖，茎有赤棱，甚易蕃衍，则今人和植之者甚多。根茎叶皆可用，止血甚效。濒湖称其气味甘微苦而涩，止血，散血，定痛，主金刃伤，跌仆杖疮，血出不止。捣烂涂或干为末掺之，止血立效。亦主吐血、衄血、下血、血痢、崩中、经水不止、产后恶血不下、血晕血痛，则不独止血，而又能破血，一守一走，正自相反，今皆用以止血，而破血则未之验也。

山慈姑

【发明】山慈姑之名，始见于《嘉祐本草》，然陈藏器《拾遗》已有之，则名金灯，即其花也。味甘微辛，能散坚消结，化痰解毒，其力颇峻，故诸家以为有小毒。藏器治痈肿疮瘘，瘰疬结核，皆醋磨涂之，并不以为内服之药。至王璆《百一选方》，乃有太乙紫金丹，亦名玉枢丹，即今通行之紫金锭也，能解百毒，通治恶疮，坚肿痈疡，杨梅毒厉，瘟疫时气，瘴疬蛊毒，中恶，胸腹攻痛，窒塞不通诸证，及毒蛇虫犬等伤。外证可敷，内证可服，其效最捷。则以合大戟、千金子霜、麝香，皆通利迅疾之品，所以行驶极速，取效眉捷，而病重者连服之，则必利下，是以攻逐恶物为专职。药力之猛烈可知，此皆用以荡涤肠胃，驱除积垢，以减邪毒凭陵之势，亦非能通百脉，消除皮里膜外之坚积也。且气味俱淡，以质为用，所以古来未入煎剂。乃近人不知古意，辄欲自诩新奇，别开生面，遂有用入煎方，以为消积攻坚之法，如瘰疬痞积之类，皆喜用之，而不能取效者，则以此物体质坚重，独颗无枝，止能直下，而不能旁行，其力虽峻，而无宁络通经之性，何能行于肢体脉络？且瘰疬结核，病在上部，而此物又专于下趋，更无气味熏蒸及上，又属背道而驰，何能中病？彼徒知矜奇炫异，而于此中理法，全未体认，亦何怪乎徒费心思，攻伐无过，而于病情之百无一当也。所以肠胃之病，如食积气滞，胸脘不舒，服玉枢丹少许，则顷刻即效，此中微义，亦可深长思矣。用药者，能于此等处用心而融会贯通之，然后可读古人之书，而治今人之病，窃愿好学深思之士，有以三复斯言。

冬虫夏草

【发明】冬虫夏草始见于吴仪洛《本草从新》，称其甘平保肺，益肾补精髓，止血化痰，已劳嗽。近人恒喜用之，以治阴虚劳怯，咳嗽失血之证，皆从吴氏说也。考赵恕轩《本草纲目拾遗》，载之极详。产于四川滇黔及西域之雪山中，夏则为草，冬则为虫。入药用虫，而不用草。其感冬至阳生之气，而积雪之中，蠕蠕行动，性不畏寒，是其特长。《四川通志》谓为温暖，其说可信。又称其补精益髓，则阳生阴长，既是动物，亦等于血肉之有情也。赵氏又引潘友新说，入房中药用。周兼士亦谓其性温，治蛊胀，近日种子丹用之云云。则此物补肾必是温暖作用，宜于虚寒，当然不宜于虚热。能治蛊胀者，盖脾肾虚寒，真阳不能布护之证。赵氏又引《文房肆考》称孔裕堂之弟患怯而汗大泄，盛暑密室，犹畏风寒，以此和作肴馔食之而愈。此人虚怯，洵是阳虚之候。汗多近于亡阳，且常畏寒，则色泽惨白，唇苦无华，已可想见。本是常用参、附者，而冬虫夏草能愈之，其为温补，可无疑义。此种虚劳，本与阴虚劳怯，咳嗽痰红，相火肆扰者相反。《本草从新》但以止血化痰，已劳嗽，浑而言之，似嫌空泛，未能辨明泾渭。山雷尝于物理上体会求之，此物入冬化虫，于至阴之令，独能黍谷春回，盎然生意；则可治肾阳不充，效果必钜。但既能温养肝肾，则摄纳下焦元气，未始不可治阴虚于下，冲气上升之虚嗽，吴氏谓已劳嗽，盖即此意。不佞从前用此以治虚人气冲干咳，面色惨白，脉小不劲，唇舌淡白滑润者，颇能得效。盖亦与蛤蚧之治虚嗽虚喘，异苔同岑。惟唇舌鲜赤，虚火上炎者，颇不敢用，恐其助阳，扰动阴中之火，反以滋害。此为不才曩日之主见。继而寻绎王孟英《潜斋医案》，则此公恒用是药，数见不鲜，汇而参之，并不为补肾助阳作用，而专治阴虚气冲之久嗽。董哲乡二尹令正一条，胎前作嗽，娩后不瘥，渐至寝汗减餐，头疼口燥，脉则虚弦软数，舌则光赤无苔。孟英以冬虫草合苁蓉、石英、龟板、牡蛎、茯苓、稽豆农、甘草、小麦、红枣、藕，用之数贴，即嗽减餐加，头亦不痛，再加熟地而痊瘳（见王案续篇第七卷）。又王杞亭姐一条，陡患咳嗽，目不交睫，而脉上溢，左兼弦细，口渴无苔，断为真阴久虚，风阳上僭，冲嗽不已。孟英以冬虫夏草合牡蛎、龟板、鳖甲、石英、苁蓉、茯苓、熟地、归身、牛膝、胡桃肉，连授四剂，而眠食皆安（见续篇第八卷）。又钱氏妇，咳已数月，废寝忘餐，形削经停，凛寒乍热，心悸耳鸣，滋补填阴，反加便泄，脉虚弦缓大，气粗赖言，动则自汗。孟英予参、耆、龙、牡、桂、苓、甘、芍、冬虫夏草、饴糖大剂，旬日而安；继去龙、牡加归、杞二十剂，泛至而康（见三编第二卷）。此皆阴不涵阳，肝肾气火不藏，上冲作咳，而以冬虫草合于大剂填阴和阳，收摄队中，即可归纳元气，返其窟宅，绝无扰动肾阳之弊。然后知此虫虽属温补，确有沉潜镇定之功，断非躁动兴奋可比。是以孟英治陈舜廷痰嗽条中，明谓以冬虫夏草、石英、牡蛎息风阳（见三编第三卷），而《归砚录》四卷姚欧亭大令夫人，忧思谋虑，扰动心肝之阳，不寝悸汗，脉且左寸关弦大以数，舌尖独红，孟英亦以冬虫夏草合参、连、柏子仁、莲子心、小麦、红枣核、鳖甲为善后之方也。合此诸案观之，则吴氏益肾补精之说，盖亦未可厚非。唯孟英于失血诸案，未见此药，不佞亦尝汇而参之，则潜斋失血诸条，皆在气火甚盛，宜于清泄肃降之候，是以选不到此，而不佞近年凡治久咳缠绵，阴虚冲之证，即使痰红未净，只须舌苔下甚浊厚，而脉来小数虚弦，胃纳犹可者，频用是物合之滋填纳气方中，效果颇多，沉疴屡起，皆孟英成案，有以诏我。饮水思源，潜斋之启迪后人，功诚不小。敢纾拙见，贡之同侪，盖亦三致意焉。

卷之三

草部　湿草类上

牛膝

《本经》：味苦酸。（《太平御览》引作辛）主寒温痿痹，四肢拘挛，膝痛不可屈伸，逐血气，伤热，火烂，堕胎。《别录》：平，无毒。疗伤中少气，男子阴消，老人失溺，补中，续绝，填骨髓，除脑中痛，及腰脊痛，妇人月水不通，血结，益精，利阴气。

【考证】《本经》：主寒湿，《太平御览》引作主伤寒。寿颐按：牛膝味苦而性滑利，本非治寒之品，《御览》谓主伤寒者，盖古之所谓伤寒，本合热病言之。热结于内者，牛膝能疏导而泄降其热邪也，似当以《御览》本为正。

【正义】牛膝疏利泄降，所主皆气血壅滞之病。《本经》谓主寒湿，当以《御览》所引作伤寒。其治湿流关节之痿痹，四肢拘挛，膝痛不可屈伸，固疏通壅滞之专职，要非气血枯竭之拘急不遂，可以并论。然凡属痿痹，本有湿阻血衰两层：湿阻者，惟在驱邪而使之流通；血衰者，亦必滋养而助其营运，则牛膝曲而能达，无微不至。逐邪者固倚以为君，养正者亦赖以辅佐。所以痿弱痹著，骨痛筋挛诸证，皆不可一日无此也。逐血气者，即所以通其壅滞。治伤热火烂，亦所以助其流通。且即此可知牛膝之性，偏于寒凉，故能主热伤、火伤，则寒湿为病，必非其任，上文之误，更显然矣。能堕胎者，滑利下行之力也。《别录》疗伤中少气，亦以湿热壅窒，中气不宣者言之，非正气不充，清阳下陷者所宜。其主男子阴消，亦主热盛伤阴而言，非能补肝肾之真阴也。老人失溺，盖地道不通而为癃闭之病，必非下元不固，遗尿溺床之候。其所谓补中续绝，填骨髓，益精，利阴气诸说，皆壅滞既疏，正气自旺，万不可误认牛膝为填补之品。脑中痛者，多阳邪之上升，牛膝下行为顺，则气火自潜。腰脊痛亦经隧之壅滞，牛膝宣通脉络，则关节自利。又主月水不通，血结等证，则固破瘀导滞之真谛，此皆当就疏通一层著想，则牛膝之真实功用昭昭矣。《别录》又谓其止发白，然通利之品，非养血益阴者可比，必无是理，删之。

【广义】甄权治阴痿，日华治腰膝软弱，皆其导湿清热之功。后人每谓牛膝能起腰膝痿弱，坚强筋骨，皆当以此意参之，不可拘泥。《外台》以生牛膝一味浓煎，治劳疟积久不止。《肘后》以二斤渍酒，治卒暴症疾，腹中如石刺痛，其破积消瘀之明效矣。甄权又谓其逐恶血；日华又谓其排脓止痛，主产后血晕，心腹痛；濒湖称其治五淋，尿血，茎中痛，痈肿恶疮；石顽称其治金疮折伤，妇女经闭不通，又皆破瘀通利之余义。濒湖又谓其主治喉痹，口疮，齿痛，则又导热下泄之功效也。

【发明】牛膝之根，一茎直达，入土最深，长者至二三尺，性又柔润多脂，故滑利下行，是其专职。又味苦性降，清热降火以外，已无余义。古今主治利腰膝，通经络，破瘀活血，消积导滞，滑利二便，皆在此范围之内。张景岳谓其走十二经络，亦即通经活络之意。近又用以治咽喉口舌诸疮，及胃火齿痛，皆有捷效，则皆实热壅塞，气火上升，取其开泄宣通，导之下达耳。但其性直下，虽能通经络而利机关，亦惟股膝足胫诸证，最为捷应，而手臂肩背之痛，亦非怀庆牛膝所能呈功，则以根茎下达，固不能横行而上升也。

【正讹】牛膝乃流利疏通之品，古人称其治痹痛，起痿弱，盖指湿热壅积者言之。疏通而宣导之，则湿热去而痿废起，且下降滑泄之质，气味必偏于寒凉，苟非湿火郁滞，岂宜妄用。《本经》主寒湿，据《太平御览》所引，本是误字。《别录》"补中续绝，填骨髓"等句，未免言过其实。乃后人因此而变本加厉。甄权谓之补肾，海藏称其强筋补肝，寇宗奭亦谓同苁蓉浸酒服益肾，是皆以疏泄通利之物，误认其有滋填补益之功，宁有是理？乃景岳和之，更称其助一身元气，补髓精，益阴活血，治腰膝酸疼，滋须发枯白，种种功用，更是可骇。其误皆本于《别录》之补中续绝等说。虽曰以通为补，湿热除则真阴长，其意亦无甚背谬，究竟祛邪之品，与养正之功，必不可浑而为一。试即以景岳书证之，于补髓填精数句之下，即继之曰其性下走如奔，故能通经闭，破血癥。忽而大补，忽而大攻，自盾自矛，岂不令人捧腹！抑何信手拈来，而不顾其理，至于此极耶？景岳又谓：藏寒便滑，下元不固者禁用。石顽亦谓：性滑利窍，凡气虚下陷，大便易泄，梦遗精滑，妊娠崩漏，俱当禁用。又谓：此物专司疏泄，世俗妄谓益肾，而于培养下元药中用之，则与延盗入室何异？吴仪洛《本草从新》亦谓：气虚下陷，因而足跗浮肿者，大忌牛膝。寿颐按：李濒湖修治法，谓欲其下行则生用，滋补则酒拌蒸过用，盖即畏其滑泄，而借酒之上行以监制之。然此物本非补益之品，亦何必多此一番矫揉造作。考李氏《纲目》，又谓牛膝得酒则补肝肾，且谓其治腰膝骨痛，足痿阴消，失溺久疟，伤中少气诸病，皆补肝肾之功，是濒湖亦误以为补剂。此手头极熟之药，最易误用，不可不正。《外台》以牛膝治疟，本文明谓治劳疟积久不止，盖疟病既久，必有痰湿互结，如疟母之类，非得消坚破积之品不可。而一味牛膝能治之，则其消导之力甚猛，正与破疟堕胎，通血结诸条，同其功用，何濒湖反谓其补肝肾，亦不思之甚矣。

川牛膝

【发明】川牛膝之名不见于古书，惟张石顽《本经逢原》谓：怀产者长而无旁须，水道涩滞者宜之；川产者细而微黑，精气不固者宜之。又谓：川产气味形质与续断仿佛，用之无精滑之虞。是牛膝之川产者，不专以滑泄见功，而宣通关节之力则一，颇为有利无弊，肝肾阴虚而机关不利者宜之。但今时市肆中之所谓川膝，则其形甚大而性质空松，又与石顽之说不类。然用之于肩背手臂，疏通脉络，流利骨节，其效颇著。盖其质空疏，则其力能旁形上达，以视怀膝之坚实直下者，功用自有区别。而世俗恒以川牛膝、怀牛膝视如一类二种，随笔写来，含浑用之，不知分辨，误矣。

天名精

《本经》：味甘寒。主瘀血、血瘕欲死，下血止血，利小便。《别录》：除小虫，去痹，除胸中结热，止烦渴，逐水，大吐下。

【正义】天名精禀寒凉直降之性，而能通通结破血利水，故所主皆血瘀热结水停之证。《本经》又称其止血，则气火上炎之失血、吐衄等证，得此寒降，血可自止。《别录》称其玄痹，则热邪壅于经络，而为关节不利之热痹，非并能疗寒湿之痹著也。小虫者，皆湿热之所生，利水以去湿，寒凉以胜热，则虫自可除。大吐下者，于以见其性之猛烈也。

【广义】唐本破血生肌，止鼻衄，杀三虫，除诸毒肿，丁疮瘘痔，金疮身痒，瘾疹不止者，揩之立已。《开宝》谓地松解蛇虫螫毒，捼之傅之。朱端章《集验方》谓：皱面地菘草，治牙痛，以草一捻，汤泡少时，蘸挹痛处，即定。孙天仁《集效方》凡乳蛾喉咙肿痛，以鹤虱草（一名皱面草，一名杜牛膝），取根洗净捣烂，入好酒，绞汁灌之。张石顽谓土牛膝解毒利窍，专治血臌，一味浓煎，恣意服之。又锁喉风，以土牛膝捣绞灌之，以鸡羽探吐稠痰，不过二三次，神验。又谓天名精功专散血，有破宿生新之能力，又能涌吐风痰，凡咽喉肿塞，痰涎壅滞，捣汁饮之，继以鹅翎扫入，搅去稠痰立效。濒湖谓：天名精并根苗而言之，地菘言其苗叶，鹤虱言其子。其功只在吐痰止血，杀虫解毒，擂汁服之，能止痰疟喉痹，漱之止牙疼，捼之傅毒螫。

【发明】天名精之草，吾乡野生极多，茎细丛生，其叶甚细，有臭味，故俗称为臭花娘子草。茎节曲折，每节间突出如踝，俗名鸡踝子草。结子大如谷，老则有刺螫人衣，即鹤虱也。其性寒凉，能滑利下行。据古籍则破血利水之力极大。《本经》《别录》所载是也。后人则惟用以解毒降火。《唐本草》以下诸书所载主治是也。今则以治喉风肿塞，甚至腐烂危险之候，取茎叶捣汁灌之，其效甚捷。冬令草枯，无从取汁，则于夏秋之间，预收茎叶，捣汁澄定，俟其将干凝结之时，作为丸子，阴干密贮，临用以清水化开，灌之亦效。甚者屡进之，探吐稠痰，大可转危为安。微贱药中之极有灵验者。盖消痰解毒，清热降火，开结利窍，合数者之功用，兼而有之，宜其投之辄效。其余诸证之应用此物者，大旨亦不外此十二字之作用矣。

【备考】天名精，子名鹤虱，根名土牛膝，今所恒有，以治喉肿，其应如响，与自明以来诸书所称治疗亦合。但其叶甚细，而《本经》则有蝦蟆蓝之名，《别录》亦一名蟾蜍蓝，《纲目》则一名皱面草。又有蔓精、地菘等别名，则必其叶甚大，故有蔓菁、菘菜之称。且其叶必皱，因有蝦蟆、蟾蜍、皱面等号。试推测其形色，及证以李氏《纲目》所载之状，则与今之所用，大是不类。且今亦未有用以治血瘀、血结者。惟热结肿毒等证，则义亦可通，借用亦验。实则今所用者，必非古来相承之一物矣。但《本经》又别有豕首之名。《别录》亦谓之彘颅。说者谓其气如豕，故得此名。而今所用之土牛膝，则亦有臭味。独陶弘景则谓天名精，即今之豨莶。然今所常用之豨莶草，固别自一物，人人皆知，非今所常用之鹤虱草。窃谓豨莶之叶大而皱，亦有臭味，似古人所谓蝦蟆蓝、皱面草等名目，皆即豨莶草之别名。然豨莶清凉解毒，其性虽亦相近，而不能治喉风痰塞，则又是疑窦，不能武断。缪氏《经疏》又谓天蔓精南人呼为地菘，非鹤虱，亦非豨莶，乃荔枝草也，为消痔之圣药。则缪氏之意，亦非今日所用之土牛膝矣。此中疑是疑非，势不能融合古今诸说，贯而通之。兹姑以今日所习用者为主，而附志所疑，以留待异日之再为考订焉。

鹤虱

【发明】即今之土牛膝。所结之实，形小而长，有刺螯人衣，有似于虱，故得此名。唐本草称其气味苦辛，有小毒，治蛔虫，为散，以肥肉汁服方寸匕。亦入丸散用。《开宝本草》称其治虫心痛，以淡醋和半匕服。立瘥。苏颂《图经》称其为杀虫方中要药。《古今录验》疗蛔厥心痛，一味捣丸，蜜汤空腹服。

豨莶

【发明】豨莶之草，微有臭味，故得豨名。豨者，豕也。言此草之气，其臭如豕。古人有猪膏母之别名，其义一也。唐本草始载之，言其气味苦寒，治热蜃，烦满不能食，生捣汁饮三合，多则令人吐。又谓猪膏母，气辛苦平，主金疮止痛，除诸恶疮，消浮肿，捣封之散敷，并良。藏器谓：久疟、痰疟，捣汁服，取吐。又捣敷虎伤、狗咬、蜘蛛咬、蚕咬、蠼螋溺疮。苏颂谓蜀人单服豨莶，以五月五日，六月六日，九月九日，采叶净洗，入甑中，层层洒酒与蜜，蒸之又曝，凡九次。气味极香，捣末蜜丸，服之，云甚益元气。治肝肾风气，四肢痹，骨间冷，腰膝无力者。亦能行大肠气，安五藏，生毛发，兼主风湿疮，肌肉顽痹，妇人久冷尤宜。又江陵节度成讷，及知益州张咏，皆有进豨莶丸表，极言其治中风大效。寿颐按：此物生时，气臭味濇，多服引吐，盖性本寒凉，而气猛烈，长于走窜开泄，故能治热烦痈毒而吐痰疟。及其九次蜜酒蒸晒，和蜜为丸，则气味已驯，而通利机关，和调血脉，尤为纯粹，凡风寒湿热诸痹，多服均获其效，洵是微贱药中之良品也。

续断

《本经》：味苦微温。主伤寒，补不足，金疮，痈疡，折跌，续筋骨，妇人乳难。《别录》：味苦辛。主崩中漏血，止痛，生肌肉，及踠伤恶血，腰痛，关节缓急。（踠，曲也。踠伤犹言折伤也。）

【正义】续断通行百脉，能续绝伤而调气血。《本经》谓其主伤寒，补不足，极言其通调经脉之功。惟伤寒之寒字，殊不可解，疑当作中。然旧本皆作伤寒。惟石顽《逢原》，则竟作伤中，盖亦石顽改之，未必其所见旧本之果作伤中也。其治金疮痈疡，止痛生肌肉，及折跌踠伤恶血，续筋骨，主腰痛，关节缓急等证，无一非活血通络之功效。妇人乳难，则以乳子之时言之，即产后诸病，续断行血而能和血，故通治产后及崩漏也。

【广义】甄权称其宣通血脉。日华子称其治妇人胎前产后一切病，缩小便，止泄精尿血。景岳称其入血分，调血脉，消肿毒；又谓味涩，能止吐血、衄血、崩淋、胎漏、便血。调血痢，止带浊。宜佐之以甘，如甘草、地黄之类尤佳。石顽谓：续断入肝经，主续筋骨，为妇科胎产崩漏之主药。又主带脉为病，疗腰痛，利关节，暖子宫，治金疮折伤，散痈肿瘀血。

【发明】续断蔓延甚远，味苦辛而微甘，其气温和，气味俱厚，故兼入气血，能宣行百脉，通利关节。凡经络筋骨血脉诸病，无不主之，而通痹起痿，尤有特长。又其味苦而濇，能行能止，则疗崩漏带下，血痢，淋浊，而女科胎产经带，奇经八脉诸病，及伤科闪跌诸证，外疡痈肿溃腐，支节痠疼，屈伸不利等病，类皆赖以成功。其效甚宏，其用颇广，加以呈功颇捷，而性又柔和，无燥烈刚暴之弊，是真名将风流，雍容揄扬，以奏肤功而歼大敌，洵非猛将之偏锋陷阵者，所可同日而语矣。

蓝

《本经》：蓝实，味苦寒。主解诸毒，杀虫蚑注鬼，螫毒。《别录》：蓝叶汁，杀百药毒，解狼毒、射罔毒。

【音义】蚑，音岐。虫行蠕动之貌。蛊蚑者，言蛊毒之中人，如虫之蚑蚑而善动也。濒湖、石顽皆读为魃，似嫌不征于人而征于鬼。注鬼，盖即古所谓鬼注之病。古人神道设教，故有鬼注之病名。今本字多作疰，考古本则皆作注。

【考证】蓝为草名，《诗》称菉蓝。《月令》称刘蓝。

其名最古，可以为染，故古今莳艺之者甚多。今吴下俗谚称为青秧者是也。自唐宋以降，即以蓝草所染之色，名之曰蓝，几令俗人知有蓝之色，而不知有蓝之草。惟此草种类不一，大小巨细，各有不同，其名称亦因此而异。李氏《本草纲目》所载蓼蓝、菘蓝、马蓝、吴蓝、水蓝五种，茎叶花实，颇为详尽。又有所谓冬蓝、板蓝者，濒湖以为即马蓝之别名。然此数种，本是同类，形色虽异，而气味性质皆同，入药亦不必强为区别。特《本草经》止有蓝实，则古人入药，仅用其实。至《名医别录》乃有叶汁之名，似即蓝淀，今谓之靛。但蓝淀必和以石灰，性质微异。古方既用叶汁，当以鲜叶捣取自然汁，尤为纯净。今之蓝锭，已为陈腐之物，不如鲜叶也。《别录》又有大青。《肘后》《千金》皆用之。据李濒湖说，亦别以为一种。然其气味性情，以及治疗之功用，亦与诸蓝无异，盖亦同是一类，特所产之地不同，而形状遂有小异耳。苏颂《图经本草》又有小青，盖亦其类。浸之成汁，和以石灰，则为蓝淀；复干之成末，则为青黛。其功用亦大同小异，兹各从本条，分系于后。

【正义】蓝草苦寒，专解百毒。根叶及实性质皆同。蛊本毒虫之类，狼毒、射罔，皆毒草也。

【广义】陶弘景谓：蓝汁淦五心，止烦闷，疗蜜蜂螫毒。日华谓：吴蓝主伤寒头痛，赤眼，天行热狂，疗疮，游风，热毒，风疹。除烦止渴，解毒药、毒箭，金石药毒，疗鼻衄吐血，小儿热疳丹毒。苏颂谓：蓝汁治虫豸伤。景岳谓：解诸热毒，虫毒，及时行温热疫毒，小儿诸热惊痫，皆宜捣汁用之。石顽谓专于清解温邪，为阳毒发斑咽痛必用之药。

【发明】蓝草味苦气寒，清热解毒之上品，专主温邪热病，实热蕴结，及痈疡肿毒诸证。可以服食，可以外敷，其用甚广。又能杀虫，疗诸虫螫者。盖百虫之毒，皆由湿热凝结而生，故凡清热之品，即为解毒杀虫之品。并能杀蛊者，蛊亦南方湿热之毒，本为毒虫之类。又凡苦寒之物，其性多燥，苟有热盛津枯之病，苦寒在所顾忌。而蓝之鲜者，大寒胜热而不燥，尤为清火队中驯良品也。

蓝淀

【发明】蓝淀以蓝叶浸水，和石灰搅澄，而去其清水，故谓之淀。淀者，滓渣之下沉者也。今字则作靛。苦寒之性，解毒清热，亦同蓝草。但加之石灰，则止血消肿杀虫之力尤胜。陈藏器谓其解诸毒，敷热疮、秃疮、热肿。濒湖谓能治噎膈，即石灰重坠，故能破坚积，消瘀血，且能杀虫也。（噎膈有湿热生虫一证）凡外疡热毒，疔疮痈肿，及湿疮奇痒者，用作敷药，皆佳。

青黛

【发明】青黛，古时产于波斯，后人以蓝淀之浮沫为之，故李濒湖谓之靛花，其功用亦与蓝淀同。但靛之浮沫，干之则所存无多，今市肆之物，乃以靛之凝结下澄者为之，纯是石灰本质，与靛花之质，清浊绝异。考古方多用青黛为内服之药，必非今时重浊之物。若今之青黛，则止宜外敷，以为燥湿杀虫及金疮止血之用。李濒湖已谓：货者多以干淀充之，中有石灰，服饵宜慎。而今之俗医，尚不知辨别，犹复以为内服之药，是呆读古书，不辨药理之咎矣。

【广义】《开宝》：味咸寒，解诸药毒，小儿诸热，惊痫发热，天行头痛寒热，傅热疮恶肿，金疮蛇犬等毒。甄权：解小儿疳热，杀虫。藏器：治小儿疳热。丹溪谓其泻肝火，散五藏郁火，解热消食积。濒湖谓：去热烦，主吐血，斑疮，阴疮，杀恶虫。

【正义】古人所用青黛，必非今市肆中重浊之青石灰。凡内服者，宁用大青叶、板蓝根，万勿沿用此恶浊之青黛。又咽喉口舌诸方，古今方药，多用此物，惟今则物质已非。寿颐修合咽喉口疮诸末药，已屏绝不复用矣。

甘蓝

【发明】甘蓝，载于陈藏器《本草拾遗》，谓产于西土，叶澜可食，治黄毒，盖亦清利热结之品，故治发黄，亦蓝之别一种。濒湖《纲目》，亦称其叶长大而厚。
煮食甘美。

大青、小青

【发明】大青、小青之气味性质，皆与蓝草近似，
故功用亦相等。张石顽竟以大青、小青并于蓝实一条，
未为无见。特古书皆不谓大青、小青可以为染，则亦自
有区别。《别录》谓大青味苦大寒，主时气头痛，大热
口疮。陶弘景谓除时行热毒。甄权治温疫寒热。日华主
热毒，烦渴，风疹，金石药毒，肿毒。濒湖谓大青主热
毒痢，黄疸，喉痹，丹毒。小青治血痢腹痛。研汁服，
解蛇毒。苏颂《图经》谓小青捣敷痈肿疮疖。张石顽谓
宋朱肱治发斑咽痛，有犀角大青汤、大青四物汤，皆以
治温热毒盛之病，非正伤寒病。大青能泻肝胆之实火，
正以祛心胃之邪热，所以小儿疳热，丹毒，皆为要药。
小青杀百药毒，解狼毒、射罔、斑蝥、砒石等毒。

马兰

【发明】马兰为卑湿地恒有之草，今吴人恒嗜之，
俗呼为马兰头，吾嘉又名为红梗菜。考马兰之名，始
见于《日华本草》，前人皆列于芳草头中，与兰草、泽
兰并列。李濒湖谓似兰而大，故有马兰之名。考《尔
雅·释草》，凡草之大者，固多以牛马命名。然以今之
马兰，比较肆中泽兰，则枝叶皆小，且无香气，乃古本
列之芳草一类，则因其兰之一字而以类及之也。考其气

辛性凉，甘而微苦，治疗血热诸毒甚效。盖其形色气味，性质功用，皆与蓝靛相近。或亦蓝草类中之一种，因而亦名为蓝。后人不察，遂以兰、蓝音近，而误列于香草队中也。兹移于湿草中以存其真。马兰甘寒，最解热毒，能专入血分，止血凉血，尤其特长。盖其茎深赤，干而煮之，其汁深紫，故能从其类而清利血热。凡温热之邪深入营血，及痈疡、血热腐溃等证，尤为专药。内服外敷，其用甚广，亦清热解毒要品也。

【广义】日华：主鼻衄吐血，治金疮血痢，解酒疸诸菌毒，捣涂蛇咬。石顽谓：其入阳明血分，与泽兰功用相近，能破宿生新，治淋浊痔漏。捣汁治喉痹肿痛。细嚼咽汁，治绞肠痧腹痛，皆取其散血解毒也。寿颐按：寒凉之品，清热则有余。又其汁色赤，则入血分而祛血热。若谓其破宿血而能生新血，则未免言之过甚。王孟英《随息居饮食谱》谓：马兰甘辛凉，清热，解醒化毒，疗痔杀虫，嫩者可茹，蔬中佳品，诸病可餐。

麦门冬

《本经》：味甘平。主心腹结气，伤中伤饱，胃络脉绝，羸瘦短气。《别录》：味微寒。疗身重目黄，心下支满，虚劳客热，口干燥渴，止呕吐，愈痿蹶，强阴益精，消谷，调中，保神定肺气，安五藏，令人肥健，美颜色。

【正义】麦冬富有脂液，清润甘凉，得土之正味，故为养胃生津之专品。《本经》主心腹结气，乃燥热津枯而气结不利之病。麦冬甘润，滋燥清热，是其专职。若痰湿郁窒之结气，非其治矣。伤中伤饱，胃络脉绝，羸瘦短气，皆指胃液不充，食少中虚之证，故宜于滋养阴液，非食积之伤饱，痰壅之短气，亦可以麦冬作消食化痰用也。石顽已谓非开豁痰气，消克食积，其说甚是。《别录》疗心下支满，盖亦属于燥热津枯，而心胸不舒之证，方合麦冬之寒润。然本文则谓身重目黄，明是湿热蕴积为病，而即继之以心下支满，又是痰湿互相结合，麦冬黏腻，大非所宜。虽曰古书奚堪尽信，其治虚劳客热，口干燥渴，则滋虚退热，解渴生津，固是正治。止呕吐者，以清胃热而降气火，然非舌质干红之燥火为病，即宜审慎。或挟痰浊，则柔润之品，夫岂所宜。愈痿蹶者，足痿多由阳明燥热，约烁津液，以致筋枯骨萎，所以古人有治萎独取阳明之说，则麦冬柔润，以解燥热而滋脉络，正其专长。魏玉璜氏一贯煎，为治燥热痿弱主方，正合此意。倘是寒湿，即为大禁。若所谓强阴益精，消谷调中，保神定肺，安五藏诸功效，则无非养胃生津，育阴滋液之余义而已。寿颐谓消谷二字，当指中消之善食易饥而言。凡消谷能食，无非胃火极旺，必以甘寒大剂，清胃解渴，麦冬固在必需之列者也。

【广义】藏器去心热，止烦热。日华治五劳七伤，安魂定魄，皆滋阴清热之意也。日华又谓主时疾热狂；甄权治热毒，则惟燥热炽盛，耗烁胃津者宜之。若挟湿挟痰，纵有热证，亦必先以开泄，凡滋腻之品，皆非所宜。洁古治肺中伏火，补心气不足，皆以燥热伤血言之。又主血之妄行，则邪火上炎，甘寒凉降之力也。又主经水枯乱不下，亦燥热烁阴之证治。寇宗奭谓：治心肺虚热及虚劳，与地黄、阿胶、麻仁、五味子、枸杞子同为润经益血，复脉通心之剂。景岳谓补上焦之津液，清胸膈之渴烦，定火炎之呕吐，退血燥之虚热，益精滋阴，泽肌润结。

【发明】麦冬产于西北，土脉深厚之地，入土深远。其味大甘，得坤土之正，而膏脂浓郁，故专补胃阴，滋津液，本是甘药补益之上品。凡胃火偏盛，阴液渐枯，及热病伤阴，病后虚羸，津液未复，或炎暑烁津，短气倦怠，秋燥逼人，肺胃液耗等证，麦冬寒润，补阴解渴，皆为必要之药。但禀西北严肃之气，偏于阴寒，则惟热炽液枯者，最为恰当，而脾胃虚寒，清阳不振者，亦非阴柔之品所能助其发育生长。况复膏泽厚腻，如其脾运不旺，反以碍转输而有余。而湿阻痰凝，寒饮停滞者，固无论矣。《本经》《别录》主治，多就养胃一层立论，必当识得此旨，方能洞彻此中利弊。不然者，拘执伤饱支满，身重目黄等说，一概乱投，自谓此亦古人精义所在，岂不益增其困。《别录》又以麦冬主痿蹶者，

143

正是《内经》治痿独取阳明之意。胃主肌肉，而阳明之经，又自足而上，阳明经热，则经脉弛缓而不收；胃液干枯，则络脉失润而不利。补胃之津，而养阳明之液，是为治痿起废之本。但亦有湿流关节而足废不用者，则宜先理其湿，又与滋润一法，遥遥相对，不知辨别，其误尤大。《别录》又谓其定肺气，而后人遂以麦冬为补肺主药。盖以肺家有火，燥烁津液，洵是正鹄。参麦散一方，固为养胃保肺无上妙品，然肺为贮痰之器，干燥者少，湿浊者多，倘使痰垢未清而即投黏腻，其害已不可胜言。而麦冬又滋腻队中之上将，或更以玉竹、二母等柔润甘寒之物辅之，则盘踞不行，辟为窟宅，而清肃之肺金，遂为痰饮之渊薮矣。

【正讹】麦冬本为补益胃津之专品，乃今人多以为补肺之药，虽曰滋液和阴，无甚悖谬，究其所以专主者，固在胃而不在肺。寇宗奭谓治肺热，亦就肺家有火者言之。柔润滋液，以疗肺热叶焦，本无不可。日华谓主肺痿，固亦以肺火炽盛者言之也。然又继之曰吐脓，则系肺痈矣。究之肺痿、肺痈，一虚一实，虚者干痿，实者痰火。麦冬润而且腻，可以治火烁之痿，不可治痰塞之痈。景岳和之，遂以肺痈、肺痿，并作一气，则虚实之不分，岂非大谬？且肺痈为痰浊与气火交结，咯吐臭秽，或多脓血，宜清宜降，万无投以滋腻之理。即使如法清理，火息痰清，咳吐大减，肺气已呈虚弱之象，犹必以清润为治。误与腻补，痰咳即盛，余焰复张，又临证以来之历历可据者。而肺痿为肺热叶焦之病，但言理法，自必以补肺为先务。然气虚必咳，咳必迫火上升，而胃中水谷之液，即因而亦化为痰浊，故肺虽萎矣，亦必痰咳频仍，咯吐不已。惟所吐者，多涎沫而非秽浊之浓痰，是亦止宜清养肺气，渐理其烁金之火。使但知为虚而即与黏腻滋补，则虚者未必得其补益，而痰火即得所凭依，反致愈咳愈盛，必至碎金不鸣，不复可救，此玉竹、二冬、知母等味，固不独脓痰肺痈所大忌，即稀痰之肺痿，亦必有不可误与者，皆俗医之所不知者也。又麦冬本非治咳嗽之药，《本经》《别录》凿凿可据。自日华有止嗽一说，而景岳亦谓其治肺干咳嗽。推其用意，亦谓干咳无痰，则为气火刑金，麦冬滋润退热，夫岂不可？特咳嗽一证，虽有虚实寒热之分，而挟痰挟湿者，十恒八九。干咳无痰者，十不一二。即使本是无痰，而误投滋腻，则气火交结，痰浊遂滋，适以助其黏腻，而邪无从泄。凡属咳病。必肺气郁塞，不能宣通，因而作声，以求开泄，止宜顺其机以导之，用轻扬疏达之品，如白蒺藜、兜铃、木蝴蝶之类，助其开展，则咳声畅遂，痰吐滑利，其势即解。误与滋腻，则痰涩为其闭塞，昔贤比之如油入面，不可复出，最是确论。张石顽亦谓阴虚羸瘦，喘嗽上气，失音、失血及风寒暴嗽，大非所宜，正是此旨。盖痰浊得其滋填，则无论为风、为寒、为外来之邪，为内蕴之热，皆胶粘固结，牢不可破，永永闭锢于肺络，后虽欲开泄而不可得，遂致酿成蟠结之根，时时震撼，试问肺叶娇嫩，而能堪此日常之激动乎？劳瘵之由，强半在此。石顽又谓麻疹咳嗽，亦不可用此，以其性寒助阴，适以固敛阳邪，不能发越，尤为剀切。且咳病苟服麦冬，多致音哑，是其阴寒敛邪入肺之明证。所以凡有咳证，麦冬等味，真是鸩毒。徐灵胎尝大声疾呼而人多不觉，近世名贤如叶天士、费伯雄皆犯此禁，未始不误于日华止嗽之一说。而陈藏器且以此物为下痰饮。景岳亦有消痰一说，尤为杀人之利刃。今之俗医，又误于叶氏《指南》、费氏《医醇》等书，恒以制造劳瘵为事，所见治咳之方，蹈此弊者，比比而是。医学之不昌，虽曰自昔已然，未免于今为烈，曷禁感慨系之。日华又谓麦冬治五劳七伤，盖亦《本经》主伤中之意。养胃滋阴，生津益血，夫孰非调和五藏之正治。然以为服食之品，调养于未病之先则可，若曰劳伤已成，而以阴柔之药治之，又非阳生阴长之旨。且劳损之病，虽曰内热，然亦是阴虚而阳无所附，补脾之气，助其健运尚能击其中坚，而首尾皆应，徒事滋润养阴，则阴寒用事，而脾阳必败，不食泄泻等证，必可操卷以俟，越人所谓过中不治之病，又皆阴柔之药，有以酿成之矣。再按近人之用麦冬，皆去其心，盖此物以滋腻为用，其心乃干燥之筋，既无脂液，留之无益。且剖之则入煎剂而易得全味。又其说最古，始于陶弘景。甚谓不去其心，令人心烦，几有必不可用之意。然此物入土甚长，一茎数枚，连绵不绝，一线贯通，屈曲而达，《本经》谓主心腹结气，治胃络脉绝，即取此义，所以能贯通脉络，开达结气，凡通达脉络之药，如竹茹、丝瓜络等，皆是此意。而麦冬去心，则仅存黏腻之质，更何有通结宣络之力，此物理之不可不知者。

充蔚

今名益母。《本经》：充蔚子味辛微温。主明目益精，除水气，茎主瘾疹痒，可作浴汤。《别录》：味辛甘微寒。疗血逆大热，头痛心烦。

【正义】充蔚古人止用其子。《本经》之明目益精，则温和养血而又沉重，直达下焦，故为补益肾阴之用。除水气者，辛温下降，故能通络而逐水。其茎可浴疹痒，则活血疏风之功也。《别录》加以微寒二字，则亦温亦寒，大是不妥。盖当时以治热证，因而羼入此说。疗血逆者，温和行血，又子能重坠下降，故能平逆。惟主大热头痛心烦，则与温养之性不符，疑有传讹，存而不论可也。

【广义】苏恭谓：茎叶主产后血闷，及子死腹中。捣汁服，主浮肿下水，消恶肿，疗毒，乳痈，丹毒，并以傅之，又敷蛇虺百虫毒螫。滴汁入耳，主聤耳。李濒湖谓：子治风解热，顺气活血，养肝益心，安神调经，崩中带下，产后胎前诸病。茎叶活血破血，调经解毒，治胎漏产难，胞衣不下，血运，血风痛，崩中漏下，尿血泻血，血痢痔疾，打扑内损瘀血，大便小便不通。又谓治血分风热，明目调经，宜用子。治肿毒，疮疡，消水行血，胎产诸病，宜用茎叶，以茎叶善于行，而子则行中有补也。景岳谓其性滑利，善调胎产，故以益母为名。去死胎，下生胎，活血行血。石顽谓专行血分，活血行滞。古以为补阴者，是散其瘀而新生之血自清，非充蔚能补养之也。治痧胀腹痛呕逆，一味浓煎，恣饮有效，是其能散恶血之证。其子性温，能明目益精，水亏而瞳神缩小者宜之，火盛而瞳神散大者弗用，以辛散能助火邪也。

【发明】充蔚古用其子，今用茎叶，气烈味浓，功专活血行血。今三吴之俗，以为产后惟一之要药，无人不服。又主经行不利，腹痛及胀，皆有捷验。其禀温和之性，亦可概见。而又能治痈肿疮疡，内饮其汁，外敷其滓，颇似凉血解毒。不知生捣取汁，其性已与煎服微有不同，而辛温之气，宣通血络，自然散毒消肿。其子其茎，皆具温通之性，但子则沉重下降，守而不走，故能补肾益精，明目；茎叶则扶疏旁达，走而不守，故能活血流气，通调经络。凡草木之枝叶花实，性质各有不同，皆即此义。若白花、红花之异，则一类二种，形式臭味，皆无二致，其用亦同。或谓红者主血分，白者主气分，则皮相之见也。

【正讹】充蔚性温。观其治产后行瘀，调经前痛闭，其义昭昭，无可疑者。《别录》加以寒字，盖必当时有以治热病者，故有主大热头痛一说，然于今无征，姑勿深辨。《本经》以浴瘾疹，后人以敷痈疡，则皆辛以散之，非取凉解之义。且瘾疹为风热在表，固宜温和疏泄，不宜寒凉遏抑也。景岳亦以为寒甚，且谓其凉血，最易贻误后学。又充蔚枝叶扶疏，生长极易，故其性迅速，为活血捷利之品。经前导滞，产后通瘀，皆其明验。然走而不守，有攻无补，血滞血瘀者宜之，而血虚、血脱大忌。乃俗医以为破瘀生新，而妇孺又谓女科必服之药，三吴习俗，尤为酷嗜。凡属经病产后，不问虚实，无不恒服。医者信手涂鸦，服者志心皈命。须知导滞之药，岂是一例可用。景岳已谓：血滞及产难者宜之，而虚滑者不用。石顽亦谓：功专于行，崩漏及大便不固者咸忌。然则凡血虚气滞，经前腹痛，及产后血脱，已无瘀积者亦何可泥定益母二字，为朝饔夕飧之品。所见过于宣导，遂成虚怯者，亦所时有，安得家喻户晓，为吾邦一洗其恶俗耶？又益母虽非大温大热之药，而气烈味苦，究是温燥队中之物，观于产后连服二三日，必口燥咽干，尤其确据，故宜于寒令寒体，而不宜于暑令热体。乃吾乡视为产后必用之物，虽酷暑炎天，亦必常备，加以畏其苦燥，恒以沙糖浓调。若在三伏时令，新产虚体，多服此浊腻苦燥之药，耗血恋邪，变生不测，更有可虞。孟英医案恒谓暑天新产，不宜赤砂糖汤，而不及益母，盖杭人已不多用此矣。

车前子

《本经》：味甘寒。主气癃，止痛，利水道小便，除湿痹。《别录》：甘咸寒。主淋沥，不欲食，养肺，强阴益精，明目，疗赤痛。叶及根，主金疮，止血衄，瘀血，血瘕，下血，小便赤，止烦下气，除小虫。

【正义】车前甘寒滑利，专通水道，利小便，而亦入下焦气分。《本经》主气癃止痛，即利窍而通泄膀胱之气也。除湿痹者，水去湿化而痹通矣。《别录》治淋沥，即导湿清热利窍之效。湿阻于中，则纳谷不旺，湿热清而胃纳自增，养肺强阴益精，亦湿热下泄，而肺金清肃，真阴自强耳。非滑利之品，遂能补益肺肾，明目，疗赤痛，亦泄化湿热之功用也。根叶之止血、破血者，寒降则血热自止，通利则瘀结可去。止烦下气，亦即寒凉顺降之理。杀虫者，湿去热清，斯虫不能生矣。

【广义】陆玑《毛诗疏》，谓治妇人产难，即滑利之效也。甄权谓：子主眼赤痛，障翳，脑痛，泪出，压丹石毒，去心胸烦热。濒湖谓：导小肠热，止暑湿泻利，皆清降之功也。甄权又谓：叶治尿血，利小便，通五淋。张景岳谓其催生，即陆氏《诗疏》之旨也。

【发明】车前之子，光滑流利，而气味寒凉，淡而能渗，故专清热而通利水道。湿热郁滞，在上者泄之使下，在下者导之使行，滑利有余，苟非小便黄赤，膈而不利，不宜多服。古人以之催生下乳，则利窍行水之力可知。石顽谓：阳气下陷，肾气虚脱者弗用。若以其平淡而忽之，亦足耗伤津液于无形之中。又此物淡而无味，似非气分之药。然湿热壅塞，下焦气化不通，或胀或痛，或膀胱蕴湿，小肠疝气，用为辅佐，其应甚捷。《本经》谓主气癃，盖湿阻则气滞，湿化则气通，淡渗之味，皆能疏泄气分。昔人谓利水而不涉气分，亦止就一面言之耳。

因陈蒿

《本经》：因陈味苦平。主风湿寒热邪气，热结黄疸。《别录》：微寒。主通身发黄，小便不利。

【考证】陈藏器谓因陈经冬不死，因旧苗而生，故名因陈。据此其字皆不当从草，盖从草之字，古为茵褥。而茵字始见于《集韵》，其为俗字明矣。孙氏问经堂刻《本经》作因陈是也。且旧本皆不从草，今从之。

【正义】因陈为利湿清热专品，乃湿热发黄之主药。《本经》主风湿寒热，邪气热者，亦以湿热之邪蕴结者言之也。

【广义】陈藏器谓：通关节，去滞热。日华谓：石因陈主天行时疾，热狂瘴疟。张石顽谓：叶细如青蒿者，为绵因陈，专于利水，为湿热黄疸要药。凡湿热伏于阳明之病，皆其专主。仲景：因陈蒿汤，治湿热发黄；栀子柏皮汤，治燥热发黄；麻黄连翘赤小豆汤，治瘀热在里而身黄。以三方分治阳黄，其治阴黄，则有因陈附子汤。盖因陈专走气分而利湿热，故畜血之发黄，非此能治。又有一种子如铃者，名山因陈，又名角蒿，则味苦辛而专杀虫，治千金疮口齿蚀，烧灰涂之；而杀虫方中一味煎汤，内服外洗，亦逐湿化热之功也。

【发明】因陈味淡利水，乃治脾胃二家湿热之专药。湿疸、酒疸、身黄溲赤如酱，皆胃土蕴湿积热之证，古今皆以此物为主，其应甚速，荡涤肠胃，外达皮毛，非此不可。盖行水最捷，故凡下焦湿热痒搔，及足胫跗肿，湿疮流水，并皆治之。其阴黄一证，虽曰虚寒，然其始亦内有蕴热，故能发见黄色，则以入于温经队中而扫荡之，仲景因陈、附子之法是也。惟女劳疸一证，则瘀滞痹著，非仅通利所可奏功，故必以硝石、矾石之峻利者，为刮垢磨光之用，而无取于因陈也。

瞿麦

《本经》：味苦寒。主关格诸癃结，小便不通，出刺，决痈肿，明目去翳，破胎堕子，下闭血。《别录》：味苦性寒。养肾气，逐膀胱邪热，止霍乱。

【发明】瞿麦，即今人恒莳之所谓洛阳花。花色红紫斑烂，其性阴寒，泄降利水，除导湿退热外无他用。《本经》谓明目去翳；《别录》谓其养肾，则邪热清而真

阴复，非通利之品果能养阴也。出刺，决痈，堕胎，其
力猛矣。《别录》又称其主霍乱，则湿热内阻，清浊不
分者，以为分泄逐湿之用，非主阴寒之霍乱也。日华谓
其主五淋，月经不通。景岳谓合凉药，亦消眼目肿痛；
合血药则通经破血，下胎，宣导下焦湿热。石顽谓利小
便之君药。日华又谓其叶主痔漏泻血，解丹石药发，捣
敷肿毒浸淫疮。无一非清热利导之用，然必实有湿热壅
滞者为宜。石顽谓妊娠产后小水不利，及脾虚水肿者，
禁用。寿颐按：又有老人、虚人，气化不利，而为癃闭
溲少等证，亦非湿热蕴结，治宜宣化气分，五苓、八
正，徒耗津液，皆为禁药。

萹蓄

《本经》：味辛平。主浸淫，疥搔，疽痔，杀三虫。
《别录》：疗女子阴蚀。

【发明】萹蓄味辛，为燥湿杀虫之品，今本皆作苦，
惟孙本作辛。搔，今本作瘙。《本经》《别录》皆以祛除
湿热为治。浸淫、疥疮，疽痔，阴蚀，三虫，皆湿热为
病也。后人以其泄化湿热，故并治溲膈淋浊。濒湖以治
黄疸、霍乱，皆即清热利湿之功用。然亦惟湿阻热结为
宜，而气虚之病，皆非其治。若湿热疮疡，浸淫痛痒，
红肿四溢，脓水淋漓等证，尤其专职。

海金沙

【发明】此草本自然生成之细沙也。市肆中多以黄

沙土杂之，用时须用水淘过，取其浮者干之，以指撚之不粘者为真。专于利水通淋，男子淫浊，女子带下，皆必用之品。但性寒而力亦不弱，虚人弗过用。《嘉祐本草》称其甘寒，通利小膀。濒湖谓治湿热肿满，热淋，膏淋，血淋，石淋小溲茎中痛，解热毒气。景岳谓治郁热湿热。

淡竹叶

【发明】此非竹类也。生下湿地，细茎绿叶，有似于竹，故有此名。四五月间开花如蛾，两瓣舒展作翅，栩栩欲飞，深碧可玩，古书谓之鸭跖草。陈藏器谓味苦大寒，治寒热，瘅疟。痰饮丁肿，小儿丹毒，发热狂痫，大腹痞满，身面气肿，热痢，蛇犬咬，痈肿等毒。日华谓治湿痹，利小便。濒湖以消喉痹，亦清热解毒，泄火利水之良品也。

蓼实

水荭花子。

【发明】蓼之种类不一，有宜于高燥之地，有产于下湿之旁。高者枝叶扶疏，迷离篱隙；小者茎条柔细，掩映水滨。然茎叶虽有巨细之分，而形式花穗，约略近似。虽有马蓼、水蓼、荭草、水荭花等名，要皆一类数种，无甚区别。其味皆辛，生长极易，故皆善于走窜，为利水消痛之猛药。又茎叶紫赤，花穗殷红，则又入血分而破瘀逐血，磨积消痞。《本经》止有蓼实《别录》乃增以荭草。至濒湖《纲目》则罗列四五种，其气味《本经》谓之辛温，所以后世有蓼辣草之名。《别录》以荭草为味咸微寒，似不可据。《本经》蓼实称其下水气，治面浮肿痈疡。甄权谓治痃疡，止霍乱。弘景谓：蓼叶干之，酿酒主风冷。藏器谓蓼叶治霍乱转筋，煮汁日饮，治痎癖。日华谓赤蓼烧灰淋汁浸足，治暴软。《唐本草》谓：水蓼叶捣敷蛇伤，绞汁服之，解蛇毒入腹心闷。又治脚气肿痛成疮，水煎渍之。濒湖谓：水荭花散血、消积、止痛。凡此主治皆是通泄宣导，利水破血之用。石顽谓：妇人月事来时，不可食蓼及蒜，易为血淋带下，亦以辛泄过度，破气伤血故也。又谓：蓼实，水荭花子，破瘀消积，力量甚峻，最易堕胎，妊娠必不可犯。亦有血气素虚而月事膈少，非因于瘀滞者，亦不可误与也。

麻黄

《本经》：味苦温。主中风伤寒头痛，温疟，发表出汗，去邪热气，止咳逆上气，除寒热，破癥坚积聚。《别录》：微温。主五藏邪气，缓急风胁痛，字乳余疾，止好睡，通腠理，疏伤寒头疼，解肌，泄邪恶气，消赤黑斑毒，不可多服，令人虚。

【正义】麻黄质轻而清，专泄气分，而性微温，故为疏散风寒外感之主药。《本经》主中风伤寒头痛，发表出汗。《别录》通腠理，疏伤寒头疼解肌。仲景《伤寒论》方麻黄、葛根、大小青龙等汤皆是也。然其性微温；非大温大热之比。但专以轻疏见长，则不独泄散风寒，而亦可泄散风热。《本经》又主温热，去邪热气，除寒热。《别录》谓主五藏邪气，泄邪恶气。盖轻清之质，专行于肌表，凡寒热之邪，尚在表分者，麻黄能疏以达之。主咳逆上气者，疏通肺气之功也。主风胁痛者，疏泄风邪而宣达肝胆经络之滞也。破癥结积聚，消赤黑斑毒，则宣通其气机而瘀积亦得渐通，血热亦从而泄化矣。不可多服者，疏泄太过，则正气耗散于无形耳。惟《别录》谓主字乳余疾，则指新产乳子之时，然气血既虚，殊不宜于泄散，恐有讹误，不敢望文生义，强作解人。

【广义】甄权：治毒风疹痹，皮肉不仁，及壮热温疟，山岚瘴气。洁古谓：祛营中寒邪，泄卫中风热。濒湖谓：散赤目肿痛，水肿风肿。景岳谓：轻扬之性，善达肌表，治风寒温疫，岚瘴表实之证。兼温药以助阳，则逐阴凝之寒结，兼凉药以助阴，则解炎热之温邪。手太阴之风寒咳嗽，手少阴之风热斑疹，足少阴之风水肿胀，足厥阴之风痛目痛，苟宜疏散，惟此为最。寿颐按：风水肿胀，法宜轻疏发汗者，是肺为风壅而皮毛郁遏不宣，故可用麻黄之类。若曰足少阴病而为肿胀，则肾水上泛，岂有麻黄泄表之理？介宾此语，大有误会。

【发明】麻黄质轻而空疏，气味俱薄，虽曰性温，然淡泊殊甚，故轻浮上升，专泄肌腠，凡风寒温热之邪，自外感而来，初在肌腠者，无不治之。虽古今皆以为发表之药，仲景列之于太阳篇中，然表即皮毛之部，而皮毛即合于肺。总之外来之邪，皆自外入，伤于皮毛，则曰表病，触于口鼻，则为气病。而皮毛合于肺，口鼻通于肺，肺又专主气之出纳，故外感之第一步，皆气分先受其病，无论风寒温热之邪，肺家首当其冲。表病即气病，气病即肺病。寒邪则鼻塞身重，凛寒发热；温邪则鼻燥气浊，肌肤灼热，且必多兼咳嗽。寒邪则咳声不扬，温邪则咳痰不滑，又皆感邪犯肺伤气之明证。是以治外感之病，第一要著即在轻泄肺邪，疏达气分，无不立解。惟麻黄轻清上浮，专疏肺郁，宣泄气机，是为治感第一要药。虽曰解表，实为开肺，虽曰散寒，实为泄邪。风寒固得之而外散，即温热亦无不赖之以宣通。观于《本草经》主中风伤寒，去邪热气，除寒热之说，及后人并治风热斑疹，热痹不仁，温疟岚瘴，其旨可见。而俗人犹以为专主表寒之猛剂者，误矣。且仲景麻黄汤之专主太阳病寒伤营者，以麻黄与桂枝并行，乃为散寒之用。若不与桂枝同行，即不专主散寒发汗矣。抑麻黄之泄肺，亦不独疏散外来之邪也。苟为肺气郁窒，治节无权，即当藉其轻扬，以开痹著，如仲景甘草麻黄汤之治里水黄肿，千金麻醇酒汤之表热黄疸，后人以麻黄治水肿气喘，小便不利诸法，虽曰皆取解表，然以开在内之闭塞，非以逐在外之感邪也。又凡寒邪郁肺，而鼻塞音哑；热邪窒肺，而为浊涕鼻渊，水饮渍肺，而为面浮喘促；火气灼肺，而为气热息粗，以及燥火内燔，新凉外束，干咳嗌燥等证，无不恃以为疏达肺金，保全清肃之要务，较之杏、贝苦降，桑皮、杷叶等之遏抑闭塞者，功罪大是不侔。而庸俗畏之，几如蛇蝎，岂真古今人之不相及耶？盖皆耳食之误，而未尝体验之耳。李濒湖《本草纲目》麻黄发明一条，极言其为肺经专药，申明仲景麻黄汤之功用，本不专为散寒发汗而设，谓伤寒无汗之用麻黄汤，虽治太阳，实即治肺。盖汗为津液所化，汗即血也。其在营则为血，在卫则为汗。寒邪伤营，则营血内涩，而气不能外通于卫，卫气闭塞，津液不行，故无汗发热而憎寒。风邪伤卫，则卫气外泄，而不能内护其营，营气虚弱，津液不固，故有汗发热而恶风。然风寒之邪，皆由皮毛而入。皮毛者，肺之合也。肺主卫气，包罗一身，是其证虽属太阳，而肺实受其病。其证必兼面赤怫郁，咳嗽有痰，喘而胸满，非皆肺病之明验乎？盖皮毛外闭，而邪热内攻，则肺气膹郁，故以麻黄、甘草同桂枝引出营分之邪，达之肌表，佐以杏仁泄肺而利其气。汗后无大热而喘者，则加石膏；朱肱《活人书》夏至后加以石膏、知母，是皆泄肺火之药，则麻黄汤虽曰太阳发汗重剂，而实为发散肺金火郁之药，其说极是。于此可见麻黄汤之发汗，更重在桂枝，而麻黄之治，则其主在肺而不在表，尤彰彰明矣。

【正讹】麻黄性质最轻，气味又淡，本草虽曰苦温，亦因其功用而悬拟之，不过言其温和升发之义耳。乃流俗畏之，几以为大温大热药，则李濒湖《纲目》性热一言误之也。甚且谓其出产之地，冬不积雪，而缪氏《经疏》更为过甚之词，竟有味大辛气大热之说。又谓自春深以至初秋，法所同禁。今试取麻黄而细嚼之，辛味何在？考古今各家本草，《别录》谓微温，则轻浮体质，必禀春升温和之气，最为有据。惟张洁古称其性温味苦甘辛，然亦谓其气味俱薄。不知缪氏何忽一变而为大辛，且加以大热二字，似此危词耸听，最足骇人，实属荒谬已极。而俗人闻声却步，大率为此谬说所累。不知麻黄发汗，必热服温覆，乃始得汗，不加温覆，并不作汗，此则治验以来，凿凿可据者。且亦惟寒邪在表，乃宜少少取汗，以解表邪之寒热。若用以泄肺开喑，亦且无取乎得汗，而奏效甚捷。何况轻扬之性，一过无余，亦必不能大汗濒仍，留恋药力，酿为巨患。景岳已谓今人畏为毒药而不敢用，又有谓夏月不宜用麻黄者，皆可哂也。濒湖又谓凡服麻黄药，须避风一日，不则病恐复作，亦是臆说，皆不足征。但性质甚轻，不可重用耳。

麻黄根

【发明】麻黄发汗，而其根专于止汗。昔人每谓为物理之奇异，不知麻黄轻扬，故走表而发汗。其根则深入土中，自不能同其升发之性。况苗则轻扬，根则重坠，一升一降，理有固然。然正惟其同是一本，则轻扬走表之性犹存，所以能从表分而收其散越，敛其轻浮，以还归于里，是固根荄收束之本性，则不特不能发汗，而并能使外发之汗敛而不出，此则麻黄根所以有止汗之功力，投之辄效者也。凡止汗如糯稻根、瘪桃干、小麦、枣仁之类，皆取其坚凝定静之意，以收散失之气，其旨皆同。夫岂麻黄与根，同出一本，而其性顾乃背道相驰耶？防风发汗，其根止汗，亦是此义。

紫菀

《本经》：味苦温。主咳逆上气，胸中寒热结气，去蛊毒，痿蹷，安五藏。《别录》：味苦辛温，疗咳唾脓血，止喘悸，五劳，体虚，补不足，小儿惊痫。

【正义】紫菀苦温而润，能通肺气，开泄郁结，故主咳逆上气，而治胸中寒热结气。去蛊毒者，殆亦散结降逆，泄化留着之意。疗痿蹷者，肺主一身之治节，肺气窒塞，则肺热叶焦，而治节不行，经络弛纵，因为痿蹷。肺气利，斯大气足以举之，而积热泄化，关节流利，痿蹷起矣。安五脏者，肺主五藏之气，肺气顺而藏气安也。《别录》主咳吐脓血，止喘悸，皆肺气壅塞之病。主五劳体虚补不足，即《本经》安五藏之意。小儿惊痫，亦气火挟痰上升之证，降气开结，泄化痰浊，固惊痫之正治也。

【广义】甄权谓其下气，治劳气虚热。日华谓其调中，消痰止渴，润肌肤。好古谓其益肺气，主息贲，皆开泄降逆温润疏通之功效也。石顽谓：肺经血分之药，疏利肺家血气。《金匮》泽漆汤，用以治咳而脉沉者，咳为肺病，而脉沉则血分之病也。辛而不燥，润而不寒，能止咳定喘，通调水道，溺清便血者，单服即效。

【发明】紫菀柔润有余，虽曰苦辛而温，非燥烈可比，专能开泄肺郁，定咳降逆，宣通窒滞。其味微辛，则入气分，其色殷紫，则入血分，故能兼疏肺家气血。凡风寒外束，肺气壅塞，咳呛不爽，喘促哮吼，及气火燔灼，郁为肺痈，咳吐脓血，痰臭腥秽诸证，无不治之；而寒饮蟠踞，浊涎胶固，喉中如水鸡声者，尤相为宜。惟其温而不热，润而不燥，所以寒热皆宜，无所避忌。景岳谓：水亏金燥，咳嗽失血者，非其所宜。石顽谓阴虚肺热干咳者忌之。盖恐开泄太过，重伤肺金；又恐辛温之性，或至助火。要知虚劳作嗽，亦必有浊痰阻塞肺窍，故频频作咳，以求其通，不为开之，咳亦不止，以此温润之品，泄化垢腻，顺调气机而不伤于正，不偏于燥，又不犯寒凉遏抑，滋腻恋邪等弊，岂非正治。且柔润之质，必不偏热，较之二冬二母，名为滋阴，而群阴腻滞，阻塞隧道者，相去犹远。惟实火作咳，及肺痈成脓者，似紫菀虽能泄降，微嫌其近于辛温，不可重任。然藉为向导，以捣穴犁庭，亦无不可。

总之肺金窒塞，无论为寒为火，皆有非此不开之势。而俗子多不知之，但以从事于苏子之辛温，桑皮之抑降，此肺劳之人，所以项背相望，而不可救药也。缪氏《经疏》反谓其辛散之功甚烈，且谓咳逆喘嗽，皆是阴虚肺热之证，欲用紫菀，须与二冬、桑皮同用，则不独没煞肺寒喘嗽一层，且紫菀之功力，惟在开泄，乃以二冬腻之，且以桑皮之大寒苦降者遏抑之，是惟恐其肺家痰涎浊腻，或有透泄之路，而必欲闭之塞之，乃至于绝也。如此谈医，直以杀人为能事。然则今之治嗽，而只知有二冬、桑皮者，皆缪仲淳作俑之孽矣。立言不慎，贻祸无穷，不可不辨。又凡小便不利之候，多有由于气化不宣者。古人谓之气癃，不调其气，但与渗利，亦必不效。惟紫菀疏泄肺气，则上窍开而下窍亦泄，石顽谓其通调水道，其用在是，非仅以其温润也。

白菀

【发明】白菀，古人皆谓即紫菀之白者，《本经》谓之女菀。其味辛温。主风寒洗洗，霍乱泄利，肠鸣上下无常处，惊痫寒热。《别录》疗肺伤咳逆，支满。考其功力，盖亦宣泄疏达之品，与紫菀似无甚区别。且今亦未有用之者，但一类二种，草木中似此者甚多，姑附录之，以俟知者。

亭历

《本经》：味辛寒。主癥瘕积聚结气，饮食寒热，破坚。《别录》：苦大寒。逐邪，通利水道，下膀胱水，伏留热气，皮间邪水上出，面目浮肿，身暴中风热，痱痒，利小腹，久服令人虚。

【考异】亭历旧本皆作葶苈，惟《御览》引作亭历，不从草。《说文》：蕈，亭历也。亦不从草。孙氏问经堂刻《本草经》从之，今从孙氏。

【发明】亭历子苦降辛散，而性寒凉，故能破滞开结，定逆止喘，利水消肿。《本经》主治皆以破泄为义，至《别录》则专通水道矣。甄权谓：疗肺壅上气咳嗽，止喘促，除胸中痰饮。濒湖谓：通月经。景岳谓：泄气闭，善逐水，乃气行而水自行也。故肺中水气膹满胀急者，非此不除。石顽谓其专泄肺气，而能通膀胱之气化。盖惟上窍闭塞，下窍不通，因而积水泛滥溢，为喘满、为肿胀、为积聚。辛以散之，苦以泄之，大寒以沉降之，则下行逐水，既泄肺气，即通膀胱，为其体轻而性降也。惟寒泄之品，能通利邪气之有余，不能补益正气之不足，苟非实热郁窒，自当知所顾忌。《别录》：久服令人虚，本是至理。然肺家痰火壅塞，及寒饮淁漫，喘急气促，或为肿胀等证，亦必赖此披坚执锐之才，以成捣穴犁庭之绩。自徐氏之才，论十剂之泄以去闭，偶以大黄、亭历二物并举，而东垣遂谓亭历气味俱厚，不减大黄，景岳从而和之。石顽且谓：苦寒不减硝、黄。丹溪亦有亭历性急，病涉虚者，杀人甚捷之说。遂令俗人不辨是否，畏如蛇蝎，即寻常肺气喘满痰饮窒塞之证，亦几有不敢轻试之意，其亦知实在性质，不过开泄二字，且体质本轻，故能上行入肺，而味又甚淡，何至猛烈乃尔。临证以来，所用甚伙，开肺之效，久已共见，而伤肺之弊，尚是无闻。抑且通调水道，固有其功，而伤脾作泻，未见其罪。乃古书多与大黄并论者，则皆因徐氏偶举其例，而听者不察，和而唱之，竟为应声之虫，无识盲从，可为浩叹。盖亦试以二物分煮而尝之，当可恍然于其气味厚薄之何似矣。又按吴下医者，每谓有甜苦二种。且谓苦者力峻，甜者较和，然肆中未闻有分为二种者，盖亦徒有此甘苦之名耳。缘今之医者，不复自任采药之职，但据纸上空谈，终鲜实验，又安得好事之人，罗致囊中，而实地一研究之。

恒山

即常山。《本经》：味苦寒。主伤寒寒热，热发温疟，鬼毒，胸中痰结，吐逆。《别录》：辛微寒。疗鬼蛊往来，水胀，洒洒恶寒，鼠瘘。

【考证】恒山，旧本作常山，盖汉人避文帝讳而改之，相沿未之正耳。《御览》引《本草经》作恒山，当是最古之本，孙氏问经堂本从之是也。

蜀漆

《本经》：味辛平。主疟及咳逆寒热，腹中癥坚痞结，积聚，邪气蛊毒，鬼注。《别录》：微温。疗胸中邪结气，吐出之。常山苗也。

【发明】恒山、蜀漆，本是一物，气味皆辛苦而寒，泄热破结，降逆下气，开痰逐水，其用皆同。观《本经》《别录》所载主治，其旨可见。《别录》乃谓蜀漆微温，恐不可信，虽《本经》以治癥坚痞结积聚，似非苦寒之品所能胜任。然此物之能开结破积，皆主痰热而言，本非治凝寒积聚之痞，故所主伤寒寒热，痰结水胀，咳逆，鼠瘘，邪气吐逆诸证，皆属于热痰蕴积一途，不能谓其兼疗寒证。且所谓蛊毒者，本属南方湿热之毒，厉气所钟，尤其明证。惟鬼疰一层，则终是古人神道设教之旨，无稽之言，未堪全信。其专主温疟一证，则凡属疟邪往来寒热，休作有时，皆是凝痰积湿，留于经隧。古人每谓无痰不成疟，无积不成疟，若不先泄化其痰湿积滞，则病根蟠结，寒热终无休止之时。恒山之用，本为开痰逐水，涤湿化积而设，是以《本经》《别录》均以为治疟主要之药。后人泥于仲景小柴胡汤一法，知柴胡主疟者多，而知恒山主疟者少。岂知柴胡治疟，仅主邪在经络之一部，而于痰湿积滞，不能顾及，且惟渐发渐晏者为宜，而早用迟用，皆不切当。恒山治疟，能疏通在内之蕴结，抉其根株，则寒热之邪，无所凭藉，而疟自不作。是柴胡尚治其标，而恒山乃治其本也。《仁斋直指》谓：疟家多有痰涎黄水，或停潴心下，或辟积胸胁之间，乃生寒热，常山能破其积而下其水，功力不薄。或再以行血之药佐之，如桃仁、蓬术、穿山甲之类，其功尤捷。其有纯热发疟，或蕴热内实之证，更佐以大黄，泄利数行，然后获愈。杨氏此论，发明恒山主疟之真旨，最是洞彻底蕴，勘透渊微。古人又有谓其专主瘴疟者，亦以南方瘴疠之恶毒，无非温热郁蒸，积于经隧，有以酿成此痰浊耳。李焘谓：巅南瘴气感人，其邪多在营卫皮肉之间，欲去皮肤毛孔中瘴邪之根本，非恒山不可。寿颐则谓：温疠之毒，多由口鼻吸入，集于肺胃，与凝痰积湿相合，遂生疠阶。恒山治瘴，亦治其内之湿痰，非祛其在外之邪气。李氏之论，尚属似是而非。景岳并谓其治狂痫癫厥，亦取其开泄痰结，藉以镇定其火逆之上冲。惟恒山在《本草经》固明言其治吐逆，而《别录》于蜀漆条中乃有吐出之一句，后人遂谓其为吐剂中之猛药，几有谈虎色变，望而生畏之意。虽曰蜀漆为苗，恒山为根，草木之性，每有根荄下行，茎苗上行之理，二者性质，容有不同。然《本经》于蜀漆条中，亦自有治咳逆一句，既能治咳逆，则犹是泄降之品，而反谓其吐，得毋《本经》《别录》背道而驰？惟蜀漆固自有腥涎，所以古有鸡尿草、鸭尿草之别名。其在肺胃不肃，痰饮壅积之人，触此腥涎，亦易扰动其浊气，引之作呕，而其实则能降逆开结，并不以上涌见长，抑且痰在上焦，引而越之，亦是正法，藉以祛除蕴积，夫岂不可，又安有爱而不去，养痛贻患之理。然苟洗净其涎，则止以下泄奏功，自无虑其上泛。洁古谓：洗去其腥，与苦酸同用，能导胆邪，即是此旨。石顽谓：醋炒不吐，亦可参也。濒湖谓：常山、蜀漆，有消痰截疟之功，须在既散表邪，提出阳分之后，用之得宜，神效立见，持论极为中肯。盖常山之功，专于开泄痰浊，若邪在表分，本非其力之所及。且降逆散结，又以下行见长，若疟邪已入阴分，则苦寒遏之，愈增抑郁之困，而更无外出之路矣。濒湖又谓：生用多用，则上行为吐，炒熟少用，亦不致吐，正以生用则腥涎未去，易于引呕，炒之则沉降之力愈专，自不上逆。又谓得甘草则吐，得大黄则利，得乌梅、鲮鲤甲则入肝经，得小麦、竹叶则入心经，得麻黄则入肺经，得龙骨、附子则入肾经，得草果、槟榔则入脾经。分途论治，自有至理。惟破降开泄，其力亦峻，宜于实证，不宜于虚人。如久疟气虚，而无痰积者，不可妄试。丹溪已谓其性暴悍，善于驱逐，伤真气，虚怯不可用也。

款冬花

《本经》：味辛温。主咳逆上气善喘，喉痹，诸惊痫，寒热邪气。《别录》：味甘。主喘息。

【正义】款冬花，辛温。泄肺降逆，性情功用，颇与紫菀近似。《本经》主治亦与紫菀大同。

【广义】甄权：疗肺气促急，咳连连不绝。日华：润心肺，除烦消痰。苏颂谓：温肺治咳之最。石顽谓：味辛，则入气分，色紫则入血分。其性虽温，而不燥血。轻扬上达，治气升火炎之病。润肺消痰，止咳定喘，喉痹音瘖，并皆主之。

【发明】款冬严寒着花，其性微辛，是以性温，而花本轻扬，故主肺病。能开泄郁结，定逆止喘，专主咳嗽，性情功用，皆与紫菀绝似，所以《本经》主治，亦复多同，于寒束肺金之饮邪喘嗽最宜。然气味虽温，而生于水中，亦润而不燥，则温热之邪，郁于肺经而不得疏泄者，亦能治之。又如紫菀开肺，寒热者皆宜之例。特比之紫菀，究是温辛一筹，则火邪郁结，如肺痈成脓，痰红臭秽之候，自当有所顾忌。甄权竟谓其主肺痿、肺痈，而景岳、石顽从而和之，殊是未妥。且石顽亦谓阴虚劳嗽忌之，以其性温也。何独于肺痈而不畏其温，是知有二五，而不知有一十矣。要之其功用大纲，多似紫菀。上文紫菀条中，论之已详，兹亦不赘，试参观之，亦可触类而旁通也。

【正讹】缪氏《经疏》有一方，用款冬花、贝母、桑根白皮、紫菀、枇杷叶、天花粉、百部、天冬、麦冬、杏仁，谓治喘逆咳嗽，则喘逆咳嗽四字之中，有寒有热，有实有虚，证情病态，万有不齐。岂有罗列几味治肺之药，而谓可以通治寒热虚实之理？且所集诸药，寒者温者，开者腻者，疏通者闭塞者，浑溶于一炉之中，纵有几味对证，亦已多所牵制，何由奏效。此类成方，貌视之颇似亲切病情，无甚悖谬，实则庞杂已极，必无偶尔幸中之理，且开泄与遏抑并用，则紫菀、款冬、百部之最能疏化肺郁者，已为二冬之粘滞束缚不灵，况再加以桑皮苦寒抑降，闭而塞之，更是落井下石手段。惟恐其肺家郁窒，少得疏通，而必腻之塞之，以速其毙。制方之意，是何居心？不图今日医师，竟以此法为正宗，即近时鼎鼎大名如某氏者，数世家传，一门济济，声名物望，震耀三吴，每见其所定咳嗽之方，无一不蹈斯弊。而俗医尤而效之，遂成习惯。所以吾吴庸医，治咳治喘，几有一病一死，百病百死之叹。虽病有重轻，死有迟速，然一尝此等方药，无不轻者致重，重者速殒。纵使体强年壮，幸而残喘苟延，卒亦莫起沉疴，同归于尽。试为研究其病态之变迁，类皆此方中之五六味，铸成大错。以所见所闻言之，辗转哀号而莫能援手者，已不可偻指而数，谬种相承，伊于胡底，而其真传之衣钵，何莫非缪氏此方阶之厉而作之俑。盖止此寥寥数物，而可以通治寒热虚实诸证，孰不以为简便易行，深印脑经，谨守弗替，其亦知为祸之烈至于此极乎？嗟嗟！孽海茫茫，方兴未艾，故备论之以揭破其谬，冀为斯道开发一线之光明，止欲为令人导引迷津，非好与古人寻瘢索垢也。又缪氏更有一方，以款冬、麻黄、杏仁、桑白皮、甘草治风寒郁实作喘，则寒邪外束开肺宜也。但桑白皮遏抑肺气，虽曰泻肺，而寒能抑塞，惟肺家燥热为宜，断非外有寒邪者所可妄试。若去桑皮而易以紫菀，则近于道矣。

百合

《本经》：味甘平。主邪气腹胀，心痛，利大小便，补中益气。《别录》：除浮肿，胪胀，痞满，寒热，通身疼痛，乳难，喉痹。

【考证】腹胀，今本皆作腹胀，兹从孙氏问经堂本。按：胀字见于《玉篇》，由来已旧，非晚出之俗字可比。然《玉篇》引《左传》，将食胀如厕之文，为胀字作注，而今之《左传》固作张，陆氏释文亦作张也。此张为正字，胀为孳生字之明证。盖腹胀之胀，本以张大为义。后人从肉为胀，殊属无谓。惟其音则自古皆读去声，陆德明《左传》释文，中亮反；《广韵》知亮切。

【发明】百合乃甘寒兼苦，滑润之品。《本经》虽曰甘平，然古今主治皆以清热泄降为义，其性可见。《本经》主邪气，《别录》主寒热，皆以蕴结之热邪言之。主腹胀心痛，利大小便，除浮肿胪胀，痞满疼痛，乳难，喉痹，皆滑润开结，通利泄导之功用。《本经》又以为补中益气；日华又有安心益志等说，皆谓邪热去而正气自旺，非径以甘寒之品为补益也。仲景《金匮》以主伤寒后之百合病；《外台秘要》中更多此法，则百合病者，本为伤寒病后，余热未清之证，所以神志恍惚，莫名所苦，故谓之百脉一宗，悉致其病。百合能清泄肺胃之热，而通调水道，导泄郁热，是以治之。然则凡膜胀浮肿等证，必系热阻气郁，百合方为正治，而寒湿交滞，脾肾阳衰者，皆当忌之。甄权谓其除心下急满，治脚气，亦必以有热者为宜。甄权又主热咳；洁古谓为止嗽，又必以肺热炽甚，气火烁金之证，乃为合法，而风寒外束，肺气不宣之咳，尤为禁品。古方以百合、款冬花同熬成膏，名曰百花膏，治久咳痰血之病，亦以阴虚火旺，上灼燥金，故以百合之清润降火，合之款冬之微温开泄者，宣散气火，滋益肺虚，是为正治。而世俗或以百合通治外感之嗽者，又未免寒降遏抑，反令肺气窒塞，外邪无从宣泄矣。又按百合之花，夜合朝开，以治肝火上浮，夜不成寐，甚有捷效，不仅取其夜合之义，盖甘凉泄降，固有以靖浮阳而清虚火也。孙思邈以百合子酒炒研末，汤服，治肠风下血，亦取其甘苦下降，能清血热。且子尤重坠，固能直达大肠者也。又考李氏《纲目》，必以白花者为真百合，其红花者则为山丹。又一种红花带黄，花有黑斑而其子先结于叶间者，则为卷丹。此一类三种，本是大同小异。今则白花者甚少，通行之品皆是红花，但其味较苦，不及白花之甘美。其性则苦者尤清，肺无热象及寒饮咳喘，尤必避之。石顽谓：红花者活血，治妇人崩中。寿颐按：花红者其根亦有红色，且茎色亦紫，故能入血分而治血热。濒湖谓：山丹花蕊，捣敷疗肿恶疮。石顽又引《中吴纪闻》谓：

古称百合乃蚯蚓所化，此洵有之。余亲见山土罅中，有变化未全者。盖野生之物，虫化者间或有之，野百合之能清热解毒，散积消瘀，固尚有蚓之本性云云。寿颐谓野生百合，形小质坚，苦味甚烈，盖得地气尤厚，其性尤寒，以治肺火更佳，而寒邪作咳尤忌。以治痈肿疡毒，固以寒凉为治。蚓化一说，殊不可信，纵曰有之，亦不恒有也。

萱草

【发明】萱草为凉降之品，专于清热利水。陈藏器称其根主沙淋，下水气，酒疸，遍身黄者，捣汁服。寇宗奭称其主大热衄血，研捣和生姜汁细呷之。景岳称其并治带浊。丹溪谓其善于下走，皆导热利湿之用也。其花今为恒食之品，亦禀凉降之性。日华谓治小便赤涩，身体烦热。苏颂谓利胸膈，安五藏。濒湖谓消食，利湿热，其旨皆同。又令人恒以治气火上升，夜少安寐，其效颇著。盖其花亦朝开夜合，能顺阴阳嘘吸之性，而又能凉降泄火，以疗阴火上浮，暮不归舍之证，固其宜也。

【正讹】萱草，古人有作萲下谖者。同音假借，固汉以前之通例，借用其音，本无别义，乃以谖字有忘义，因而谓之忘忧草。词赋家就字面而点缀之，是文人之结习，非物理之本然，与医家研究物性，未必相符。亦犹《风土记》所谓：妊娠佩之宜男者，夫岂得引为实验？奈何苏颂、景岳犹谓令人欢乐，和悦无忧耶！

射干

《本经》：味苦平。主咳逆上气，喉痹咽痛，不得消息，散结气，腹中邪逆，食饮大热。《别录》：微温，有毒。疗老血在心脾间，咳唾言语气臭，散胸中热气。

【存疑】不得消息，当作不得息，言其喘逆气急，不得呼吸之常度也。古医书言喘逆不得息甚多，《本草经》此条作不得消息，义不可解，恐系衍文。虽旧本皆有消字，甚觉无谓。

【发明】射干苦降，而能开泄顽痰瘀血，散结定逆，其功颇多，故《别录》谓为微温，石顽加以辛字。然热痰寒饮，喘逆上气，皆能治之，则皆以苦降为主，不合辛温之旨。且射干之主治，虽似不一，实则降逆开痰，破结泄热二语，足以概之。所以韩保昇谓之微寒，而濒湖、景岳又径以为寒。究之下气通滞，亦不系乎寒凉。《本经》苦平，最是至当不易。其所列之主治，则开泄定逆而已。至《名医别录》则增益破瘀一层，其主咳唾言语气臭，亦肺胃蕴热之病也。甄权称其消瘀血，通妇女月闭。日华谓其消痰，破症结疮癖，胸膈满，腹胀。张洁古谓其去胃中痈疮。丹溪称其利积痰疝毒，消结核。濒湖称其降实火，利大肠，治疟母。陶弘景谓苦酒磨涂，可消肿毒。石顽谓：散结降气，为咽喉肿痛要药，能降相火，火息则血散肿消，而痰结自解。质而言之,"开通泄降"四字尽之矣。

牛蒡子

《别录》:恶实,味辛平。主明目,补中,除风伤。根茎疗伤寒寒热,汗出中风,面肿,消渴,热中,逐水。

【发明】牛蒡子始见《别录》。本名恶实,一名鼠粘子。李氏《纲目》一名大力子,其味则《别录》称其辛平。藏器称其苦。洁古谓之辛温。今按牛蒡之用,能疏散风热,起发痘疹,而善通大便,苟非热盛或脾气不坚实者,投之辄有泄泻,则辛泄苦降下行之力为多。洁古作温,景岳又谓其降中有升,皆非真谛。其所以能散风热,透达斑疹,起发痘疮者,因其实满体芒刺,如栗如芡,而其子又两端尖锐,故能宣散四达,通行经络,此亦物理自然之性质,本不系乎温而能升也。《别录》称其明目,则风热散而目自明。补中者,亦邪热去而正自安。除风伤者,以风热言之也。其根茎则濒湖《纲目》谓之苦寒。《别录》主治皆除热通利之意。盖其功力本与子相近,而寒凉疏通之性过之,固皆以清热宣导为治,凡非实火未可轻投。藏器谓:子主风毒肿诸瘘,根浸酒服,去风及恶疮。和叶捣敷杖疮金疮,永不畏风。甄权谓:子研末,浸酒服,除诸风,去丹石毒,利腰膝,又散诸结,去筋骨间烦热毒。根茎主面目烦闷,四肢不健,通十二经脉。孟诜谓:子炒研煎饮,通利小便;根消肿胀;叶作浴汤,去皮间风热,习习如虫行，入盐花捣敷一切毒肿。洁古谓：子润肺散气，利咽膈，去皮肤风，通十二经。濒湖谓：子消斑疹毒。景岳谓：散疮疡肿毒喉痹。凡此功用，无一非清热泄降消导之力。然凡肺邪之宜于透达而不宜于抑降者，如麻疹初起犹未发透，早投清降则恒有遏抑气机，反致内陷之虞。惟牛蒡则清泄之中，自能透发，且温热之病，大便自通，亦可少杀其势，故牛蒡最为麻疹之专药。余如血热发斑，湿热发疮，皆以此物外透其毒，内泄其热，表里兼顾，亦无疑忌，非其他之寒凉清降者可比，慎不可谓牛蒡清降宜于斑疹，而与芩、地、知、膏、玄参等物，一例视之。若此外痈肿、水肿等证，则苟非热结，慎勿轻用。《局方》已有大便利者弗服之禁。石顽亦谓气虚色白，大便利者，不宜用此。缪仲淳亦谓：惟宜于血热便闭之证，俗医止以为时病发散之通用，则此中之疑似辨别，皆未之知矣。

苍耳子

《本经》：枲耳实。味甘温。主风，头寒痛，风湿固痹，四肢拘挛痛，恶肉死肌。《别录》：枲耳实。味苦甘温。叶苦辛微寒。主膝痛溪毒。

【正义】苍耳，《本经》谓之枲耳，即《毛诗》之卷耳。吾乡俗称为野茄树，以其茎叶之有似于茄也。为疏风散寒，驱湿逐痹，疏利关节，通调脉络之良药，古今皆以主治风寒湿痹。《别录》又主溪毒，亦除湿解毒之旨。

【广义】甄权：治肝热，明目，即疏风而目自明之意，非以之清理肝热也。日华：治一切风气，疮疥瘙痒。濒湖谓：炒香浸酒服，去风。其茎叶，孟诜谓治中风，伤寒头痛。苏恭谓：治大风，头风湿痹，毒在骨髓腰膝。以夏月采曝为末，酒服，久则病出如瘌疥，或汁出，或斑驳，甲错。迨皮落，则肌如凝脂。除诸毒螫，杀疳虫，湿蚀。石顽谓：子治头风脑痛，脚膝寒痛，其叶久服去风湿有效。

【发明】苍耳子温和疏达，流利关节，宣通脉络，遍及孔窍肌膏，而不偏于燥烈，乃主治风寒湿三气痹著之最有力而驯良者。又独能上达颠顶，疏通脑户之风寒，为头风病之要药，而无辛香走窜，升泄过度，耗散正气之虑。以视细辛、羌活等味，功用近似。而儒将风流，迥与须髯翁张，戟手怒目者，异其态度。即例以川芎、白芷等物之以气为胜者，犹难同日而语。但和缓有余，恐未易克日奏功耳。

【正讹】《斗门方》谓：妇人血风攻脑，头旋猝倒，不省人事者，用苍耳草嫩心，阴干为末，酒服甚效。此味善通顶门，达脑，能走督脉也。寿颐按：头旋猝倒，不省人事，确是气血上升，激动脑经之病。《斗门方》能知是血风攻脑，其善悟诚不可及。但此是内动之风，正惟风阳陡动，所以猝然眩晕，便能倾仆。治法止有潜阳息风，抑之下降，则气火平而风自息，脑神经不受震

176

动，而其病可愈。断不可杂以一味动风之药，助其升腾，为虎傅翼。苍耳治风，亦是疏散外风，非安静镇定之质，对于此病，亦在禁例。况又助之以酒，为害复当如何？则论病是而用药非，仍是古人续命汤之谬见。须知所谓通顶门达脑善走督脉，皆升腾以散外来寒风之法，真是毫厘千里，其误甚大。虽然，二千年来治内风病者，几于无一不误，于《斗门》何尤。寿颐极佩其"血风攻脑"四字，颇似识得内风上攻为病，乃数百年中国医家未知之奥义，故备论之，亦《春秋》责备贤者之意也。

鼠耳

【发明】此草厚而卷，白毛茸茸，故有鼠耳之名。古亦谓之佛耳草，又有茸母之名，皆以其有毛也。宋徽宗诗"茸母初生认禁烟，"则以古人寒食节采此为食品也。《别录》谓：鼠耳味酸，主寒热止咳。日华谓其除痰，治热嗽。东垣谓：佛耳治寒嗽及痰，除肺中寒，升肺气。丹溪亦谓除寒痰，则正与日华相左。濒湖谓：寒嗽多是火郁于内，而寒束于外。日华谓：热，言其本也。东垣谓：寒，言其标也。寿颐谓：此草味酸，究非寒邪作嗽所宜。

青葙、鸡冠（附）

《本经》：味苦，微寒。主邪气皮肤中热，风搔，身痒，杀三虫。子名草决明，疗唇口青。《别录》：主恶疮

疥虫，痔蚀，下部䘌疮。（搔，今作瘙）

【发明】青葙即鸡冠花之同类。古书虽分两条，但以花穗扁阔成片者为鸡冠，花穗分岐如穟者为青葙。其茎、叶、子，形色性情功用皆同，故古人有以青葙子为即鸡冠花子者，非误也。且本是苋之同类，茎、叶、花穗及子亦皆近似，但花色不一。苋实本治目疾，其功用又合，亦即一类中之数种耳。古人用其茎叶，以为燥湿清热杀虫之用。盖苦寒滑利之品，最善理湿清热，而疏泄厥阴，是以专清血分。《本经》主邪气，亦即以湿热之邪言之。其子专疗目疾，《本经》虽未明言，然治唇口青，即厥阴肝经郁热气滞之证，非肝肾虚寒之唇口变色也。苦寒滑利，善涤郁热，故目科风热，肝火诸证，统以治之。日华谓其镇肝明目。甄权谓其治肝藏热毒冲眼，赤阵青盲，翳肿。虽寇宗奭谓青葙明目，始于《药性论》及日华子，与经意不合。然疗治目疾，往往有验，未可诬也。其鸡冠花之茎叶，濒湖称其治疮痔及血病。鸡冠花则称其主痔漏下血，赤白下痢，崩中，赤白带下。其子则藏器称其止肠风泻血，赤白痢。日华称其主崩中带下。盖鸡冠花红，其茎叶亦多赤色，则专走血分而性寒凉，故为止血之用。然其义仍止青葙无甚区别也。

旋覆花

《本经》：味咸温。主结气，胁下满，惊悸，除水，去五脏间寒热，补中，下气。《别录》：甘微温。消胸上痰结，唾中胶漆，心胁痰水，膀胱留饮，风气湿痹，皮间死肉，目中眵䁾，利大肠，通血脉，益色泽。其根主风湿。

【正义】旋覆花轻扬之性，而《本经》主治皆降逆破结之功用。盖轻疏者必能泄化，专以疏通见长。且味咸性温，咸能润下软坚，温能宣通散结也。又消痰逐水，泄降之力颇佳，故能破结气，而除胁下之满。惊悸亦痰饮凌心之证。去五脏间寒热，即停痰积饮之寒热气结也。补中者，谓结气散而中气自安，非以破泄为补益之用也。《别录》主膀胱留饮，利大肠，即《本经》逐水之意。其治风气湿痹，皮间死肉，通血脉者，则轻扬之性，必能外通脉络，行于肌表也。治目中眵者，亦疏散结热，宣化湿浊之用耳。

【广义】甄权主水肿，逐大腹，止呕逆。宗奭行痰水，去头目风。海藏消坚软痞，治噫气。景岳谓：降痰涎，通水道，消肿满，凡气壅湿热者宜之，惟性善走散，凡大肠不实及气虚阳衰之人皆忌。

【发明】旋覆花体质甚轻，飞扬疏散，其主治当以泄散风寒，疏通脉络为专主。《别录》治风气湿痹，皮间死肉，通血脉。宗奭去头目风。皆其轻疏泄散之功也。以治风寒喘嗽，寒饮渍肺，最是正法。或谓旋覆花降气，寒邪在肺者不宜早用，则止知疏泄之力，足以下降，而不知其飞扬之性，本能上升。且《本经》明谓其温，寇宗奭又以为辛，则疏散寒邪正其专职。若其开结泄水，下气降逆等治则类，皆沉重下达之义，颇嫌其与轻扬飞腾之本性不甚符合。按《本经》旋覆花一名金沸草。《局方》有金沸草散一方，疑古人本有用其茎叶，而未必皆用其花者。考草木花叶之功用，不同者甚多，或升或降，各有取义，亦其禀赋使然，不容混合。且茎则质重，花则质轻，亦物理自然之性，况旋覆花之尤为轻而上扬者乎？乃今人恒用其花，而并不用其茎叶，竟以重坠之功，责之轻扬之质，恐亦非古人辨别物性之真旨也。且其花专主温散，疏泄之力亦猛，宜于寒饮而不宜于热痰。石顽已谓阴虚劳嗽，风热燥咳误用之，嗽必愈甚。是亦以其轻扬，升散太过，正与降气之理相反。惟其轻灵之性，流动不滞，自能疏通气化，而宣窒塞，固非专以升散见长。若但以逐水导湿为治，似不如兼用其茎叶，较为近理。《别录》称其根主风湿，其意可晓然也。

谷精草

【发明】谷精草生于稻田中，刈稻之后，得谷之余气，故曰谷精。其质轻清，故专行上焦，直达巅顶，能疏散头部风热。治目疾头风，并疗风气痹痛者，亦以轻清之性，善于外达也。又生于秋季，禾苗秀实之后，能开花结实，不畏秋凉，是以古人谓之性温味辛，能上升外散，非其他明目之药以凉降为功之比。则散风火而无寒凉遏抑之虞，尤为良剂。《开宝本草》称其辛温，主喉痹，齿风痛，诸疮疥。濒湖谓主头风痛，目盲翳膜。皆辛以散之之意。今人仅以治风热目赤，尚未足尽其功用也。

夏枯草

《本经》：味苦辛。主寒热，瘰疬，鼠瘘，头疮，破癥，散瘿结气，脚肿，湿痹，轻身。

【发明】夏枯草之性《本经》本言苦辛，并无寒字，孙氏问经堂本可证。而自《千金》以后，皆加一寒字于辛字之下。然此草夏至自枯，故得此名。丹溪谓其禀纯阳之气，得阴气而即死。观其主瘰疬破癥散结，脚肿湿痹，皆以宣通泄化见长，必具有温和之气，方能消释坚凝，疏通窒滞，不当有寒凉之作用。石顽《逢原》改为苦辛温，自有至理。苦能泄降，辛能疏化，温能流通，善于宣散肝胆火之郁窒，而顺利气血之运行。凡凝痰结气，风寒痹著，皆其专职。丹溪谓治瘰疬，散结气，大有补养厥阴血脉之功，楼全善谓治目珠痛夜甚，点以苦寒药尤甚者，神效。盖目珠系于厥阴，夜甚而遇寒药反甚，是厥阴阴火郁窒不疏，自不宜直折以寒凉，反至遏抑愈剧。夏枯草能疏通肝胆之气，木郁达之，亦以禀纯阳之气，而散阴中结滞之热耳。石顽谓:《本经》言轻身者，能除脚肿湿痹而无重著之患也。又能解内热，缓肝火，治肝热目赤，皆疏通厥阴气滞之功用。久服亦伤肾，以善于宣泄，及助厥阴肝木之气也。

卷之四

草部　湿草类下

地黄

《本草》：干地黄，味甘寒。主折跌绝筋，伤中，逐血痹，填骨髓，长肌肉。作汤除寒热积聚，除痹，生者尤良。《别录》：主男子五劳七伤，女子伤中，胞漏下血，利大小肠，去胃中宿食，补五脏内伤不足，通血脉，益气力，利耳目。

生地黄

《别录》：大寒。主妇人崩中血不止，及产后血上薄心闷绝，伤身胎动下血，胎不落，堕坠踠折，瘀血，留血，鼻衄吐血，皆捣饮之。（音义：薄，读为迫，逼也；踠，与踠同。《类篇》：足跌也。）

【正义】地黄味甘色黄，最合土德，故能补养中土，为滋养之上品。《本经》主折跌绝筋者，即补血补伤之义也。主伤中者，即其补阴补血之功。气味和平，凡脏腑之不足，无不可得其滋养。《别录》主男子五劳七伤，女子伤中，胞漏下血，补五藏内伤不足，皆即此旨。逐血痹者，则血不足而痹著不行，补养充足，自然流动洋溢，而痹者行矣。填骨髓，长肌肉，则充其补益之意而极言之。《别录》之所称通血脉，益气力，利耳目，又即此义之引申耳。作汤除寒热积聚，除痹，则言其入煎剂尤为流动活泼，所以积聚痹著皆除，此以补养为磨积之计，乃正气旺而病自退，非谓地黄滋补之药，竟能消积通痹也。盖气血不充，津液不布，则似此坚顽固结之病，必无可愈之理。所以积聚癥瘕痞结等证，均宜且补且行，斟酌进退，缓以图之，自可徐收效果。若仅读张子和书，止知攻破为长，不顾正气，日事峻削，甚至愈攻愈坚，纠结不解，以速其危者，其亦有味于此而少知自反乎？生者尤良，则采取鲜新，其力尤足耳。《别录》又谓：去胃中宿食，亦养其正而消化力充，可以运行宿滞，必非谓滋润厚腻之质，竟有消克之功，此宜看得灵活，不可泥煞字面。其治溺血，利大小肠者，甘寒清热，又能养阴，固通利二府热结之正治也。惟破恶血一层，似乎寒凉黏滞性质，必无破瘀导滞之功。然凡跌仆敲扑，肌肉血瘀发肿青紫者，以鲜生地捣烂厚敷，自能去瘀消肿，活血定痛。乃知地黄去瘀，自有天然作用，不可误认其腻滞物质，而遂疑古人之言。惟唐宋以降，破血逐瘀诸方，已无復采用及此者。盖亦嫌其厚腻有余，终非攻坚陷阵之将，此读古书者所以不可执而不化也。《别录》又有饱力断绝四字，义不可通，疑有讹误，删之。《别录》又出生地黄一条,云大寒,则以新采者而言,即今之所谓鲜生地,故结以皆捣饮之四字,谓捣饮其自然汁也。盖鲜者得土气,至阴之性,尤为纯粹未漓,故其气大寒,较之干者,已经日曝,自有不同。其治鼻衄吐血者,指气火升腾,挟血上逆,妄行汹涌而言,如大吐大衄之属于气火有余者,是宜以大寒直折其逆上之势,而下血溺血之实症、火症,亦同此例。若去血已多,火焰已减,即非所宜。而所失太多,气营两惫者,更无恣用大寒之理。又谓:主妇人崩中冲血不止,则血崩一症,多属冲任无权,下元失其固摄之力,虚症极多,实火绝少,必无纯事寒凉,可以止崩之法。盖诸失血之宜于清火者,惟阳热炽盛,邪焰鸱张,而正气未衰,脉洪神旺之时,可以寒凉灌溉,先去其凭依之势。一至所失不少,虽余火未熄,形神未绥,而脉象已虚,即非一味清凉所可奏绩。若更形消色夺,气怯神疲,则虚惫之余,固摄扶元,犹惧不逮,安可寒凉无忌,更戕其正?况乎大寒止血,更必有血凝积瘀之害。虽曰地黄散瘀,是其特长,或尚不至积寒生瘀。然大寒之性,必非通治诸般失血,无往不宜,《别录》所言,似嫌呆板,乃更以主治产后血上薄心闷绝,则气逆冲,法宜降逆逐瘀,亦非甘寒所宜。纵曰此物果能破瘀,产后未必皆宜温药,然大寒二字,终非新产通用之品,亦曾存疑,未敢轻信。又主胎动下血,则症与崩中近是,亦难泛用。

又接以胎不落三字，则指胎元已坏，欲堕未堕者言之，以为破血下胎之用。盖古人固以鲜地为逐瘀破导品也，又主堕坠蹉折，瘀血留血之说。寿颐窃谓伤瘀发肿发热，用以外治，清热定痛，散血之功，固不可没。若内伤有瘀，则必非大寒之性所能破导者矣。

【广义】干地黄，日华谓：助心胆气，安魂定魄，治惊悸，皆益阴养血之功也。洁古谓：凉血生血，补肾水真阴，皮肤燥热。海藏：主阴虚，五心烦热，肾虚痿厥，足下热而痛，益肾水，凉心血，脉洪实者宜之。戴原礼谓：阴微阳盛，相火渐炽者，是为虚火，宜以此滋阴退热。虞花溪谓：生地清血，而胃弱者妨食，宜用酒炒。景岳谓：凉心血，除烦热，治骨蒸，妇女血热经枯，止燥热口渴。

熟地黄，洁古谓：补血气，滋肾水，益真阴，去脐腹急痛，病后胫股酸痛。石顽谓：脐下痛，属肾脏精伤，胫股酸，系下元不足。寿颐按：此脐腹急痛及胫股酸痛，皆以肝肾真阴久伤，下元欲竭之症而言，故宜于滋慎，颇有捷效。缪仲淳《广笔记》之集灵膏，魏柳洲之一贯煎，皆治此等之最有验者，非泛治诸般之腹痛股胫痛，不可不知区别。寇宗奭谓：血虚劳热，产后虚热，老人中虚燥热，若与生地，当虑其寒，故蒸熟曝之，则其功自别。海藏谓治肾水不足，目䀮䀮无所见。濒湖谓：填骨髓，长肌肉，益精血，补五藏内伤不足，黑须发，女子伤中胞漏，经候不调，虞搏谓熟地补血，而痰饮之人恐其泥膈，宜用姜汁炒。治目昏昏如无所见，谓水亏不能鉴物，是肾所主之病，非熟地不效。又谓：地黄本心家血药，久经蒸曝，得水火既济之功，变黄紫为深黑，可直入肾脏，填补真阴。兼培中州脾土，则土厚载物，诸脏皆受其荫。

【发明】地黄产于中原土脉最厚之地，色黄而味甘，禀土之正气，质又厚重，味最浓郁，而多脂膏，故为补中补血良剂。古恒用其生而干者，故曰干地黄，即今之所谓生地也。然《本经》独于此味用一干字，而又曰生者尤良，则指鲜者言之。可知干地、鲜地，六朝以前，本已分为两类，但辨别主治，犹未甚严。至《名医别录》更出生地黄一条，显与干地黄区别。其主治则干者补血益阴，鲜者凉血清火。功力治疗，不复相混。然究属寒凉之品，惟虚而有热者为宜。若真阴不充，而无热证，则用干地，犹嫌阴柔性质，不利于虚弱之脾胃，于是唐宋以来，有制为熟地黄之法，以砂仁和酒拌之，蒸晒多次，至中心纯黑极熟为度。则借太阳之真阳，以变化其阴柔性质，俾中虚者服之，不患其凝滞难化，所以熟地黄且有微温之称，乃能补益真阴，并不虞其寒凉滑泄，是以清心胃之火者，一变而为滋养肝脾肾之血，性情功效，已非昔比。而质愈厚重，力愈充足，故能直达下焦，滋津液，益精血。昔人但谓色黑入肾，犹是皮相之见。凡津枯血少，脱汗失精及大脱血后，产后血虚未复等证，大剂频投，其功甚伟。然黏腻浊滞，如大虚之体服之，亦碍运化。故必胃纳尚佳，形神未萎者，方能任受。不然则窒碍中州，必致胀闷，虽有砂仁拌蒸，亦属无济。则中气太弱，运动无权之弊也。近世遂有再用砂仁末拌炒成炭，专为此种虚证设法者，则真是无可奈何之作为，虽曰费尽心机，亦属矫揉造作，其亦思其功力之果何如耶？

【正讹】地黄之得名，以色黄味甘，补益中土，合于坤土中之和德也。《本经》一名地髓，郭注《尔雅》亦引之，则言其丰腴润泽，譬犹地中之精髓耳。罗愿《尔雅翼》妄谓浸水验之，以浮者为天黄，半沉半浮者为人黄，沉者为地黄云云，亦知此物质重，断无入水能浮之理，无知妄作，惑世欺人，最是无理取闹。考罗氏之书，本多鄙俚可笑，而此说则出于《日华本草》，殊不足征。张石顽之《本经逢原》，亦有枯槁质轻为天黄之说，皆为《大明》杜撰之说所误，不可听也。又《本经》地黄一名芐，《尔雅》亦载之。罗愿遂谓字从下者，有趋下之义。张隐庵乃谓地黄性惟下行，故字从下。要知地黄滋补血液，岂仅下行为功，何可拘泥古字，妄为附会，致令药性医理，牵强不通。须知欲谈医学，必以实有治验为主，何必学王荆公之字说，反生许多窒碍耶。熟地之补阴补血，功效固不可诬，然亦惟病后元虚及真阴稍弱者，可以为服食补养之用。今人多以入之滋补膏方中，正是恰到好处。苟其人胃纳素薄及虚弱成瘵者，得此中满妨食，甚且作胀，其为害亦颇不浅。而痰饮淲漫，或兼挟外感者，固无论矣。考古今之推崇熟地者，莫逾于景岳，几欲以人参、熟地为朝饔夕飧之品，所著全书中，触处皆然，大是可厌。实则此公出入富贵之家，无病之病，不得不以此种药品敷衍塞责，本非专为治病而设。景岳新方，半皆如此，所以平庸肤浅，多无深意。惟其喜于夸张，满口自诩，则真以臭腐为神奇，大言欺人，未免可笑。而陈修园专与此公作难，极力诋讧，嬉笑怒骂，无奇不有，每借熟地以为集矢之鹄，虽未免言之太甚，要亦景岳之夸诞，有以取之，实则修园之深恶痛绝于熟地一物，亦殊不必也。

【存疑】鲜生地能止吐血衄血，是治气火升腾，血热上涌之症，以甘寒逆折其妄行之邪火；则气降火降而泛溢之势以平。又治便血、溺血、血淋等症，皆惟相火鸱张，脉大洪实之时，藉其大寒清热，以减炎炎之势。苟其邪焰少衰，即当应变随宜，改弦易辙，断不能专恃鲜地一物，以为诸见血家始终必用之要药。《本经》干地黄主折跌绝伤，盖亦谓其能补益血液，则折绝自可渐愈。《本经》又逐血痹，《别录》又破恶血，皆血气旺而痹着自通，恶血自行之意，决非谓甘寒黏腻性质，竟能宣通痹着，而逐去恶血也。至《别录》又谓：生者捣汁饮之，治堕坠踠折，瘀血留血。徐之才且谓鲜地为散血之专药，则竟以破逐瘀血为鲜地惟一切能。考跌仆打扑，瘀在肌肉，而发肿发热者，鲜地捣敷，确有成绩，是藉其寒凉以散蕴热，则痛自可止。而行血一层，尚在其次。若竟以大寒内服，信为能逐瘀，揆之药理，终属可疑。而《别录》且以鲜地捣饮，治产后之血上薄心闷绝，则三冲症中之最可危者，急剂抑降以通恶血，惟恐不及，而谓甘缓大寒之物，能奏奇功，终非情理之正。且使鲜地一物，果能破血逐瘀，如是猛烈，且能治胎动下血而胎不落者，则《别录》本文又治妇人崩中血不止，试问崩血不止之时，尚宜破血逐瘀耶？抑欲其止血否也？合二者以观之，似乎崩中则以为止血之主将，而瘀血又以为攻逐之先锋，自盾自矛，万难一贯。意者古人误认《本经》治"折跌绝伤"四字，以为有通络行血之意，因而附会为之，乃有此蔽。若缪仲淳之《经疏》，竟称其行血而治产后恶露作痛；石顽《本经逢原》于"散血消生"四字，尤为推波助澜；徐灵胎、陈修园亦称其滑利流通，无一非踵《别录》而推广言之。要知古人鲜地散血一说，未必不在外敷一层，但言之不详，易滋误会。若竟以外治有功，而谓内服此药，功亦相等，则未敢信也。

【禁忌】仲淳谓：脾胃薄弱，大便不实及胸膈痰多，气不利者，俱禁用。

大黄

《本经》：味苦寒。主下瘀血，血闭寒热，破癥瘕积聚，留饮宿食，荡涤肠胃，推陈致新，通利水谷道，调中化食，安和五藏。《别录》：大寒无毒。平胃下气，除痰实，肠间结热，心腹胀满，女子寒血闭胀，小腹痛，诸老血留结。

【考证】"通利水谷"句，今本皆无"道"字，惟《太平御览》所引有之，于义为长，今从《御览》补道字。大黄《别录》明言无毒，而近世本草，竟以入毒草类中，裒然居首，此是李氏《纲目》之误，最启初学之疑。兹为移入湿草，以存其真。

【正义】大黄气味俱厚，沉降纯阴，故直入血分而导瘀滞，通利胃肠，而逐宿垢。《本经》主下瘀血，血闭，破癥瘕积聚宿食，荡涤肠胃，通利水谷道，是其主治之大纲。"推陈致新，调中化食，安和五藏"十二字，于大黄功用，尤其推崇备至。盖肠胃之消化，血脉之周流，在以通为补，苟有宿垢留滞，则秽浊不去，即新生之血，亦易瘀积，而徒为陈陈相因之恶腐，譬如川流，不舍昼夜，自然源流皆洁，如其一有停蓄，纵使来源常清，而流利此间，即成恶浊，其理最为浅显。惟能推荡陈腐，然后可以致新，庶几中气和调，食不碍化，而五藏皆赖以安和。大黄涤除宿食，疏通血瘀，则胃肠与血络源流俱清，裨益夫岂浅鲜，此非上古圣贤，悟彻玄理，不能有此深造之语。与其他久服轻身延年，神仙不老等说，类皆出于方士之附会依托者不同。奈何近世本草，皆列入毒草门中第一，令人望而生畏，遂致有大黄救人无功之俗谚，何其背谬，竟至于此。迈时西国医家，亦谓此物是补胃妙品，其旨正同，而吾国俗医，多有畏其攻克，当用不用者，宜乎吾道之日以退步也钦？痰饮二字，唐宋以后，显有分别，每以有火而浓稠者为痰，有寒而清稀者为饮。大黄能治实热之老痰，不能治中寒之留饮，此在粗知医理者，皆能言之，颇似《本经》留饮二字，未免不妥。然要知汉魏以上，尚未有此分析，仲景书中初未见一痰字，更何论乎《素问》。直至《甲乙经》，而始有水淡饮也一句，其字作淡而不作痰（《甲乙》此文见第四卷病形脉诊篇，今本《灵枢》因之。然今本《甲乙》《灵枢》皆作水饮也，义不可解。乃浅人不知淡即古人痰字而妄改者，惟《脉经》所引尚作淡，可证），则《本经》此条留饮二字，古人未必竟以为寒饮之病，读古书者不可不知古义。惟《别录》以大黄治女子寒血闭胀，则竟以寒症而用大苦大寒之药，必不可通，当有讹误，阙疑可也。

【广义】甄权：通女子经候，利大肿。寿颐按：大黄本能逐瘀，以治经闭之因于积瘀结热者，固即《本经》下瘀血血闭之义。但孱弱之体，非可一概论耳。水肿为病，本于脾肾，纵有实水可导，止宜通利小水，似无荡涤肠胃之法。甄氏大黄利水肿，盖为实证而言，决非通用之法。每见俗医治此，恒用商陆、大戟、甘遂之类，傄图一快，杀人无算，溯其原始，殆皆本此。以此知后人本草，诚不可与《本草》《别录》同年语也。元素：泻诸实热不通，除下焦湿热。濒湖：治下痢赤白，里急腹痛，小便淋沥，实热燥结。

【发明】大黄其色正黄，得天地至阴之气独厚，故其性大寒，气味重浊，故迅速善走，直达下焦，深入血分，无坚不破，荡涤积垢，有犁庭扫穴，攘除奸凶之功，因有将军之称。生用者其力全，迅如走丸，一过不留，除邪而不伤正气，此大将军救民水火，而不扰闾阎者也；制过者其力已缓，颇难速效，正犹缚贲育而使临大敌，亦无以展其所长。东垣谓：治在上者，非酒不至，必用酒浸，引上至高之分，驱热而下，未免矫揉造作，用违者其长。读仲景泻心法，可悟古人无此制度，而俗人见识不真，藉和平两字，以为尝试之计，谬矣！但久制者，可从小便以导湿热，惟清宁丸能有此功，而寻常之酒制大黄，非其伦比。近人亦有谓生者走后阴，熟者走前阴，殊是不确。《金匮》泻心汤治吐血、衄血，明是阳亢上逆，迫血妄行，故以大黄、芩、连直折其炎上之势，而乃云心气不足，必是传写有误，致令古今注家，为此节作说解者，皆嗫嚅而不可解。不如《医宗金鉴》径改为心气有余，何等直捷爽快。承气之法，得枳实则其行尤速，得芒硝则软坚，可化燥矢为溏粪。但其味大苦，最伤胃气，胃弱者得之，无不减食，且不知味，苟非实热蕴结，诚不可轻用。凡老年气弱，瘦人阴虚，即有大便燥结，欲解不解见症，今法恒用玄明粉七八分，合枳实四五分，槟榔六七分，奏功甚捷，可无碍胃腹痛之弊，且亦一过无余，力亦不亚于生军，较为轻微淡远，不动声色，亦尤么魔小丑，尚非据险负隅，则一偏禅之职，亦足以荡平之，正不烦名将亲征，小题大做云尔。

【禁忌】缪仲淳谓：血闭由于血枯，便闭由于血少肠燥，胸腹胀满由于中气不运，女子腹痛由于厥阴血虚等症，皆不可妄为推荡。

连翘

《本经》：味苦平。主寒热，鼠瘘，瘰疬，痈肿，恶创，瘿瘤，结热，蛊毒。《别录》：去白虫。（创，今本作疮）

【发明】连翘味苦，苦能清热。形圆而尖，中空有房，状似心藏，故专清心家之热，此物理自然之情性，非勉强附会之言也。又凡质轻而空松者，必有开泄宣通之作用，故亦能散结而泄化络脉之热。《本经》治瘰疬痈肿，疮疡瘿瘤，结热蛊毒，固以诸痛痒疮，皆属于热，而疏通之质，非特清热，亦以散其结滞也。六朝以降，皆以古说心与小肠为表里，谓清心之品，能通小肠，则即可开泄膀胱，导小水，祛下焦之湿热，是以甄权谓通利五淋，小便不通，除心家客热，实则附会之说，必不可信。日华谓其治疮疖，排脓止痛。东垣谓其散诸经血结气聚之义。缪仲淳谓主瘰疬瘿瘤，皆足少阳胆经气郁有热。海藏以主耳聋，亦气火上壅之证耳。

【正讹】仲景麻黄连轺赤小豆汤，治瘀热在里发黄，注家谓连轺即连翘之根，目谓无根则以实代。考《尔雅·释草》，连导翘。郭注一名连苕。盖翘之与轺、苕，即一声之转，古书极多同音通用之例，则连翘、连苕、连轺，明是一物。既能清湿热而通利小水，自然可治瘀热之发黄，何必强以根实妄为区别。然注《伤寒论》之为是说者，固亦别有所本。以《本草经》别有翘根一条，然《本经》翘根虽称其主下热气，而无利水治黄之明证。且于连翘则曰生山谷，于翘根则曰生平泽。《别录》谓连翘生太山，翘根生嵩高，皆大有分别，其非一物甚明。是以陶景宏已谓翘根方药不用，人无识者。而《唐本草》列于有名未用类中，乃海藏强作解事，竟谓即连翘之根，而李濒湖从之，非也。

连翘心

【发明】近人有专用连翘心者，即其房中之实也。细而质轻，故性浮而专清上焦心肺之热，较之其壳在外，亦能通行经络，其用固自有别。然虽是心，而亦不坚实，若竟谓能清心家实火，亦殊未必。

决明子

即草决明，亦名马蹄决明。《本经》：决明子主青盲
目淫，肤赤白膜，眼赤痛，泪出。《别录》：味咸苦甘平，
微寒，疗唇口青。

【发明】决明子其形如豆，其色青绿，味咸，故专
于入肾。古人主治，皆以为眼目要药，似乎疏风清热，
实则补肾益精，所以能治青盲等肝肾阴虚之证。然必
久久服食，方能取效。而肝热风热等证，亦非切要之
品。日华谓其助肝益精，作枕治头风明目，甚于黑豆。
丹溪谓其益肾。甄权谓：叶作菜食，利五藏明目，其义
皆同。《别录》谓其咸苦甘平，似嫌丛杂。其能疗唇口
青，盖肝气之病。缪氏《经疏》以决明子合沙苑蒺藜、
甘菊、杞子、生地、女贞、槐实、谷精草，补肝、明
目、益精，能疗肝家虚热。又方合生地、甘菊、荆芥、
黄连、甘草、玄参、连翘、木通，主暴风热眼痛，眵泪
赤肿。颐按：缪氏治目二方，已近于俗医通套方剂，然
一治肝肾之本虚，一治风热之标实，理法秩然，犹有
可取。

【正讹】决明子明目，乃滋益肝肾，以镇潜补阴为
义，是培本之正治，非如温辛散风，寒凉降热之止为标
病立法者可比，最为有利无弊。乃王旻《山居录》，竟
谓其多食患风，必有误会，濒湖已明辨之。而张石顽又
谓：久服则伐肝搜风太过，反致虚风内扰，是误认为祛

风泻肝之用。其亦思质坚下坠，色青而绿，能入肝肾，滋养真阴；夫岂升散疏泄之品，所可等类齐观者耶。

地肤子

《本经》味苦寒。主膀胱热，利小便，补中益精气。《别录》：去皮肤中热气，散恶疮，疝瘕，强阴。（旁光，今本作膀胱）

【发明】地肤子苦寒泄热，止有清导湿热，通利小便之用。《本经》又谓：补中益精气。《别录》称其强阴者，乃湿热不扰，而阴精自安之意，断不可拘泥字面，认为补益之品。陈藏器乃谓：众病皆起于虚，虚而多热者，加地肤、甘草，可谓颠顶已极。张石顽从而和之，大不可解。《别录》又主疝瘕，甄权谓治阴癫，皆惟湿热内蕴者可用。若虚寒气滞，大非所宜。

王不留行

《本经》：味苦平。主金疮，止血，逐痛，出刺，除风痹内寒。《别录》：味苦甘平。止心烦鼻衄，痈疽，恶疮，瘘乳，妇人难产。（创，今本作疮）

【发明】王不留行通利迅疾，故得此名。言虽有王命而不能留其行，则流利之性峻矣。其味又苦，则泄降下行，惟热结者为宜。《本经》主金疮止血，逐痛刺；《别录》止心烦鼻衄，痈疽恶疮，皆清火活血之用。除风痹者，风热壅于经络也，而风寒寒湿，非其治矣。惟《本经》内寒二字，殊不可解。李氏《纲目》引作内塞，当即濒湖所改，似非讹字。然别本皆作寒，是当存疑，不必强解。又治产难，通乳汁。甄权谓：治风毒，通血脉。日华谓：主游风风疹，妇女月事不匀。濒湖谓：利小便。景岳谓：滑利阳明冲任血海，通经滞不调。石顽谓：走而不守，长于利窍，皆以破结宣导为功。苟属虚体，慎弗轻投，而妊娠尤为大禁。

漏芦

《本经》：味苦咸寒。主皮肤热，恶创，疽痔，湿痹，下乳汁。《别录》：大寒。主热气，疮痒如麻豆，可作浴汤。（创，今作疮）

【发明】漏芦滑利泄热，与王不留行，功用最近，而寒苦直泄，尤其过之，苟非实热，不可轻用，不独耗阴，尤损正气。日华谓通小肠，治泄精，溺血，肠风，乳痈，排脓止痛，通经脉，皆惟实热之症，可以暂用。石顽谓：苦寒解毒，利窍杀虫，排脓消肿。古治痈疡以漏芦汤为主药，盖咸能软坚，苦寒清热解毒之功。然服之必泻，则热从下出，故气虚者，非其所宜，而妊妇尤为切禁。附漏芦汤方：漏芦、连翘、生草、大黄、生耆，治痈疽热证。寿颐按：此汤惟实热壅结宜之。其用黄芪，盖欲以监制其迅利，然补气之药，以治痈肿，究属非宜。若曰彼此牵制，欲其虚实二家，无投不利，则模棱两可，必无桴应之理，此成方之所以不可混用也。惟在临证时审其虚实寒热，而知所损益，然后可以恰当病机耳。

甘蔗、蘘荷

【发明】甘蔗、蘘荷，诸家本草皆分为二。考《说文》：蘘荷，一名蒚蒩。《广雅》：蘘荷，蒪苴也。蒚蒩、蒪苴，其音甚近。《楚辞》王注又作蒪菹。古今注又作蘠苴。《史记·司马相如传》又作猼且。《汉书》则又作巴且。文颖注，一名巴蕉。转展变迁，此后世芭蕉之名，所由来也。此皆巴蕉、蘘荷，本为一物之明证。古今注谓：蘠苴色紫，蘘荷似蘠苴而白。苏颂谓：红蕉如火炬，是又以花之色为分别。《广韵》则云：蒪苴，大蘘荷名，是又以大小分也。今按蕉花虽曰有白有绿有紫，而性质皆同，无所用其区别。最为喜阴而恶阳，莳之墙隅则茂，移植高旷则萎。阴寒之性，已可概见。惟南方闽粤温暖之地，结实最繁，大江以南，最不易见其一花，此为阴寒性质，一遇霜霰，即已黄落，不胜天气之寒凉也。是以其果味虽甘美，气则大寒，能清肺胃热邪，通大肠燥结，凡燥火之人，生津止渴颇佳。而非阳气有余者，不堪数啖。孟诜谓：生食止渴润肺。吴瑞谓：解酒毒，止肌热烦渴。濒湖谓：压丹石毒，其义皆同。《别录》谓：甘蔗根大寒，主痈肿结热。苏恭谓：捣敷热肿。孟诜谓：治黄疸。日华谓：治天行热狂，烦闷消渴，解金石毒发，并捣汁服之，其蕉油（以管插茎蕉茎取之），即自然汁，日华谓治头风，止烦渴，疗汤火伤。蘘荷根则《别录》虽称其辛温，然谓其治中蛊及疟，捣汁服则仍是清热解毒之功用，必非性温。弘景以主溪毒沙虫蛇毒，中蛊毒，皆治湿热蕴结之患，则其性可知。然《别录》即言其辛温，而孙思邈亦以为微温者，盖以古人恒以襄荷与姜并言，如《司马相如传》有"苴姜襄荷"之句。而襄荷之躯干又细，茎叶有似乎姜，因亦误会其性之辛温耳。实则大寒之品，凡非实热，皆不可用。即如甘蕉，今亦为常嗜之品，然非胃火有余之人，下咽必凝滞不适，甚者且致腹痛泄泻，尤其确据。石顽误谓襄荷治喉舌口疮糜烂，妇人月闭及伤时气，壮热头痛等证，皆取其辛散，实则皆以大寒解其蕴结之热邪，苟非实热，胡可轻试。若肠胃不坚，脾阳不健者，得此作痛作泻，又可操券而待。热毒痈肿，小儿赤游风疹，巴蕉根捣涂，捷效，见《肘后方》。

箬叶

【发明】箬，始见于濒湖《纲目》，即衬笠之箬叶。古字作篛。其茎似竹而细小，其叶甚大。濒湖谓：气味甘寒，治吐血、衄血、咯血、呕血、下血、溲血，并烧存性，温汤服一钱匕。又通小便，利肺气，喉痹，消痈肿。张德恭谓：治痘疮倒靥，以箬叶灰一钱匕，麝香少许，酒调服之。石顽谓：干箬蒂煎汤，治胃热呃逆，性较柿蒂为平。又取灰以香油调敷汤火伤甚良。盖清芬之品，具有清热利窍之功也。

灯心草（石龙刍）

【发明】《本经》止有石龙刍，云一名龙须，即今织蓆之草也。宋《开宝本草》乃有灯心草，其形较之织蓆者为粗，其质较松，今剖其穰为灯心，而以其壳为簑衣。二草虽非一种，然是同类，皆生于下隰之地。味淡质轻，故专于通利，能泄湿热而清导小水，亦降心肺之火。《本经》谓：石龙刍味苦微寒，主心腹邪气，小便不利，淋闭，风湿鬼注，恶毒。其所谓邪气恶毒者，即以湿热之邪言者也。治风湿者，亦取其利湿之意。《别录》谓：治痞满，除茎中热痛，仍是泄热利水之意。陈藏器谓败蓆治淋及小便卒不通。《开宝本草》谓：灯心草主五淋，败席更良。洁古谓：泻肺通溺涩癃闭，行水治肿。丹溪谓：治急喉痹，烧灰吹之，以灰饲小儿，止夜啼。濒湖谓：降心血，止血热，通气消肿，又无一非泄热利水之用。又灯心之质，尤为轻虚，故开肺泄水，尤其专长，以开喉痹，其义在此。但研末烧灰，其法甚难，以米粉浆之，则可研，塞紧于竹节中，糠火煨之，则成炭。要之质贱而味淡，除利水以外无用。《韩氏医通》有天一丸，以灯心为末，合滑石、二苓、泽泻，再用人参膏为丸，其功用亦不过通利小水而已，可谓矫揉造作，是亦医界之魔矣。

木贼草

《本经》：木贼以磨擦木器得名。虽有坚木，擦之则粉屑错落，而草不损，其伐木之性甚强，故以治疗肝胆木邪横逆诸病，能消目翳，破积滞，皆消磨有余之用也。质轻中空，故丹溪谓其发汗至易。濒湖谓与麻黄同形同性，亦能发汗解肌，升散火郁，故能治眼目诸血之病。然则为目科要药者，固不仅取其克木，能磨擦障翳，亦含有疏风行血，泄化湿热，升散郁火诸义。其治喉痹，血痢，泻血，血痔，血崩，月事淋漓，疝气等证，固皆气滞血瘀，肝郁不疏为病。疏泄窒滞，升散郁热，兼以伐肝木之横，而顺其条达之性，木贼之用尽于此矣。《嘉祐本草》谓：主目疾，退翳障，消积块，疗肠风，止痢，及月事不断，崩中赤白。濒湖谓：解肌，止目泪，止血，去风温疝痛，大肠脱肛。石顽谓：主目病风热暴翳，取其发散肝肺风邪，久翳及血虚者非宜。且谓多服则令目肿，盖疏散太过，反伤正气矣。要知克削之力甚强，即治下血，血痢，血崩，血痔诸症，皆惟有余之体为宜。苟其气虚，皆当审慎。而血痢、便血、崩中，及月事淋沥诸症，则气虚不能摄血者为多，尤不可不知所顾忌也。

蛇床子

《本经》：味苦平。主妇人阴中肿痛，男子阴痿湿痒，除痹气，利关节，癫痫，恶创。《别录》：辛甘无毒，温中下气，令妇人子藏热，男子阴强，令人有子。

【发明】蛇床子，温燥刚烈之品，《本经》虽称其苦平，然主治妇人阴中肿痛，男子阴痿湿痒，则皆以寒湿言之，必也肾阳不振，寒水弥漫，始可以为内服之品。甄权已谓其有毒。濒湖且谓：蛇虺喜卧其下，食其子。盖产卑湿污下之地，本系湿热之气所钟，其含毒质可知。观雷敩制法，以浓蓝汁同浸，再以生地黄汁拌蒸，无非监制其燥烈之性。其反能治湿热病者，同气相求，以从其类也。故近今医籍，绝少用为内服之药。况市肆中以为贱品，皆不泡制，而可妄用以入煎剂乎？《本经》又谓：除痹气，利关节癫痫，则刚烈之性，本能通行经络，疏通关节，然非寒湿及未经法制者，慎勿轻投。《本经》又主恶疮，则外治之药也。《别录》又谓辛甘，能温中下气，令妇人子藏热，男子阴强，令人有子，则专温肾阳，更属彰明较著。甄权谓：治虚实湿痹，毒风瘰痛，起腰痛，去风冷，益阳事。日华谓：治腰胯酸痛，四肢顽痹，缩小便，去阴汗湿癣，赤带下。景岳谓：逐寒疝，起阳痿，主阴衰无子。皆是强阳主治。石顽谓：辛香性温，助男子壮火，肾火易动，强阳不固者，弗用，甚是正论。李濒湖竟泛泛然谓其补男子，有益妇人，则以《本经》列于上品，而过于推崇，遂有左道旁门，专于兴阳而戕人生命者，皆此类补阳助欲，不顾其本之说，有以误之，是不可以不慎也。惟治外疡湿热痛痒，浸淫诸疮，可作汤洗，可为末敷，收效甚捷，不得以贱品而忽之。

葵

即锦葵，古亦称荆葵，即《诗》东门之枌，及《尔雅》之筵也。其子即冬葵子。

冬葵子

《本经》：味甘寒。主五脏六府寒热羸瘦，五癃，利小便，久服坚骨长肌肉。《别录》：疗妇人乳内闭，肿痛。

【考证】花卉之中以葵为名者最多，其实则种种不一。古人以葵为常食之品，如《诗》之烹葵，《礼》之夏用葵，最是习见之物，然今人皆不识为何物。考《尔雅·释草》蓘，菟葵。郭注似葵而小，啮之滑，是菟葵固可啮，而曰似葵则非葵矣。《尔雅》又有芹，楚葵，即今之水芹。《毛诗传》又有茆，凫葵。《说文》有蘉凫葵。《广雅》有蘉、茆，凫葵，即今之莕菜，则皆可食。然各为一种，虽同以葵名，而非即葵也。《尔雅》又有终葵系露。郭注谓大茎小叶。近人以为似今之西番莲，则非葵之同类。李濒湖谓即《别录》之落葵，以落字为即终字之误，其说甚是。则今之胭脂菜，性亦寒滑，与葵相近，因得葵名，此又别为一种。许叔重《说文解字》则曰葵菜也。又有希兔葵，芹楚葵，蘉凫葵，似许氏所称之葵菜，即此三者之总称。然古人既以一字为名，苏恭亦谓常食之品，则固专有一种，必不能如苏颂《图经》之例，意以蜀葵、锦葵、黄葵、终葵、兔葵等物，浑合言之，而曰皆有功用也。考《尔雅》菝，蚍蜉。郭注今荆葵也，似葵，紫色。《说文》：菟，蚍衃也。《诗》：东门之粉。《毛传》：菟，芘芣也。《正义》引舍人注：菟，一名蚍衃。陆机疏：芘芣，一名荆葵。《广雅》：荆葵，葵也。罗愿《尔雅翼》：荆葵，花似五铢钱大，色粉红，有紫纹缕之，一名锦葵。郝懿行《尔雅义疏》谓：荆、锦、菟，俱一声之转。阮文达谓：菟即《经典》之葵，今人不识，惟扬州人以为常疏，清油淡煮，味极甘滑。阮氏籍录仪征，博通今古，其说堪信，且与古人所谓葵性甘滑者，自然符合。然则葵之专名，自当属之荆葵，非菟葵、楚葵、凫葵之别为一物者可比。寇宗奭谓绿叶如黄蜀葵，其花至小，如初开单叶蜀葵，有檀心，色如牡丹姚黄者，即锦葵也。虽郭氏《尔雅注》谓荆葵似葵，则荆葵与葵，明非一物。然细玩郭氏注文，既谓菟葵似葵而小，又谓荆葵似葵，则菟葵、荆葵，又皆非葵。试思其所谓葵者，果是何物，岂欲以终葵繁露当之乎？然郭注又以为承露大茎小叶，花紫黄色，则又与荆葵、菟葵皆不类，何得称其似。此郝懿行《尔雅义疏》，所以谓郭氏亦不识葵也。今推景纯之意，未必果不识葵。其谓荆葵似葵紫色者，盖谓荆葵之花，似蜀葵而色紫耳。似今本《尔雅》注文，脱一蜀字，是则蜀葵乃葵之大者，而荆葵则为古人烹葵、葵菹之葵，其花紫色，洵是确凿可据。再以阮氏芸台之意合之，乃知古人以葵为菜，即今之锦葵，于古则亦谓之荆葵，其菟葵则为葵类之较小者。而蜀葵则似葵而大，一茎直上，高者至八九尺，花似木槿而大，五色俱备，又有单瓣千瓣之不同，古人谓其疏茎密叶，翠萼艳花，金粉檀心，颇堪写照。《尔雅》则谓之戎葵。《名医别录》则谓之吴葵。《尔雅翼》则作胡葵。郝懿行谓戎蜀吴胡，皆谓其大，非是戎蜀吴胡得来，其说甚是。今京人呼为秫秸花，登莱间呼为秫齐花，吴人又呼为淑其花，皆蜀葵之转音也。又别有一种黄蜀葵，叶如鸡瓜，花则色黄而大，与蜀葵又大异，今谓之秋葵花，而亦非一茎直上，其大如臂，其高盈丈，顶巅一花，大如盘，四周单瓣，中簇细蕊之向日葵也。《广雅》又有地葵，地肤也，则即地肤子。《广雅》又曰莃，葵也。王氏引之《广雅疏证》，则又以向日之葵，与《诗》之烹葵，合而为一。其实向日秋葵，不堪作蔬，而蔬之荆葵，花不向日，且向日之葵高大，迥非为蔬之葵可比，亦万不能合而为一。至近世更有所谓紫背天葵者，又别是一种。凡此数者，又同以葵名，然皆以二字连缀为名，在一类数种之例，且皆不可以为蔬，其可以为蔬者，惟蕟之为兔葵，芹之为楚葵，蘩莔之为凫葵三种，而亦皆以二字连缀为名。惟荆葵则后人又作锦葵，而古人止名为葵，是当分析言之，各还其本真，必不可因其同有葵名，而互相援引，更增纷扰。历考诸书，虽《尔雅》《说文》等注，已不免有沿误之处，以致诸家本草，更多彼此歧出，益令后人不易识别。孙

氏星衍问经堂辑刻《本草经》，犹以冬葵子与《尔雅》之
终葵繁露为一物，以冬之与终，古书本通用也，实则终
葵之合音为推，乃形容之词，言其上锐下大，其形如
推。繁露之叶及子，皆形圆而锐，故有终葵之名。其子
色紫可染，今俗谓之胭脂子，虽其叶亦可为蔬，而非入
药之冬葵子。又粤地所产葵扇之葵，更别有一种。总之
草类中以葵为名者太多，惟向日之秋葵，不入药剂，其
余者皆有滑润寒凉之性。意者古人命名之义，即因于
此。所以其体各殊，而其用相似。然正惟其性之相近，
尤足令谈医者淆乱见闻而莫衷一是，实则各有本真，不
可诬也。兹特详析考之，分系各条之下。

【发明】葵性甘寒而滑，茎苗根实，情性俱同，功
用相等。泄热通淋，滑利二便，皆湿热蕴结者为宜，而
虚寒之人，脾阳不振者弗用。其茎苗孙氏思邈谓利胃
气，滑大肠。苏颂谓宣导积滞，妊娠食之滑胎而产。甄
权谓煮汁服利小肠，治时行黄病。汪颖谓除客热，治
恶疮，女人带下，小儿热毒，下痢丹毒。孟诜谓润燥
利窍，解丹石热毒。其根则《别录》谓主恶疮，疗淋，
利小便，解蜀椒毒。濒湖谓利窍滑胎，止渴。冬葵子，
《本经》主五脏六府寒热羸瘦者，滑利以宣通热结也。
《别录》疗妇人乳内闭肿痛，即寒以胜热，滑以导滞之
用。弘景谓下丹石毒。濒湖谓通大便，消水气，滑胎治
痢。《外台》葵菜叶治天行斑疮，遍身戴白浆者。《圣惠

方》葵菜叶绞汁服，治小儿发斑，李濒湖谓此即痘疮。今主治者，惟恐二便频数，泄其元气，则痘不起发，葵菜滑利，似非所宜。盖古今运气不同，治法有异云云。颐谓古人痘疮，皆天行厉气，毒势甚盛，所以宜于凉解。后人多系种痘，则惟恐其不发，证情不同，治法自别。然元虚者，固宜温宜托。毒盛者，亦胡可不用清凉。自明以来，治痘名家，或主凉解，或主温补，皆有对证之效，所谓言岂一端，各有所当者也。夏子益《奇疾方》：葵菜治肉生长刺如锥，痛不可忍，明是火郁结之怪疾，故宜凉解。姚僧垣《集验方》，葵根汁治瘰疽，热毒，其证肉中忽生一黡子，大如豆栗，或如梅李，或青白，或赤黑，有深根，其痛应心，能腐筋骨，毒入脏府即杀人。此亦怪症，总是热盛之毒，故治法如此。然更宜以清心凉血，大剂清解之药辅之，盖亦夏氏《奇疾方》之所谓肉锥类也。

菟葵

【发明】菟葵见于《尔雅》《说文》，其名最古。郭氏《尔雅注》谓其颇似葵而小，叶状如藜，有毛汋啖之滑，则必与锦葵相似，但茎叶较小耳。当即是一类二种。《御览》引《广志》云菟葵瀹之可食。唐《本草》云：菟葵苗如石龙芮，而叶光泽，花白似梅，其茎叶紫黑，煮啖极滑，所在下泽田间皆有，人多识之，称其气味甘寒，下诸石五淋，止虎蛇毒诸疮，捣汁饮之。涂疮能解毒止痛。则清热利湿，解毒通淋功用，亦与锦葵相似，其为同类无疑。

【存疑】菟葵之名，由来最古，然其为物，似久已不识。考郭景纯《尔雅注》及苏恭《唐本草》，一言其叶有毛，一言其叶光泽，已大相刺谬。寇宗奭谓：绿叶如黄蜀葵，花形至小，如初开单叶蜀葵，有檀心，色如牡丹姚黄，其叶则蜀葵也云云，是即锦葵之形状，而苏氏反以为菟葵，尤觉不似。至濒湖《纲目》，则并列三家之说，而无所折衷。又加以天葵雷丸草之名，以为即是紫背天葵。赵恕轩《纲目拾遗》又辨之，则紫背天葵，确又别有一物。然则菟葵果是何物，聚古今诸家之说而皆不得其真，何如存而不论，阙疑为是。颐愚以为古人于草之大者多有马牛之名，则菟葵或本作兔葵，固指葵之小者言之，合于《尔雅》郭注之说，而于《唐本草》所载主治功用，亦不相背。读书但求有用，而医药尤以切用为主，不如并入锦葵条中，较为切实，若徒多分别，无裨实用，于故纸堆中推敲搜索，未免枉费可宝之光阴。寇氏以锦葵释之，或知其本无区别，而欲合之为一乎？

紫背天葵

【发明】紫背天葵，近人用以治瘰疬，颇有应验。濒湖《纲目》引《本草图经》及郑氏《通志》，以为即是兔葵。赵恕轩《本草纲目拾遗》，谓郑氏《通志》言天葵状如葵菜，叶大如钱而厚，面青背紫，生于崖石者，即是紫背天葵。叶分三岐，如三叶酸草而大，有根，根下有子，年深者其子大如指，俗呼千年老鼠屎，以其形黑皮粗，如鼠屎状也。《外丹本草》名曰雷丸草，以其根下之子如雷丸耳。此则全非葵类，不过有葵之名而已。又谓紫背天葵之功用全在根，出金华、诸暨深山石罅间者，根大而佳，春生夏枯，秋冬罕有。又引《百草镜》云：二月发苗，叶如三角酸草，向阴者紫背为佳。其根如鼠屎，外黑内白，三月开花细白，结角亦细，四月枯。性凉，清热，治痈疽肿毒，疔疮瘰串，跌扑，风犬伤，七肿疝气，痔疮，劳伤。盖其根坚实，年久愈大，故能通达经络，消除凝结之痰滞也。《纲目拾遗》引《医宗汇编》：紫背天葵子同鲫鱼捣敷瘰串，立消。又引《救生苦海》治瘰疬，千年老鼠屎捣碎，同好酒隔汤煮一炷香，随意饮醉，盖被取汗，数次自效。又引黄宾江天葵丸专治瘰疬，紫背天葵一两五钱，海藻、海带、贝母、昆布、桔梗各一两，海螵蛸五钱，为末，酒糊丸如梧子大，每服五十七丸，食后温酒下。盖以桔梗开泄气分郁结，贝母消毒化痰，海藻、昆布等以软坚也。又引《经验集》荔枝核十四枚，小茴香二钱，紫背天葵四两，蒸白酒频服，治诸疝初起，寒热疼痛，欲成囊痈者。寿颐谓：囊痈子痈，多属厥阴湿热，不比寒疝之宜于温药，此方以荔茴之温，宣通气滞，而以天葵之凉，泄化湿热，立法颇良。惟用酒服，则仍以寒疝为宜，而厥阴湿热之壅，非其治也。

终葵

即燕脂子草。

【发明】《本草经》无终葵，而《别录》有落葵。陶弘景谓：落葵又名承露，人多种之。叶惟可饪，鲜食冷滑。其子紫色，女人以渍粉傅面，少入药用。马志谓：落藤葵，俗呼谓胡燕脂。濒湖谓落葵叶冷滑如葵，故得葵名。《尔雅》曰：落葵蘩露。郭注谓即承露。以其叶最能承露，而其子垂垂，亦如缀露，故得此名。而终落二字相似，疑落字及葵字之讹。寿颐按：《考工记》郑注，齐人谓椎曰终葵，盖急言之则曰椎，缓言之则曰终葵，本以形容其体圆上锐之词。此草叶圆剡上，有但于椎，因名终葵，字不从草。《考工记》及马融《广成颂》皆作终葵。《尔雅》从草，已是俗字，本草之落葵，则以形近而误，固无疑义。《别录》落葵一名蘩露，即本《尔雅》，尤其明证。盖冕旒之垂，名曰蘩露，而此草之实，累累下垂，又为近似。韩保升谓蔓生，叶圆厚如杏叶，子似五味子，生青熟黑。濒湖谓其似杏叶而肥厚软滑，八九月开细紫花，累累结实，大如五味子，熟则紫黑色，揉取汁红如燕脂，女子饰面点唇，亦可染物，谓之胡燕脂，亦曰染绛子，但久则变色耳。今按其叶作蔬，甘滑鲜美，但微有青草气，其清热滑润之功，可见

一斑。《别录》称其气味酸寒，而滑中散热。濒湖称其
利大小肠，固亦锦葵之流亚也。又按此草蔓生，宜入蔓
草部，旧本皆在菜部，以其可以为蔬也。今列于此，以
葵之名而类之耳。

蜀葵

【发明】蜀葵虽大于葵，而气味甘寒，性亦滑利，
与葵不异。其苗则孙思邈称其除客热，利肠胃。藏器治
丹石发热，热毒下痢。日华谓捣涂火伤。濒湖谓滑窍治
淋，润燥易产。其花则《别录》谓理心气不足。洁古谓
治带下，赤治血燥，白治气燥，皆取其寒滑润利也。濒
湖谓和血润燥，利大小肠。其子则日华谓主淋沥，通小
肠，催生堕胎，疗水肿，治疮疥，皆以寒滑见长。惟宜
于燥热之证，而虚者忌之。

黄蜀葵

【发明】此又别是一种，非即蜀葵之黄花者。叶似
鸡爪，秋深开花，今之所谓秋葵花也。性亦寒凉滑利，
因之亦以葵名。《嘉祐本草》谓其花主小便淋，催生，
治恶疮脓水不差，作末敷之。濒湖谓其花消痈肿，其子
亦消痈肿，治五淋水肿，通乳汁，为催生利小便要药。
濒湖引《经验方》黄蜀葵花麻油浸密收，治汤火灼伤。
今多有预制以备缓急者，最能止痛定腐，甚有效也。

龙葵

即老鸦眼睛草。

【发明】此草性质亦寒凉滑利，故亦名葵。茎柔而嫩，似蔓非蔓，延引甚长，故以龙为名，言其蜿蜒不已也。吾吴土俗亦呼为老鸦眼睛藤，结子浑圆，一簇数颗，生青熟黄，故有老鸦眼睛之名。亦有生青熟红者，其茎叶花蕊皆同。苏颂《图经》谓之赤珠，陈藏器《本草拾遗》谓之龙珠，实即一类二种。《唐本草》谓：龙葵去热退肿。苏颂谓：治妇人败血。濒湖谓：消热散血，压丹石毒，疗痈疽肿毒，跌扑损伤。孟诜谓：捣敷疗肿火丹。盖可敷可服，以清热通利为用，故并治跌仆血瘀，尤为外科退热消肿之良品也。

酸浆

即金灯龙草。

【发明】酸浆之苗叶形色，颇与老鸦眼睛草近似，李濒湖谓本是一类二种。但龙葵茎光无毛，五月以后开小白花，五出黄蕊，结子无壳，累累然数颗同枝，子有蒂盖，生青熟紫黑，而酸浆则同开小花，黄白花，紫心白蕊，其花如杯，无瓣而有五尖，结一五稜之铃壳，一枝一颗，悬如灯笼，壳中一子，生青熟红，《庚辛玉册》谓灯笼草。产于川陕者最大，叶似龙葵，结实有四叶，盛之如灯笼，河北呼为酸浆。陶弘景谓酸浆之子作房，房中有子大如梅李，黄赤色，盖土宜不同，所产微异。《嘉祐本草》作苦耽，以其苗之味也。《本经》言其味酸辛平，主热烦满，定志益气，利水道，难产吞其实立产，则亦寒凉泄热滑利之功用。弘景谓捣汁服治黄病。《唐本草》谓：灯笼草治上气咳嗽，风热，明目。根茎花实并宜。《嘉祐本草》谓：苦耽苗子治鬼疰邪气，热结目黄，大小便涩，骨热劳乏，呕逆痰壅，疝癖痞满，小儿无辜疳，瘰疬，大腹，杀虫，落胎，去蛊毒，并煮汁饮，并生捣汁服。丹溪谓：苦能除湿热，轻能治上焦，主热咳咽痛，故此草治热痰之咳嗽，佛耳草治寒痰之咳嗽。濒湖谓：寒能除热，故清肺除咳，滑能利湿，故降气化痰。苏颂谓其子除热治黄。《嘉祐》谓其治骨蒸劳热，尸疰疳瘦痰癖热结，与茎苗同功。然寒降滑泄，皆实热者为宜，中气虚寒弗用。丹灶家以伏丹砂汞毒，亦清凉以制其刚烈也。

败浆

【发明】此草有陈腐气，故以败浆得名。能清热泄结，利水消肿，破瘀排脓，惟宜于实热之体。《本经》称其味苦平。主暴热，火创，赤气，疥搔，疽痔，马鞍热气。《创，今作疮；搔，今作瘙。马鞍热气四字颇不经见，盖阴胯间热气蒸腾，亦阴分之湿热也。《别录》称其味咸微寒，除痈肿浮肿，结热风痹，产后痛。甄权称其辛苦微寒，治毒风，瘫痪，破凝血，能化脓为水，止烦渴，疗腹痛，产后诸病。日华治血气心腹痛，破癥结，催生下胞，定血运，吐血衄血，赤白带下，赤眼障膜，胬肉，聤耳，疮疖，疥癣，丹毒，无一非实热瘀滞

213

之症。惟产后诸痛，当以瘀露作痛者为宜。而濒湖所引《别录》，竟作产后疾痛。《大明本草》又以产后诸病浑言之，则流弊良多，不可不知所辨别者也。

苎麻根

【发明】苎根见于《别录》，称其气寒，主小儿赤丹。又言渍苎汁疗渴。古今所引《别录》之文止此。惟濒湖《纲目》引《别录》则有安胎一说，不知何据。按：白苎性寒，古方多言其主治小便不通，五淋热结等症，则有泄热通利之力，是以《日华本草》谓其甘寒而滑，乃近人偏以为妊娠安胎之用。盖以苎麻之质坚韧，取其坚固胎元之意，实则既寒且滑，必非胎动者所宜。且根主下行，尤为妊娠禁品。考古今医药诸书，惟梅师方用以治胎动，忽下黄汁，此外殊不多见。丹溪且言其行滞血，则更与胎动大相刺谬。濒湖所引未见古本，恐不可训。虽大明亦有治胎漏下血一条，则《日华本草》本多不经之论，且与其所言性滑之文，自相矛盾，更不足据。日华又谓：治心膈热，天行热病，大渴大狂，解金石药热，心烦，则皆其凉降之力也。石顽谓：治产后血晕腹痛，专行滞血。又谓：麻茎苦温，专散陈久瘀血，则皆以破血逐瘀为用矣。苏恭《唐本草》又谓：苎麻子治赤白痢，又是消积导滞之用，皆足为滑泄一层证佐。然则苎麻之根，似未可视为安胎套药。

胡卢巴

【发明】胡卢巴始见《嘉祐本草》，言其味苦大温，主治元藏虚冷气，腹胁胀满，面色青黑，得茴香子，治膀胱气甚效，乃温养下焦，疏泄寒气之药。后人以治疝瘕，脚气等证，必系真阳式微，水寒气滞者为宜。苟挟温邪，即为大忌。石顽谓：元阳不足，冷气潜伏者宜之。又谓：奔豚偏坠及小腹有形，上下走痛者，用胡卢巴丸。肾气不摄，上热下寒，厥热呕吐者，用黑锡丹。皆与金铃子一寒一热同用，其导火归元之功可知。张子和《儒门事亲》谓病目不觌，服胡卢巴频频不缺，不周岁而目中微痛，恍如虫行入眥渐愈。寿颐按：此惟治肾气真寒，因而目盲者。然目病之此证极少，即曰有之，亦非一物所能奏效，而子和过甚言之，殊不足信。《直指方》：胡卢巴一味炒研末，茴香汤下，治小肠气痛，此亦肾气虚寒者为宜，辨之不可不审。

红花

古名红蓝花。

【发明】红花其叶如蓝，而其花色红，故古有红蓝之名。始见于《开宝本草》，已名红花，称其辛温，主治产后血晕，口噤，恶瘀不尽，绞痛，胎死腹中。盖以其色殷红，体质又轻扬疏达，故专入血分，为疏通经络，活血行滞之品。海藏谓辛甘苦温，肝经血分之药，得酒尤良。丹溪谓：多用则破瘀，少用则养血。濒

湖谓：活血润燥，止痛散肿，通经。景岳谓：达痘疮血
热之难出，散斑疹血滞之不消者。石顽谓其解痘毒，散
赤肿，治产后血晕，瘀痛，宜和童便用之。过用亦使血
行不止，且兼能上行，不可不知。要之性本温和，气兼
辛散，凡瘀滞内积，及经络不利诸证，皆其专主，但走
而不守，迅利四达，不宜大剂独任。苟仅以为疏达和
血之用，小剂亦无流弊。若《养疴漫笔》所谓：产闷已
绝，以红花数十斤煮汤，薰之半日乃苏之说，则小说家
无稽之言，不足取信。李濒湖虽以许胤宗薰柳太后中风
一法相比，然试以医药之实在功用言之，许案治病在腠
理，药气薰蒸以通皮毛之气，犹可说也。若产后闷绝，
则是里病，岂薰蒸之气所能达到。且病在血分，又非仅
通其气分可以有功，况红花又能气分之药。寿颐每谓文
学家不明医理，所戴医家治案异想天开，不合医药之原
理者，所在而是。《二十四史》方术传中，已多怪怪奇
奇之事，更何论乎邑志家乘，传记卮言。寿颐辑录《古
今医案平议》，拟以怪诞不经诸案，编为附录一种，颇
觉牛鬼蛇神，无其不有，而考其原本，多出正史，多出
志乘，若小说谰言犹不在其列。学者必须辨得真是非，
而后医药之真相，乃不为邪说淫辞所蔽，则此道其庶乎
有昌明之一日也。（许治柳太后一条，寿颐尚疑其文人
附会，果未必有是事，说详细拙编《古今医案平议》第
二种内风脑神经病门真中风一类）。《图经本草》红花一

大两，分为四分，以酒一升煮，顿服，治血气痛。寿颐按：斤两升斗，皆古小而今大，大约唐以前仅及今三分之一，至隋唐之间，则通行之权量，已与今相近。惟量药则犹沿用古法，所以其时有大称小称（称，今作秤），大斗小斗之名。大者即当时所通行，小者即旧时之权量也。唐人医书，时有大两、大斗、大升字样，即以当时通用之权量为计，所以别于古法，可见其时著书者之精细。此方所谓一大升，一大两，即其例也。寿颐别有《古今权量考》，言之颇详，已编《谈医考证集》中。

藏红花（番红花）

【发明】西藏红花，产于藏地，赵恕辑《本草纲目拾遗》载之，称其形如菊，干之入沸汤中，水色如血，可绞汁四次者真。治各种痞结，每服一朵，冲汤服，忌油腻、盐。又引王士瑶谓：治吐血不论虚实，用花一朵，以无灰酒一盏，隔汤燉汁服，入口即止，屡试皆效。盖亦降逆顺气，开结消瘀，仍与川红花相近，而力量雄峻过之。今人仅以为活血行滞之用，殊未足尽其功用。按濒湖《纲目》已有番红花，称其产西番回回及天方国，似亦即今之所谓藏红花，称其主心气忧郁，结闷不散，能活血，治惊悸，则散结行血，功力亦同。又引《医林集要》用撒勿即（即番红花之别名，盖彼中之土语。）二分，水一盏，治伤寒发狂，惊悸恍惚，亦仍是消痰泄滞之意，但加以清热通导一层，功力亦尚相近。惟称其气味甘平，则与藏红花之腻濇浓厚者不类。要之土宜，各有微异，疑皆川红花之一类数种也。但藏红花价值甚贵，其功力只较之川产峻烈一等。凡有贫病，苟非必不得已，可弗轻投。

燕脂

【发明】即红兰花汁制成，闺中以为面脂润色之用，制法不止一种，濒湖《纲目》载之甚详，皆以红汁染成，以活血为用，仍与红花同意。惟自海舶交通，西人所造各种颜料盛行于时，艳丽绝胜土产，而皆含毒质。今之燕脂锦、燕脂棉已纯是洋色制成，断不可入药笼，不如仍用红花，犹为稳妥。

大蓟、小蓟

【发明】大蓟、小蓟，茎叶大小之殊，其形色花蕊，颇与红花相近。但花色青紫而不红，盖亦红花之类，止血破瘀功用亦甚相近。《别录》称其气味俱甘温，日华则俱以为凉，其大蓟根，《别录》谓：主治女子赤白沃，止吐血鼻衄，安胎。甄权谓：捣汁服半升，主下血立瘥。日华又谓：其叶主肠痈，腹中瘀血及跌扑损伤，生研和酒童便服。（寿颐按：二蓟主治皆以下行导瘀为主。）《别录》以大蓟根止吐血鼻衄者，正以下行为顺，而上逆之吐血可止。又谓安胎，则破瘀泄导之性，适得其反，恐不可从。甄权谓：主下血，亦殊未允。藏器谓小蓟根破宿血，生新血，主暴下血血崩。（寿颐按：此以有瘀者言之，非虚脱症，宜注重一暴字。）又谓：主金疮出血，呕血等。苏恭谓：大小蓟叶虽似而功不同，大蓟出山谷，根疗痈肿；小蓟生平泽，不能消肿，而破血则同。石顽谓：大小蓟花俱甘温，根俱微凉，但小蓟力微，可以止血退热，不似大蓟之能破瘀散毒。近医止用其花，则专于散血，然皆下行，脾胃虚弱，泄泻少食者禁用。

刘寄奴

【发明】此草以刘裕小字得名，南史所谓捣药治伤者也。其性苦温，善于破瘀宣通，专为逐血攻胀之用，并以外敷，止血定痛，治伤。亦治产后瘀未净诸疾及大小便血，心腹结痛，癥瘕经闭，然专于攻破，非实证不可妄用。

鳢肠

即旱莲草。

【发明】鳢肠草折其茎，汁出须臾而黑，故得此名，言如鳢鱼之肠也。产于下湿地，结实如小莲名，因有旱莲之名。古谓之金陵草，亦称墨菜，汁黑而黏，故入肾补阴而生长毛发。又能入血，为凉血止血之品。又消热病痈肿。但黑色之药，纯阴用事，非阳盛之体，不应多用。脾虚泄泻尤忌。凡劳怯诸证，阴虚火旺者，不可以此等阴药，专治其标，须与补中健脾之剂，相辅成功，乃为万全无弊之策。若止知为热，徒事寒凉，则虚火未必安潜，而脾胃之阴先败，必有过中泄泻，不食之虞。且虚火纵以逆折得息，而反为纯阴无阳之候，又将何以善其后耶？《唐本草》谓气味甘酸而平，主血痢，及针灸疮发，血不可止者，傅之立止。汁涂眉发，生速而繁。日华谓通小肠，治疮疡。濒湖谓乌髭发，益肾阳。

棉花

【考证】棉花种出异域，宋季始入中土，吾乡自松江黄道婆携来，遂为土产之一大宗，衣被苍生六百余年，遍地都是，童稚皆能识之，固不烦再详其形色。考《代醉编》：此物始为番使黄氏所传，虽一本丛生，有似灌木，然年年播种，宿根不能再生，确是草类。李氏《纲目》名以木棉，而列于灌木类中，究非真相。濒湖亦谓：棉有草木两种，木棉产于交广，树高数丈，而江南淮北所艺者，皆似草之木棉，则李氏亦知其非木本。今复推广益远，美州大陆亦为恒产之一宗。而木本之棉，则出产无多，不足供制纱织布之用。然则元明时代所称蕴絮织布之棉，皆即此棉花也。兹径以棉花为名，即以别于木本之棉。虽棉花之称，未见于古书，而农家习惯，久为定名，不仅一隅之方物，妇孺咸知，抑亦国产之大宗，全球指目，固中外通行之唯一名称也。

【发明】棉花能御严寒，其性温暖，理有固然，濒湖所谓气甘温是也。然于主治，止称白棉治血崩金疮，烧灰用之，子烧油涂恶疮疥癣，似未足以尽其功用。赵氏《纲目拾遗》引《百草镜》：花可止血，壳可治膈。又引《药性考》，亦谓：草棉甘温，烧灰止血，敷冻瘃。其子温热，补虚治损，暖腰膝。盖御寒之品，能助阳气，而其子又凝固之体，则补中益下，温养脾肾真阳，尤其可信。又其中有紫花一种，绵色殷紫，则深入血分，调和经络，以活血见长。且更有黑核一种，子浓如墨，则直达肾家，滋益真水，以养阴奏绩。旧方每以棉花子仁为和血止血之品，如治便血淋血，崩带痔漏等证，则皆知和血之义，而无寒凉积瘀之患。又为补肾起痿，养老扶弱等用，则又温养之法，而无刚暴燥烈之虞，温和滋润，颇为纯粹，能滋阴液，助阳气，泽毛发，润肌肤。质本多脂，终与桂、附等之辛燥者有间。惟此子一得土气，即易萌芽，生长之机最迅，则不无兴阳作用，必肾气虚寒者为宜。苟其虚阳不固，相火不潜，恐有扰动之弊。又纯属油质，更有滑泄之累。其壳可以疗膈者，取其自能绽裂，即有疏通之义。又性温能行，可泄痰瘀也。其子榨油，濒湖称其有毒，且有燃灯损目一说。然今人几为恒嗜之品，市廛中久已普行，甚且搀杂豆油之中，令人无从分别。虽其性偏温，不流流弊，然油则滑润，亦不致留着积热，贻人大害。惟必须澄之极清，则油中杂质无存，方无戟喉之患。又宜以鲜子榨油，则清芬可口，其陈年之花核，核中子仁久已霉变，其油本不可用，昔人称其有毒，当即指此。若鲜棉核之清油，今多食之，亦未见其毒也。又采其茎叶、花实、连根全枝捣烂，水煎浓成膏，知酒温服，可戒鸦片烟瘾。盖鸦片纯以滀敛为用，而此以阳和之气，疏通而温润之，颇著灵效。又鸦片来自印度，而棉花亦由彼方传来，或者土宜物质，自有克制之理欤。犹忆前人笔记中，称棉花初入江南之时，有一老僧见而蹙额曰：是物到此，果然数百年衣被苍生，然五百年后，必更有一毒物相继而来，索还巨债，则今人食其果而后人受其报，宁不可叹云云。乃道光中和议既成，鸦片之毒，蔓延全国，岁溢金钱，何止钜万，则老僧之言验矣。今虽禁令綦严，颇似六百年棉花宿债，渐次清偿，实则暗室一灯，所在多有，正不知巨款宿逋，何日方了。聊记此言，以为黑籍中人提撕警觉之一助云尔。赵氏《纲目拾遗》引《回生集》：棉子煮汤入瓮，坐而薰之，治肾子偏坠。寿颐按：阴丸偏大，木而不痛，多属寒气，治宜温散。尝见有一儿患之，偶乘船，船中适装花核榨油之饼，热气未散，儿坐其上，至家即愈。此法最佳，得气尤厚，较之煮汤薰洗，力量百倍，而并不嫌其猛，虽极寻常之事，实即医家之良导师也。

芍药

《本经》：味苦平。主邪气腹痛，除血痹，破坚积，寒热疝瘕，止痛，利小便，益气。《别录》：酸微寒。通顺血脉，缓中，散恶血，逐贼血，去水气，利膀胱大小肠，消痈肿，时行寒热，中恶腹痛，腰痛。

【正义】芍药古无赤白之分，而功用自别。白者苦而微酸，能益太阴之脾阴，而收涣散之大气，亦补益肝阴，而柔驯肝气之横逆。《本经》主邪气腹痛，寒热疝瘕，止痛益气，《别录》所谓缓中者，无一非养毓肝脾两藏之真阴，而收摄两藏之逆气，斯邪气退藏，正气裨益，腹痛及心胃之痛皆除；中气和调，寒热自已，疝瘕自定，皆白芍药养脾柔肝之功用也。赤者行滞破血，直达下焦，《本经》所谓除血痹，破坚积；《别录》所谓通顺血脉，散恶血，逐贼血，消痈肿，中恶腹痛，皆惟赤芍药行滞逐瘀，足以当之。利小便，去水气，利膀胱大小肠，亦赤芍药泄导之功。石顽以《本经》之利小便三字，系于赤芍药之下，良有以也。（白芍非专利小便之药，真武汤别有用意，见下。）

【广义】甄权谓：强五藏，补肾气，治时疾骨热，是指白者言之。又治藏府壅气，妇人血闭不通，则指赤者言之。洁古谓：泻肝，安脾肺，收胃气，止泻利，固腠理，和血脉，收阴气，敛逆气，皆白芍之功，故又谓白芍入脾，补中焦，乃下利必用之药。盖泻利者太阴病，故不可缺此。海藏谓：理中气，治脾虚中满，心下痞，胁下痛，善噫，肺急胀逆喘咳，目涩，肝血不足。阳维病苦寒热，带脉病苦腹痛满，腰溶溶如在水中，亦皆白芍之主治。濒湖：止下痢腹痛后重。石顽《逢原》谓：

白芍酸寒，敛津液而护营血，收阴气而散邪热，泻肝之邪热，所以补脾之阴，（寿颐按：白芍酸寒，亦养肝阴而柔驯肝气之恣横，与龙胆、木贼之伐肝者不同，不可谓泻肝之邪热。）即《本经》主邪气腹痛益气之谓，故仲景以为补营上药。入肝脾血分，治阳维寒热，带脉腹痛，补中下二焦，能于土中泻木，为血痢必用之药，然须兼顾桂用之，方得敛中寓散之意。建中汤之妙用，人所不知。盖泻痢皆太阴之病，建中专主太阴腹痛也。（寿颐按：泄泻与滞下，固皆是太阴脾病，故皆有腹痛一候。芍药能收脾气之散漫，而养脾阴，故为太阴腹痛主药，而并治泄泻滞下之腹痛。仲景于腹痛例加芍药，此是上古相传之圣法。《本经》主治特提腹痛二字，即是此旨。可见仲圣用药，固与《本经》若合符节，惟泄泻之腹痛，多由太阴之虚寒，芍药虽能补益太阴，而酸寒与脾寒不合，是以小建中汤专治中虚腹痛，重用芍药，而以桂枝温养，建立中州元气，且能泄散阴寒，此经方之妙用，固泄泻腹痛之神丹也。若滞下之腹痛，则多湿热积滞，虽亦是太阴失职，乏健运之力，而症是实热，宜清宜通，且宜破滞导浊。而血痢腹痛，里急后重，欲下不下，更是一团毒火深入血分，蕴结于大肠迴转之间，非苦寒急下，荡涤邪秽不可，仅用芍药，犹虞不及，朴、枳、硝、黄、芩、连、槟、柏，皆所宜选，何以石顽既知芍为血痢必用，而反谓必须兼桂用之，岂有

大实大热之病，而可杂以桂者，是误以建中治虚寒之例
治湿热矣。洁古老人芍药汤，主治滞下，最是实热症之
无上良方，惟杂一肉桂，大不可为训，盖亦误认建中法
可治滞下肠辟。今得石顽此论，可与洁古携手同归，此
均是贤者之过，不可不辨。石顽又曰：凡人阳气虚衰，
阴气散漫，患腹胀满急，于补中益气药中，加白芍一味
以收阴，则阳虚不受阴制，胀得阳药便消。又曰：小便
不利者禁用，以膀胱得酸收而愈秘也。而真武汤中又用
以利小便者，则本治少阴精伤而证见虚寒，非太阳膀胱
癃闭之候。以其能益阴滋血，培养津液，小便自行，非
通利也。（寿颐按：真武汤治少阴虚寒，是少阴寒水泛
溢，阴盛漫天，横逆无制，上凌心脾，汗多心悸，四肢
沉重，腹痛不利，小便不利，皆阴水汩没真阳，逆流奔
腾，怀山襄陵之候。故以附子镇摄水逆，譬犹北方真武
之神；生姜温中气；白术实脾以隄水；茯苓禀松根余气，
久伏深藏，顾名思义亦是镇伏功用。且又必藉芍药之
阴，同气相求，以收摄迷漫涣散之阴气，复归于下，庶
几水归于壑，復其润下之常，而导之流通，乃不为害，
斯为真武治水，芍药通利小便之真旨。真武之少阴症，
必非精伤之少阴。石顽滋血及培养津液云云，太觉肤
浅，殊不足征。而东垣且谓芍药能益阴滋湿而停津液，
故小便自行，非因通利云云。试问当用真武之时，阴霾
之气充塞宇宙，而顾可用其益阴滋湿，以停津液乎？似

此解经，岂非魔道。石顽盖亦承东垣之谬。读古人书，又安得不自具只眼。）

【发明】《本经》芍药，虽未分别赤白，二者各有所主，然寻绎其主治诸病，一为补益肝脾真阴，而收摄脾气之散乱，肝气之恣横，则白芍也；一为逐血导瘀，破积泄降，则赤芍也。苏颂《图经本草》，始有金芍药（白），木芍药（赤）之名。成无己谓白补而赤泻，白收而赤散，故益阴养血，滋润肝脾，皆用白芍药；活血行滞，宣化疡毒，皆用赤芍药。芍药专治腹痛，仲圣之法，实即秦汉以前历圣相传之法。说者每谓腹痛是肝木凌脾，芍能助脾土而克肝木，故为腹痛之主药。要之肝秉刚强之性，非借阴液以涵濡之，则暴戾恣睢，一发而不可制。当其冲者，厥惟脾胃，先蒙其害，凡心胃痛、腹满痛、胸胁刺痛、支撑胀闷，无一非刚木凌脾之病。宋元以来，治此者多尚香燥气药，以刚济刚，气行而通则不痛，非不暂图目前之效，然愈燥而阴愈耗，肝愈横，频发加剧，卒至肝脾之阴两竭，而燥药且不可復施。仲圣以芍药治腹痛，一以益脾阴而收摄至阴耗散之气，一以养肝阴而和柔刚木桀骜之威，与行气之药，直折肝家悍气者，截然两途，此泻肝与柔肝之辨。而芍药所以能治腹痛胀满，心胃刺痛，胸胁胀满者，其全体大用，即是此旨，必不可与伐肝之剂，作一例观。

【禁忌】仲景云：太阴为病，脉弱，其人续自便利，设当行大黄芍药者，当减之，以其人胃气弱，而动故也。是指太阴虚证而言。可见凡腹痛之当用芍药者，皆太阴气滞，肝络郁窒不舒为病，非属于虚寒一边。而中气虚寒，则又有建中法在，非芍药一味之所能治，此寇宗奭所以有气虚寒人禁用之说也。

【正讹】丹溪谓：产后不可用芍药，以其酸寒伐生发之气故也。寿颐谓：产后二字，所赅者广博而无涯矣。芍是酸寒，虚寒者固不可用，然尚有小建中之成例在，若是实热当下，硝、黄、芩、连，且皆不避，又安有独禁芍药一味，而乃曰产后不可用芍，则凡是娩身之后，独忌此一味，其理安在？此必非丹溪之言。而《大明本草》且谓：治女人一切痛，胎前产后诸疾，则又是不问寒热虚实而概言之，适与丹溪相反，究之有为而言，两者之说，是是非非，各有所当，非可执死法以困活人者也。

荆芥

《本经》：假苏，味辛温。主寒热鼠瘘，瘰疬，生疮，破结聚气，下瘀血，除湿痹。（创，今作疮）

【正义】《本经》无荆芥而有假苏，吴普谓一名荆芥。然陶弘景竟谓假苏方药不复用，故《别录》亦无荆芥主治。至苏恭则谓即荆芥。濒湖从吴普之说，遂以假苏标题，而主治皆荆芥，以后诸家本，皆从濒湖者也。荆芥气味，《本经》虽曰辛温，而主治多风热结气为病，故今人以为辛凉之药。石顽《逢原》则作微温，辛能散风热，宣结滞，又入血分，故能破结聚气，下瘀除痹，鼠瘘瘰疬疮疡，皆风热入络，凝痰扶瘀之病。而瘰疬又挟少阳相火，郁蒸内热。荆芥能治之，则所谓温者未必然，而近人以为辛凉者是矣。

【广义】藏器谓：捣烂敷疗毒肿毒，即《本经》治疮疡之旨也。甄权谓单用恶风贼风，口面㖞斜，遍身瘰痹。寿颐按：古人以㖞斜痹痛等症，均认为外感恶风，故治疗皆用风药。然凡病起猝暴，而不出户庭，未遇贼风者，皆是气火上升，血冲脑经之病，风药必不可误投。士良治伤寒头痛，头旋目眩。寿颐按：此风热上乘之病，荆芥辛凉，泄风散热，是以治之。苏颂治妇人血风及疮疥为要药，亦入血疏风清热之功也。孟诜治产后中风，身强直，研末酒服。寿颐按：产后风痉，角弓反张，古人亦无不谓是风寒外乘，直犯太阳。《肘后》《千金》《外台》，皆用独活豆淋酒方，后人乃有华陀愈风散，一味荆芥炒末，豆淋酒调服，甚且隐其名曰举卿古拜散（即荆芥二字之反切），以为无上妙品，实则新产血虚，孤阳上冒，亦是脑神经病。荆芥辛凉，炒黄能导血下行，尚无不可，而酒是升散之性，万万不可误与。且不独产后为然，即大人小儿一切痉直强急卒暴之病，无一非神经激扰使然。《伤寒论》《金匮》痉病二篇，以及《病源》《千金》诸书，论证用药，无一不误，非徒无益，必有大害。如果食古不化，效颦西家，无不顷刻变生，速之立蹶，固已屡见之矣。濒湖谓：散风热，清头目，利咽喉，消疮肿，皆辛凉泄热之功。又谓：治吐血、衄血、下血、血痢、崩中、痔漏，则皆宜炒黑用之。辛凉泄热，又入血分，能导血下行而散瘀结也。石顽谓：长于祛经络中之风热。观《本经》主治，皆搜经中风热痰血之病，又能清头目，去瘀血，破结气，消疮毒，故风病、血病、疮疡、产后为要药。产后血晕，荆芥为末，热童便调服。寿颐按：此亦炒黑用之，入血导瘀，而以童便速其下行，则瘀可通而晕可止，以视治痉之用酒者，彼升此降，性情天渊。学者能于此辨别，而知其所以异，然后可与谈医。

【发明】荆芥味微辛而气芳香，臭味清芳，质又轻扬，故治风热在表在上诸证，能泄肺热而达皮毛，风热咳嗽宜之。风热外感头痛寒热，亦是主药。又入血分，清血热，能治咽喉口舌、发颐大头诸证。亦治疮疡风疥瘰疬，吐衄、下血、崩漏，能彻上彻下，散结异瘀，厥功甚多，而亦甚捷，诚风热血热之一大法门，不可以其微贱易得而忽视之。

香薷

《别录》：味辛，微温。主霍乱腹痛吐下，散水肿。

【发明】香薷辛而微温，气味清冽，质又轻扬，上之能开肺气，泄腠理，达皮毛，以解在表之新寒，下之能通三焦，疏膀胱，利小便，以导在里之水气。《别录》主霍乱腹痛吐下者，是夏月形寒饮冷，伤其中阳，以致大气紊乱，上吐下泻，腹痛如绞。香薷能通阳气，所以可治，然此特寒霍乱之轻者耳。如果肢厥脉伏，目陷面青，唇舌淡白如纸，则是真寒直中之阴证，非大剂姜、附、连、萸，不能挽救于什一者，亦非香薷轻清所能胜任。散水肿者，水溢于肤表，本宜发表以通腠理，且肺气开，则清肃之令顺其下降之常，而小溲自畅，水肿自消。香薷达表通阳，又能利水，故治肿甚捷，此与麻黄解表，亦能消肿之理无二致。《别录》用一散字，则所以退肿之由，重在散表，不重在利导，其旨更显。昔人每谓此物为治暑要药者，亦指暑月受凉，外寒闭其内热，有发热恶寒头痛等症，则香薷通阳解表，是其专职。而又能导水利湿，更与暑月湿热郁蒸，膀胱不利者相合，非谓暑天百病，香薷一物能通治之也。然乡曲俗医，凡是暑天发热，无不用此，则热邪为病者，亦如柴、葛、羌、防，助桀肆虐，此其误实由俗本医书，每录《局方》香薷饮，辄曰通治一切暑病，则不学者流，自然奉为夏天至宝，而气虚者得之，已受累不浅。李濒湖曰：世医治暑病，以香薷饮为首药，然惟乘凉饮冷，阳气为阴邪所遏，而有头痛发热，烦躁口渴，或吐或泻霍乱者，宜此以发越阳气，散水和脾。若劳役斫丧之人，（斫丧，指房劳言。而《本草纲目》及石顽《逢原》

引此全节，皆作丧，是误字也，今改之。）伤暑大热大渴，汗泄如雨，烦躁喘促者，乃劳倦内伤之症，必用东垣清暑益气汤。（寿颐按：此症是暑伤元气，阴虚阳浮，下虚上实，治宜清暑热而益元气，理法洵是不差。但东垣之所谓清暑益气汤者，药味从杂，最无法度。升麻、葛根、黄芪、当归，升提辛温，岂汗多喘促者所可妄试，宁不拔其根株，使之立蹶。昔人已谓东垣此方，有清暑益气之名，无清暑益气之实。近费伯雄方论，亦尝言之。濒湖此句，不思之甚矣。）人参白虎汤之类，以泻火益元可也。若用香薷，是重虚其表而济之以热矣。盖香薷乃夏月解表之药，如冬月之用麻黄，气虚者尤不可多服。今人不知暑伤元气，不问有病可病，概用代茶，谓能辟暑，真是痴人说梦。且其性温，不可热饮，反致吐逆。惟宜冷服，则无拒格之患。其治水之功，果有奇效。缪仲淳《本草经疏》：香薷辛散温通，故能解寒郁之暑气。石顽《本经逢原》：香薷辛温，先升后降，故热服能发散暑邪，冷饮则解热利小便，治水甚捷。霍乱有汗出如雨，吐泻脱之，四肢清冷，脉微欲脱者，则宜大顺散、浆水散等方救之。若用香薷重虚其表，顷刻脱矣。深师香薷丸治通身水肿，以香薷熬膏，丸白术末，米饮下之，效。

蒲公英

【发明】蒲公英茎叶皆似莴苣，吾乡甚多。折其茎叶，有白汁溢出如乳汁，故吴俗呼为羊奶奶草。濒湖谓关中谓之狗乳草，亦此意也。其性清凉，治一切疔疮痈疡红肿热毒诸症，可服可敷，颇有应验。而治乳痈乳疖，红肿坚块，尤为捷效。鲜者捣汁温服，干者煎服，一味亦可治之。而煎药方中，亦必不可缺此。苏恭《唐本草》谓：甘平无毒，治妇人乳痈，水肿，煮汁饮及封之，立消，洵不诬也。丹溪亦谓：解食毒，散滞气，化热毒，消恶肿，结核疔肿。石顽谓：治乳痈，必鲜者取汁和酒服，服后欲睡，是其功验，微汗而愈。寿颐按：乳痈乳核单方，古法多用酒服，盖欲其迅行及于患处，然此惟坚块初起，其形未大，肌肤亦未变色时，间或可施。而乳症多兼肝胆阳邪，酒能助火，未可概投。若形势渐巨，本欲酿脓者，适以速其成溃耳。自来著内科书者，多不习疡科，所以不知其弊，实则内外两科，理本相通，且内外病之联属者，尤非少数。不知内科，固万不能治疡，即不知疡科，则治内亦每有养痈贻害之弊。无如长于治内者，辄谓吾是大方专家，彼污秽龌龊之疮疡，又岂肯降格从事，然一遇内外相兼之症，势必束手无措，敷衍了事，扪心清夜，已昧天良。须知治疡虽似小伎，要知非精于治内者，亦不可与语此中神化也。

马齿苋

【发明】此草叶似苜蓿，而肥厚异常，其茎亦最肥硕，曝于烈日之中，不易干燥，其禀性阴寒，已可概见，故善解痈肿热毒，亦可作敷药。蜀本草称其酸寒。
寇宗奭谓其寒滑。陈藏器治诸肿，破痃癖，止消渴，皆
寒凉解热之正治。苏恭亦谓饮汁治反胃，金疮流血，诸
淋，破血癥瘕痕，则不独治痈肿，兼能消痞。盖此草之
叶，面青而背红紫，茎亦作紫色，故入血分而破血滞诸
症。苏颂治女人赤白带下，则此症多由湿热凝滞，寒滑
以利导之，而湿热可泄，又兼能入血破瘀，故亦治赤
带。濒湖谓散血消肿，利肠滑胎，解毒通淋，又无一非
寒滑二字之成绩也。

地丁

【发明】地丁，专为痈肿疔毒通用之药。濒湖《纲
目》称其苦辛寒，治一切痈疽发背，疔疮瘰疬，无名肿
毒。然辛凉散肿，长于退热，惟血热壅滞，红肿焮发之
外疡宜之。若谓通治阴疽发背寒凝之症，殊是不妥。盖
脑疽发背，古人多作火毒治者，以六朝隋唐之世，人多
好服金石燥烈之药，故《病源》《千金》《外台》，皆有
金石丹毒发一门。古之脑疽发背，皆是丹药热毒，治宜
寒凉，亦固其所。而自宋金以降，金丹一派，渐以销
沉，盖亦久无丹石发之一候。而凡患有脑背之疽者，纯
是太阳经寒水为病，虽外形亦有红肿焮热，颇似实火，
然项背必拘急不仁，且皆畏寒畏风，舌苔必白润垢腻，
误投凉剂，内陷随之，即平塌顽水，不可复救，此其病
确与古时热毒正相对峙，而外疡诸书，犹沿用大寒大凉

之法，皆是此症之戈戟。石顽已谓地丁性寒，不利阴症，漫肿无头，不赤不高者禁用。地丁之名，以花蕊一茎直上，有似于丁，故蒲公英亦有黄花地丁之称。而此草又有紫花、白花二种，向来用者，以紫花为主，盖取其色紫能入血分，亦无所用其区别。又有以治黄疸者，亦清热利湿之功用也。

蚤休

即草河车。《本经》：味苦微寒。主惊痫，摇头弄舌，热气在腹中，瘨疾，痈肿，阴蚀，下三虫，去蛇毒。

【考证】瘨，今作癫。按许氏《说文》曰：瘨，病也。《声类》曰：风病也。则瘨疾者，犹上文所谓惊痫及摇头弄舌之内风猝动也。若癫字，则《广韵》《集韵》始有之，乃后出之字。《广韵》明言与瘨同字，非后人所谓癫狂之义，兹以孙氏平津馆本。瘨疾以下十二字，濒湖引作《别录》，而孙本辑入《本经》，姑从孙本。

【发明】蚤休，乃苦泄解毒之品，濒湖谓厥阴经之药。盖清解胆肝之郁热，息风降气，亦能退肿消痰，利水去湿。《本经》治惊痫摇头弄舌，皆肝阳肆虐，木火生风之症。又谓之癫疾者，癫即巅顶之巅，字亦作颠，皆是气火上凌，直上顶巅之病。今西学家所谓血冲脑经者，颇似吾国旧学，向所未闻。然气上不上，头痛巅疾，见于《素问·方盛衰论》。掉眩巅疾，见于《五常政大论》，字皆作巅，岂非明言其病在巅顶。《声类》

谓：癫为风病，岂非风动上肆，直到顶巅，则其病在脑，亦可于言外得之。可证此种内风猝动之变，吾国旧籍早已明知其为气血上冲，正不待西学家自矜创获。蚤休能治此症，正以苦寒泄降，能息风阳而清气火，则气血不冲，脑经不扰，而癫疾惊痫，摇头弄舌诸病可已。《本经》之旨，直与《素问》诸条息息相通，此皆古医经之无上精义，惜乎汉魏六朝以降，误以巅顶之巅，认作颠狂之颠，而惊痫昏仆等症之真旨遂晦，是病乃不复可治，此是后世医学之陋，固不可与《素问》、《本草经》同日而语。然即此可知《本草经》及《素问》论病探源，竟有非汉魏以下医家所能悟到者，则信乎古书之真非易读矣。若其专治痈肿，则苦寒清热，亦能解毒，治阴蚀，下三虫，亦苦寒胜湿，自能杀虫，其功用皆浅显易知，不烦多赘。濒湖引谚语有"七叶一枝花，深山是我家，痈疽如遇着，一似手拈拿"云云。知此草专治痈疡，古今无不推重。然此类寒凉诸品，惟阳发红肿大痛者为宜，而坚块顽木之阴症大忌，非谓凡是外科，无不统治也。

蓖麻子

【发明】气味甘平。濒湖以为甘辛平，其实全无辛味。石顽以为温。寿颐且恒用以消散外疡红肿焮热各症，则可证其性必是清凉，石顽之说亦非是。其性善走善散，丹溪以为能追脓取毒，拔邪外出，甚是不确。寿颐业师朱氏，世以兼治外疡名，凡拔毒提脓药中，从不用此，惟退消疡毒红肿及发颐瘰疬乳痈等症，有家制千槌膏一方，专用蓖麻子仁杵细，和乳香、胶香、银硃、麝香成膏，即有红赤肿高，势且酿脓者，亦可十消八九，则明是消散之功，何可误认提毒外出。濒湖以治偏风不举，口目㖞斜，盖亦用其走窜入络，可以通痹，非能拔出血络经脉之风邪。且偏风㖞斜等证，本是脑经为病，何尝有外风入络，认证先错，而用药又是隔膜，一误再误。窃谓此法亦必无效，据《纲目》所载，一人偏风，手足不举，濒湖以此油同麝香、鲮鲤甲等作膏，摩之而愈，则真是风寒湿三气杂至之痹著关节者，所以有验，此辨证之不可模糊隐约者也。丹溪又以为能出有形之滞物，故取胎产胞衣，剩骨脓血者用之，则亦因其善走而速之使动耳。濒湖又谓一人病手臂一块肿痛，以此捣膏贴之，一夜而愈，则即走窜消散之功耳。又谓一妇产后子肠不收，捣仁帖其丹田，一夜而上。寿颐则谓：此药性情止能流动而使之行，不能收摄而使之敛。古书谓：产后肠出，子宫不上，用蓖麻仁捣涂顶心百会穴，立刻放上云云，却已陈陈相因，数见不一见，均是空中楼阁。濒湖此说，亦是依托古书，欺人之语。盖蓖麻散肿之功极验，如果子宫、子肠不收而亦用之，岂不使其正气愈散，理当益复下坠，万无可愈之道，此征之实验而凿凿有据者，何得比附古人空谈，而害病家于实祸。吾国医籍，最多此等荒唐之说，苟非确有至理，已觉不可轻信，况似此走散之品，而反谓之能收，正是大相矛盾者耶。石顽谓：研涂瘰疬、痘毒、痈肿即消，则是实验，此散之力而非收之功。且濒湖《纲目》于主治正文中，连缀治女人胎不下，子肠挺出，开通关窍经络三句，则不下者必使之下，挺出者必使之收，此物既能下胎衣而开通关窍经络，又何以能收子肠？一行之中，出尔反尔，更是可骇，似此信手拈来，实是误人不小。又主治中以消肿追脓拔毒六字并作一气，则消者欲其内消，追者拔者欲其外出，凡能内消之药，必不能拔毒，而拔毒之药，以敷未溃之疡，适以提之成脓，必不能消脓，亦是两相矛盾，万不可通。盖濒湖不谙外疡之原理，以致措辞乖谬如是。究竟蓖麻治疡，内消最有奇功，拔毒实无能力，此寿颐所以恒谓内科分科之不足恃也。又古书皆谓蓖麻有毒，不可内服，濒湖且谓服蓖麻者，一生不得食炒豆，犯之必胀死。一似此物必是大毒之品，所以《纲目》列于毒草门中。然寿颐幼时家圃中种此数年，当时并不知其即是蓖麻子，但见人家炒熟食之如落花生者然，全家食之殆七八年，若计其数，奚啻百斛，未有一人遇有胀病，且亦何尝不食炒豆。迨逾冠之后，阅医家者言，乃见是说，始知宋元以后医书，苟非亲验，多是妄谈。呜呼！安得更有神农氏作而再一一亲尝之耶。

凤仙子

【发明】金凤花子成熟时，其壳一动，即自分裂。其性最急，故有急性子之名。其气味则濒湖《纲目》谓之微苦温，有小毒。主治产难催生，积块噎膈，下哽透骨，取齿牙，皆取其迅速直达为义。寿颐治外疡坚块，酸痛麻木，阴发大症，研末捣膏贴患处，极能软坚消肿如神。根汁捣敷跌扑伤，红肿紫瘀溃烂皆效，亦急性走窜消散瘀滞之功用。

玉簪

【发明】玉簪根性质，据濒湖《纲目》谓：下骨鲠，涂痈肿，取齿牙，颇与急性子约略相近。寿颐尝采鲜根捣自然汁，日晒成膏，作小丸，治牙痛欲落者，以一丸嵌痛处，听其自化，一丸不落，再嵌一次，无不自落，而无痛苦，确验。又吾乡有齿痛甚剧者，闻人言玉簪根汁点牙自落，乃捣汁漱口，不一月而全口之齿，无一存者，此是实事，可证此物透骨之猛，且其人年仅三十余也。

卷之五

草部　芳草类

昌蒲

《本经》：味辛温。主风寒湿痹，咳逆上气，开心孔，补五藏，通九窍，明耳目，出声音（主耳聋，痈疮，温肠胃，止小便利）。《别录》：四肢湿痹，不得屈伸，小儿温疟，身积热不解，可作浴汤。

【考异】主耳聋痈疮，温肠胃，止小便利十二字，濒湖《纲目》以为出于《本经》，而问经堂辑本无之。《御览》引《本经》有"生石上一寸九节者，久服轻身"云云。大观本则无石上三字，有一寸九节者良七字，作黑字，则大观本以此七字为出于《名医别录》者也。

昌，今本作菖。考《左氏传》昌歜。杜注：昌蒲菹。《周礼》醢人，昌本，昌蒲根，切之之四寸为菹。《说文》茚，昌蒲也。《广雅》邛昌阳，昌蒲也。《吕氏春秋》冬至后五旬七日，昌始生。《淮南·说山训》昌羊。字皆作昌，则从草之菖，孳生后矣。

【正义】《本经》之菖蒲，即今之石昌蒲根也。《御览》引经有生石上及一寸九节云云，是其明证。且《本经》上品别有香蒲，云生池泽，是石昌蒲与池沼之香蒲，截然不同，则吾吴土语亦名池沼中之香蒲为昌蒲者非是。昌蒲芳香清洌，得天地之正，故能振动清阳而辟除四时秽浊不正之气。但香蒲之气味情性，殊与昌蒲相近，故《本经》必以生石上及一寸九节别之。味辛气温，则主风寒湿邪之痹着。治咳逆上气者，以寒饮湿痰之壅塞膈上，气窒不通者言之。辛能开泄，温胜湿寒，凡停痰积饮，湿浊蒙蔽，胸膈气滞，舌苔白腻，或黄厚者，非此芬芳利窍，不能疏通，非肺胃燥咳及肾虚之咳逆上气可比。开心孔补五藏者，亦以痰浊壅塞而言。荡涤邪秽，则关窍通灵而藏气自得其补益，非温燥之物能补五藏真阴也。而俗人谬谓昌蒲能开心窍，仅以导引痰涎深入心包，比之开门迎贼者过矣。且清芬之气能助人振刷精神，故使耳目聪明，九窍通利。凡寒饮闭塞，肺气不宣，令人音瘖，昌蒲能逐饮宣窍，则声自开，视以虚劳金破之不鸣，显然有别。主耳聋以下十九字，其义殊与上文不类，大观本不在白字之中，恐是后人羼入，是当存而不论。其止小便利一说，盖指清气下陷，收摄无权之证，辛温能升举下陷之气，或可治之。《别录》主肢痹不得屈伸，则即经之主风寒湿痹，复叠无别，殊是蛇足。温疟亦时行之气，而兼有湿痰蒙蔽，昌蒲涤痰化湿，辟除秽浊，裨助正气，故能治之。然疟之虚实寒热，各各不同，偏举小儿，似嫌泛滥，且作浴汤外治，其效亦鲜。《别录》此条皆非精要，大是可疑，或后人有所点窜欤？

【广义】甄权治耳鸣，则湿热蒙其清气，而甲木少阳之气，郁而不伸者，即开通九窍之功效也。若肝肾阴虚，浮阳之上扰之耳鸣，则非辛温所宜矣。甄权又治头风泪下，亦惟寒风外束者为宜。若肝阳自扰之头风，又不可一例论治。甄氏又谓治鬼气，濒湖谓治中恶卒死客忤，则是阴湿秽浊时行不正之气，固芳香辟秽正治也。大明谓除烦闷，止心腹痛，霍乱转筋，皆指寒湿交互，汩没真阳者。昌蒲秉芳冽正气，自能胜寒湿而行气定痛。后人藿香正气等方，以及脑麝辟疫丸散，皆即此例。然昌蒲虽温，辟恶可言，而温中尚嫌不足。其直中三阴之大痛吐泻，转筋冷汗，脉伏色青等证，宜于大剂姜、附、连、萸者，亦非此和平淡泊之药，所能独当大任。

香蒲

《本经》：味甘平。主五藏心下邪气，口中烂臭，坚齿，明目聪耳。

【正义】香蒲即今池沼之蒲，濒湖谓丛生水际，叶有脊而柔者是也。江南下湿之地，处处有之。叶长四五尺，根巨如拇指，芬芳之气，颇与石昌蒲近似，但形之巨细长短，殆十倍之而有余。古人午日有艾虎蒲剑之制，即是此物，不解弘景何以谓南海人亦不复识。惟其气味性情皆近石昌蒲，故《本经》主治亦与昌蒲大同小异。主五藏心下邪气，盖亦以开泄痰浊言之。治口中臭烂，则清芬能辟除秽恶也。坚齿、明目、聪耳，又即昌蒲利窍聪明之效力耳。寿颐窃谓古人昌蒲为菹，殆即用此，则柔嫩时自可作蔬，彼石昌蒲之细小而坚硬者，必不可作蔬菜食也。但今人亦不嗜此，姑不备考。濒湖以为气寒，盖以其生长水滨而云然。然气味辛香甚烈，未免温燥，《纲目》此说，殆难尽信。

蒲黄

《本经》：味甘平。主心腹膀胱寒热，利小便，止血，消瘀血。

【正义】蒲黄乃蒲苇中之黄粉，即其花蕊，故能走心家而治血证，秉清芬之气，直捣中坚，力能泄满决壅，故治心腹结滞等病。入膀胱利小便者，生长水中，故能利水。止血消瘀者，即后人生用破血，炒黑止血之义。石顽谓：《经》言主心腹膀胱寒热者，以血结其处，营卫不和，盖芳香开展，固足以散血结行气滞者也。

【广义】甄权治痢血，鼻衄，吐血，尿血，泻血，利水道，通经，止女子崩中。盖蒲黄生用则行，炒黑则止，所以能通经，而亦止崩漏。大明谓治妇人月候不匀，血气心腹痛，血运，血症，儿枕急痛。濒湖谓凉血活血，止心腹诸痛。

【发明】蒲黄专入血分，以清香之气，兼行气分，故能导瘀结而治气血凝滞之痛。东璧李氏虽言其凉血活血，亦以其水产之品，因以为凉。寿颐则谓蒲本清香，亦有辛味，以《本经》昌蒲辛温例之，必不可以为寒凉。蒲黄又为精华所聚，既能逐瘀，则辛散之力可知。况心腹结滞之痛，新产瘀露之凝，失笑散一方，捷于影响。虽曰灵脂导浊是其专职，然使蒲黄果是寒凉，必非新产有瘀可用。若舌疮口疮，皮肤湿痒诸病，敷以生蒲黄细粉可愈，则以细腻黏凝，自有生肌之力，非仅取其清凉也。

菊花

《本经》：鞠华，味苦平。主风头眩，肿痛，目欲脱，泪出，皮肤死肌，恶风湿痹。《别录》：疗腰痛，去来陶陶，除胸中烦热，安肠胃，利五脉，调四肢。

【正义】菊花秋深而始着花，不畏霜露，秉秋令肃降之气，故凡花皆主宣扬疏泄，独菊则摄纳下降，能平肝火，息内风，抑木气之横逆。《本经》主风头眩者，以阴虚阳浮，气火升腾，肝风上扰之眩晕言之，非外来风邪能令人眩也。肿痛连上风头眩三字读，肝火直上顶巅而为眩，为肿，阳炎直升，其势最暴，凡是头风作痛，无非内火内风震撼不愈，而菊花能治之，非肃降静镇，迥异寻常者，殆难有此力量。昔人但谓其秉秋金之气，乃能平木，其说太嫌肤浅，而昧者且误以为疏散外感之风，则失之毫厘，谬以千里矣。目如欲脱，乃肝阳内风之尤甚者，世固有头风痛甚，至于丧明，其甚者且至目珠突出，形如雀卵，泪出，亦阴虚于下，肝火上扬，真阴无摄纳之权，而风阳以疏泄为用，则迎风而泪下，此皆肝肾阴亏而浮阳上亢为虐，惟菊之清苦泄降，能收摄虚阳而归纳于下，故为目科要药。而浅者治此，甚有专持芎、芷、羌、防等疏散为主者，其害复何可胜言。又治皮肤死肌，恶风湿痹者，则皆血热而络脉不洁，渐以积秽成腐。菊之苦辛宣络，能理血中热毒，则污浊去而痹著之死肌可愈。石顽谓清利血脉，而痹著湿邪得以开泄，持论甚正。惟此是冲和纯粹之品，以清经坠积瘀之浊血，断非旦夕可以速效，弗以王道无近功而遽疑经言之不可信也。《别录》谓治腰痛去来陶陶，盖言其悠久不已之状。《楚辞》冬夜兮陶陶。注：长儿。《礼记·祭文》陶陶遂遂。注：相随行之儿。濒湖《纲目》注：纵缓貌，则是杜撰训诂，不足为征。是亦肾阳不足而湿邪痹著为病，故其痛续续不息。菊花滋肾阴而清湿热，是以主之。又治胸中烦热而安肠胃，固无一非清肃泄热之功用也。

【广义】甄权治头目风热，风旋倒地，脑骨疼痛，则肝阳之头风痛，固有直上顶巅，几如劈破者。若风旋倒地，则血冲脑经而失其知觉运动矣。又治身上一切游风，令消散，利血脉，则是血热生风之病，苦泄清理而风自息，何昧者犹以羌、防、芎、芷为必须品耶？《大明》谓：作枕明目，叶亦明目。洁古谓：养目血，去翳膜。海藏谓：主肝气不足，盖亦养肝阴，滋肝血之意。虽气味清芬，然终非肝家气药。缪仲淳谓生捣最治疗疮，血线疔尤为要药。寿颐按：疔是火毒，非急服大剂清解，不能消此燎原之势，外敷诸病，如忍冬藤、马齿苋、蒲公英、草河车、芙蓉等，不过外治辅佐之品，非可认作主任要药。亦有以此类诸物作煎剂者，皆是俗手，断不足恃。缪所称血线疔，盖即红丝疔，有一痕红晕，自疮口上窜，直过肘膝者（红丝疔，惟手指手腕最多，而足指足跗间有之，故言上过肘膝）。治皆以服大剂清解为主，但知外治，断不可恃，仲淳治疡，非其所习，似此泛辞，不足征也。

【发明】菊在古时止有黄华一种，而近则园林之莳莳，千红万紫，色相最多，可谓百卉中绝无仅有之奇品。盖自经骚人韵士，矜尝孤芳，而扦接之法最多，遂觉变化雏奇，不可方物。其实则花色虽殊，而气味性情，亦尚无甚大别。（吾嘉莳菊，自明季以来，颇有研究，流风遗韵，至今犹存。其以极大花朵，养之极老，经老不剪，听其自干，明年即以此枯花播种，亦发新芽，是为子种，两三年后，方能着花，则形式必与老花不同，以此知菊之花色最多，殆古人即以此法造成也。）惟正名定分，仍当属之黄华。而近今药物恒用之品，则以杭产黄色小华为正，而杭产白色之小花，其气味醇静，味最甘缓，清香幽韵，尤为过之，若白色大花之产于古亳者，气味殊觉辛烈，则功力亦未免不纯，是在用之者量能器使，必不可作一例观。此外更有野菊一种，随处多有，花叶皆细，蕊小如豆，色亦正黄，气则悍烈，其味尤苦，叶瘦而老，亦可作疡科敷药，自桧以下，殊不足道，虽亦是晚节之附庸，然婢学夫人，不脱小家伎俩矣。

白滁菊

【发明】此菊为滁邑特产，色白而气味不烈，清芬微甘，能和肝阴，润肝燥，近世医家甚重之，但性较柔驯，肝火炽盛者，非其所能胜任耳。

菊米

【发明】此浙江遂昌县石练山中之特产，虽亦是野菊之类，而颗粒尤小，其大仅等于绿豆之细小者。土人采之，视如珍品，芬香清冽，最耐久藏，味不甚苦，瀹茗颇佳。兰校同学吴子鹤亭，持赠一器，尝之可口，覃覃长味，亟为志之。

艾

《别录》：艾苦微温，无毒。主灸百病，可作煎，止吐血，下痢，下部䘌疮，妇人下血。利阴气，生肌肉，辟风寒，使人有子。

【正义】艾性纯阳，可以取太阳真火，可以回垂绝元阳。入药以蕲州产者为上，古人灸法，本无一病不可治，艾之大用，惟此最多，故《别录》以灸字冠主治之首，其作煎以下，则汤液之治疗也。止吐血者，宜生用，取其辛开，以疏经络之壅。然温升之性，必与上溢之证不合，古人有四生丸之制，以柏叶、荷叶、生地之清肃下降者为主，而反佐以艾叶之辛温，欲其同气相求，易于桴应，非艾之一物，可以止上升之吐衄也。其治下利，则以里寒泄泻而言，辛温升举，固其所宜。下部䘌疮，湿热生虫之恙，苦温燥湿，艾能杀虫，是其专职。妇人下血，则中气虚寒，下焦无摄纳之权，以致血行失道，无故妄下。《金匮》胶艾汤温经升举，固阴和阳，是其正治，非治血热妄行之下血也。生肌肉者，虚弱之人，血少消瘰，得此温养之，则血气旺而肌自丰。亦有溃疡，气血两虚，阳不运则新肌不长，艾能温煦以利脉络，而肌肉易长。若热多液耗者，非其治也。辟风寒者，固温和燠煦之所长，使人有子，则即芎归胶艾汤之专功。盖古者最多虚寒之体，观《千金》求嗣门中，多主温养，其义可知。然在今日，则又血虚内热，瘰瘵消瘦者，比比而是。若误读《本经》生肌有子之说，而不分泾渭，谬附古书，其害亦不可胜数矣。

【广义】弘景谓：捣汁服，止伤血，盖即四生丸之主治。又称杀蛔虫，亦《本经》治䘌疮之义也。苏恭谓：主衄，下血，脓血痢，亦惟气虚多寒，血失故道者可用。而一切血热、血滞、衄血、下血之痢，宁非鸩毒？甄权谓：苦酒作煎，治癣甚良，是外治杀虫燥湿之法。又谓：捣汁饮，治心腹一切冷气，则纯阳胜寒之明证矣。海藏：治带脉为病，腰溶溶如坐水中，是肾气虚寒，浊阴泛溢之病，艾叶温肾且逐水气也。石顽谓：走肝脾肾三经，而逐一切寒湿，转肃杀之气为融和，凡素有虚寒痼冷及妇人湿郁带漏之病，宜以艾叶和归、附诸药治之。艾附丸调经而温子宫，兼主心腹诸痛。胶艾汤治虚痢，又妊娠产后下血。雷火针同丁香、麝脐熨寒痹挛痛，老人脐腹畏冷，及寒湿脚气，以熟艾入布兜之。惟阴虚火旺，血燥生热及宿有失血病者为禁。有人患风瘙瘾疹，不时焮发，以绢裹擦之即消。亦取其温散开发之力。

细辛

《本经》：味辛温。主咳逆，头痛脑动，百节拘挛，风湿痹痛，死肌。久服明目，利九窍。《别录》：温中下气，破痰利水道，开胸中滞结，除喉痹，齆鼻不闻香臭，风痫癫疾，下乳结，汗不出，血不行，安五脏，益肝胆，通精气。

【考异】《本经》：主咳逆之下，濒湖《纲目》有上气两字，孙星衍问经堂辑本无之。脑，《说文》：头髓也。今本皆作脑，后出字。

【正义】细辛味辛气温，禀阳升之性，辟除风寒湿邪，而芳香最烈，其气直升，故善开结气，宣泄郁滞，而能上达巅顶，通利耳目。又根荄盈百，极细且长，则旁达百骸，无微不至，内之宣络脉而疏通百节，外之行孔窍而直透肌肤。《本经》主咳逆者，以寒饮作咳而言，非痰热气冲之咳，可以并治。头痛脑动，则真寒犯脑之痛，所谓真头痛者，手足清冷至节，朝发夕死，是寒水暴溢，汩没微阳，非得此大辛大温之品，无以御阴霾而回阳气，正与肝胆阳邪上攻扰之头痛，冰炭殊途，遥遥对峙。百节拘挛，即风寒痹着之证。死肌者，亦为寒湿所痹，而顽麻不仁，此皆辛温宣络之正治，固不可与血虚热痹作一例观。所谓明目利九窍者，以能振动清阳之气，而过甚言之，须知温升开窍之品，通阳有余，伤阴亦捷，断无久服之理。《本经》中似此弊窦，殊是不少，盖皆方术之士，附会为之，必非上古医学正轨。《别录》温中下气破痰，即《本经》主寒饮咳逆之正治。利水道者，阳气无权，而肾与膀胱不司宣泄，温肾通阳则水道自利，非湿热蕴结，及津液枯涸之癃闭可知。开胸中滞结者，中阳不宣，则胸脘痹窒，凡当心结痛，胁肋支撑，心痛彻背，背痛彻心等证，属于饮邪凝聚，大气不司旋运者，非温和燠煦不为功。细辛禀阳和之气，助其乾运，譬如旭日当天，而群阴退舍，滞结安有不开之理。阴喉痹者，亦是寒痰凝塞之痹，非阴虚火炎之喉痹所可妄试。鼻齇，亦以肺受外寒言之，正与风热痰火上壅，而燥金失其清肃者相反。若风痫癫疾，则古人无不共认为风寒外受，法当温散，岂知肝阳痰热，气升火升，最多此病，误与温散，适籍寇兵，此古人之疏，似亦不必强为讳饰。而其余下乳、发汗、行血等诸般功用，无非温通二字足以尽之矣。

【广义】甄权谓：治嗽去风湿痹，亦仍《本经》之旧。又治风眼泪下，则清阳不升之迎风流泪也。弘景谓：含之去口臭，则芬香固可以辟秽，然口臭多由胃火，不揣其本而齐其末，扬汤止沸，何如釜底抽薪之为愈乎？海藏谓：润肝燥，治督脉为病，脊强反折。寿颐按：督脉为病，纯由精血大衰，络脉失养，以致脊强反折，谓为肝燥，未可厚非。然先天肾阴，几于耗竭，大补肝肾真阴，恐亦难臻速效。细辛之温，稍稍引经，以通阳气，虽无不可，然竟以辛之一字，谓润肝肾，而视为此证主药，其弊何如，学者当自知之。石顽谓：辛温能散，凡风寒风湿，头痛口疮，喉痹䘌齿诸病用之，取其能散浮热，亦火郁发之之义。寿颐按：所谓火郁者，有火郁结于内而外寒束之，不能透泄，则升阳所以散火，其郁得洩而表邪自解。若本自气火上浮而亦误投温散，则教猱升木，为祸尤烈。

【正讹】自陈承《本草别说》谓细辛单用末，不可过一钱，多则气闷塞不通者死，后人无不宗之。窃谓细辛芳烈之品，本以气胜，自无重用之理。然开泄之性，走窜有余，若谓耗散正气，谁曰不然，而反谓气闷不通，岂不令人捧腹。仲淳谓气味过烈，不可过用，石顽谓辛之极者，不可过用，庶几近之。

【禁忌】仲淳谓内热火炎，上盛下虚，血虚头痛，阴虚咳嗽者禁用。石顽谓火郁头痛，发热咳嗽者戒之，以辛烈耗散正气也。寿颐按：大辛大升，岂独耗气，甚且动血，凡是阴虚，直同鸩毒。

当归

《本经》：味甘温。主咳逆上气，温疟寒热，洗洗在皮肤中，妇女漏下绝子，诸恶创疡金疮，煮饮之。《别录》：辛大温。温中止痛，除客血内塞，中风痉，汗不出，湿痹，中恶客气，虚冷，补五脏，生肌肉。

【正义】当归味辛而甘，其气温，故能胜寒；气味俱厚，故专入血分，而亦为血家气药。《本经》主咳逆上气，温散寒饮之法也。主温疟寒热，则温润以疏外感之邪也。洗洗读为洒洒，即洒淅恶寒之意。《大观》本洗音癣，亦拟其音。孙氏问经堂本洗字不重，而以大观音癣分注之，恐是脱一洗字。妇人漏下绝子，则为血虚不足者言。当归温经益血，固其专职，《金匮》芎归胶艾汤，本是妇科血虚气寒之主药，局方四物汤之所自出也。疮疡金疮，皆伤耗血液之病，温养补血，溃疡虚证，是其所宜。而肿疡初起，气滞血凝，温通活血，亦能散肿。惟血热实邪所宜斟酌，弗重任以助温升可耳。

《别录》温中止痛，以中气虚寒，络脉结滞者言之。辛温补虚，宣通血气，固其所宜。除客血者，则血行失道，瘀滞未通者耳。归尾辛温善行，辅以行瘀之品，即为疏逐恶血主将。内塞二字，虽似为瘀滞而言，然文字似嫌不典，或塞为寒字之误，则当归建中一法，固是正宗。中风痉者，即角弓反张之风痉。（痉是古字，痓即痉之隶变。《玉篇》虽有痓字，训恶，然汉隶至、圣不别，敷见不鲜，实即一字凿凿可据。）古人不知有气血冲脑之病源，凡治此证，多主温升以驱外风，势必利少害多，助桀为疟。当归治痉，虽能活络，必与血冲脑经之理，背道而驰，不可不更弦改张，庶几为二千年医学，补此缺陷。补五藏者，藏本属阴，以血为体，当归补血，于理最纯。生肌肉者，气血和煦，自然丰肌泽肉耳。

【广义】甄权：止呕逆，是胃寒食入反出之呕吐，辛温以振动清阳，温养胃气，斯呕可止。若胃火上冲，食不得入者，非其治也。又主虚劳寒热，则养血和血，固是虚人主宰，然阴虚生热，劳瘵骨蒸者，辛温升动，不可重任。又主下痢腹痛，则滞下脓血者，病入营分，归能和血，兼行气滞，未始非引导良药。初起实证，以助导滞诸药，宜用归尾，为效最捷，即滞下无血者，用以行气，亦有专长。但湿热盛时，须知斟酌，不可过剂。而久痢元虚，清气下陷，可用归身以调和气血，温升清阳，亦是要药。又治女人沥血腰痛，则补血宣络之功。又治崩中，亦举陷升清之主。但暴崩火旺之时，宜用归头炒黑，升而止之。生用辛温，助其鼓盈，反为大害。《大明》：主癥瘕肠胃冷，固温中兼补兼通之妙用。又谓一切风，一切气，补一切劳，则太嫌泛滥，失之肤浅矣。海藏：主痿躄，躄当作躄，以除虚痿废而言，补阴和阳，诚不可少。又治足下热而痛，则肾阴亏损，龙火游溢，宜大剂滋填为佳，辛温非其主也。又谓主带脉为病，腹痛，腰溶溶如坐水中，则虚寒之人，肾水阴寒，泛滥为病，温养是其所宜。又谓主冲脉为病，逆气里急，则虽奇经是动，无非虚象，然气逆上冲，非一味温辛所能独任者也。濒湖谓：治头痛，心腹诸痛，若以虚寒诸痛而言，养血温升，并和气滞，当归本是专长，而风阳升腾之头痛，凡属升提，皆其所禁，是又不可不知变通者矣。

石顽谓血受病及诸病夜甚，必须用之。盖病在阴分，用以入阴血而升举之，以还归于阳，归之温升，确是主药。又谓产后恶血上冲，则归尾下达，固逐瘀必需之品。又谓血壅而不流则痛，当归甘温，能和营血，辛温能散内寒，使气血各有所归。寿颐谓和血而行血中气滞，止痛固宜，惟温煦是其专长，中虚中寒，尤其独胜。惟木火横逆，肝气楮撑之为胀为痛，适与背道而驰。又谓仲景治阳邪陷阴，手足厥寒，脉细欲绝，用当归四逆汤，于桂枝汤中加当归、细辛、通草以通血脉。寿颐按：此是阳气陷入阴中，外真寒而内蕴热，非四逆汤之专于回阳所宜。惟宜通其阳气，还之于表，而安内即以攘外。当归四逆是举内陷之阳而提出之，与四逆汤之温药，彻内彻外者截然不同。

【发明】当归是血家气药，以辛升运行为用，以温和燠煦为功，气血虚寒者得之，则血随气行而归其所归，此当归命名之取义也。昔人每谓身能补血，头能止血，尾能行血，全能和血，彻上彻下，可补可攻，头尾之情性不同，斯攻守之取效自别。吾国药物学之精细，所以异乎西人之专论物质，而无投不利者，其精髓在是。寿颐谓：归身主守，补固有功，归尾主通，逐瘀自验，而归头秉上行之性，便血溺血，崩中淋带等之阴随阳陷者，升之固宜。若吐血衄血之气火升浮者，助之温生，岂不为虎傅翼，是止血二字之所当因证而施，固不可拘守其止之一字而无投不利矣。且凡失血之症，气火冲激，扰动血络而循行不守故道者，实居多数。归之气味俱厚，行则有余，守则不足，此不可过信归所当归一语，而有循名失实之咎，即如《局方》四物一汤，举国医家，孰不知是血家圣药，且自海藏种种加味而六合诸方，可谓五花八门，无美不备，极尽医林能事，究竟即以四物言之，已是走者太走，守者太守，各有专主，未必水乳交融，更何论信手拈来者之合宜与否，此则泥于迹象，太嫌呆板，去神化二字，瞠乎远矣。

川芎

《本经》：芎䓖，味辛温。主中风入脑头痛，寒痹筋挛缓急，金创，妇人血闭无子。《别录》：除脑中冷动，面上游风去来，目风泪出，多涕唾，忽忽如醉，诸寒冷气，心腹坚痛，中恶卒急肿痛，胁风痛，温中内寒。

【正义】芎䓖味辛气温，气颇芬烈，而味不甚厚，以气用事，升发之力殊猛，能上达头目，直透顶巅。又质不坚凝，甚多空窍，故旁行肢节，贯通脉络，透达腠理，开泄肌肤。《本经》主中风入脑头痛，则风寒厉气，伤于诸阳之会也。主寒痹筋挛缓急，则阴寒肃杀，袭入筋肉血络也。治妇人血闭无子，则虚寒之体，阳和不司运用也。主金疮，则破伤失血之后，卫阳复不足，是皆以温和敷布，助其宣化，而诸恙可疗。仅是以思，凡风热肝阳上攻之头痛等证，均非温升辛散所可妄试。东垣有头痛必用川芎一说，其义固专为风寒著想，然语意太不分明，而俗本《药性赋》，竟以头痛用川芎一句，概治百般头痛，其弊当复何如？《别录》除脑中冷动，缪氏《经疏》谓动当则痛，其说甚是，盖传写之误，即《本经》风入脑之头痛也。面上游风，目风泪出，皆以寒风外侵者言之，温升辛散，而外风自泄。多涕唾者，即风寒袭肺，鼻塞流涕之伤风证，辛以散之，温以通之，固其所宜，忽忽如醉，盖即承鼻塞涕多而言。肺为寒束，其气不宣，则胸中郁抑，神情昏昏之意。若气火升浮，神昏如醉，则非所宜。诸寒冷气，心腹坚痛八字作一句读，则诸般心胃腹痛之由于寒冷气滞者，芎之温和行气，本有特长，而肝胆火炎之痛，非所宜矣。中恶卒急肿痛，盖亦以猝受寒风而言。若胁痛则属于少阳部位，水郁不疏，最多是证。芎疏气滞，虽是专司，惟升泄有余，恐有助长之虑，是不可与心腹痛之多由中阳无无者，作一例观也。

【广义】甄权：治腰脚软弱，半身不遂，是营阴虚而经络失其荣养者。芎秉温和之气，以助滋养诸药，起痿起废，其效固可操券。又主胞衣不下，则芎、归入血行气，运动之力，尤其特长。且能活血通滞，故亦为催生及下胎衣死胎之要药。加味芎归汤，已是信而有征。《千金方》治子死腹中，用芎劳末，酒调方寸匕，须臾二三服，谓能立出。保产无忧散，亦为催生良方，中有川芎。程钟龄《医学心悟》谓活动流利是为撑法，其力量及功用可知。彼夫安胎剂中，亦有重此类，以扰动其气血者，则不可不深长思也。海藏谓：搜肝气，则气滞不利者，用此以宣通疏达之，洵无不宜。若肝横而暴戾不驯，亦复助其升动，则谬矣。又谓补肝血，润肝燥，补风虚，诸凡诸火证，宜柔润滋填为主，而辅之少许川芎，温煦行滞，助其机缄，方是化雨春风，养育万物。要非温升之性，独往独来之所可专任也。濒湖谓：

燥湿，止泻痢，则风行地上，本是燥剂，脾为湿困，以升举清阳者，助其乾运，斯脾家大气转旋，而湿邪自化，以止泄泻利下，固亦升清之正治。惟赤白滞下，湿浊蕴热，阻结下焦，非宣通导滞，不能荡涤滓秽，最忌升举，激动恶浊上犯，必有蒸胃禁口，呕吐不食之变。芎虽气药，而性喜上升，非枳、朴、木香、青皮、乌药之顺降者，所可同日语也。《大明》谓破症结宿血，则以行气之用，为消坚散结之佐，固无不可，然已非独当方面之才。又谓治溺血，则气陷之时，借以升清，亦止可备佐使之选，而湿热蕴结者，断为大禁。又谓治吐血、鼻血，则气逆上涌，降之抑之，犹虞不违，而反以辛升助其激越，其谬妄不待言矣。又谓主脑痈发背，则病在太阳寒水之经，以能焮发高耸成脓为顺，而平塌下陷极滞不痛为逆，芎能温经升发，确是脑背疽漫肿无脓时之万金圣药，助其气血，聚而不散，必无不起内陷之变，此近世脑背疽寒凝经络者一定治法，非唐代金石发之宜于清凉解毒者可比。而俗医不知，误认红肿等于热毒，辄授清化，无不应手败坏。《日华》此说，最堪细味。以此推之，则凡气滞血凝，呆板蔓肿之虚寒流痰流注等证，亦非助其温煦，不能消散，此疡科家一味神效宣通要药也。惟《日华》又谓主瘰疬痔瘘，则疬疡皆少阳之郁热，误与升发，成溃易而收敛难。痔疮又多阳明之湿火，宜于清泄，胡可温升！而《大明》竟与脑背二疽，视同一例，斯又不辨菽麦之尤甚者。《日华本草》语多复杂，瑕瑜互见，读者不可不知审择。

【发明】川芎有纹如雀脑，虽似坚结，其实空松，气雄味薄，功用专在气分，善于疏通，上升头顶，旁达肌肤，一往直前，走而不守，譬犹勇敢之士，冲锋陷阵，锐不可当，须赖为之将者，慎选良材，相与并进，方能擒集扫穴，直捣虏廷。若听其一意孤行，后援莫继，则虽勇敢之气，亦可以拔戟自成一队，而偏锋制胜，终非专阃长材。考仲景方中用芎劳，唯《金匮》妇人篇独多，其当归芍药散，则曰治怀妊腹中疞痛。疞义同绞，其当归散则曰妊娠宜常服。其白术散则曰妊娠养胎。皆不论寒热虚热，而浑浑然一方可以统治，仲景当不若是之颟顸，此或是传写有何脱佚。惟胶艾汤、温经汤二方，归、芎并重，则以阿胶厚腻有余，恐其迟滞，因以血中行气者，为之疏通，庶几守者走者，互相调剂。（胶艾汤有阿胶，又有地、芍，温经汤有阿胶，又有麦冬、芍药，腻滞已多，非归、芎则呆笨不灵矣。）古方之于川芎，其用意自可想见。后人四物汤，虽本于胶艾而仅取芎、归、芍、地四者，谓为妇科调血主剂，终嫌笼统不切，古人必无此浑沌治法。近贤论四物，已谓守者太守，走者太走，其说甚是。是晚近俗手，且更有仅取归、芎二物，认为妇女必需之品者，则扰乱有余，每况愈下矣。戴九灵丹溪传，已谓血虚发热，非芎、归辛温所宜。吴鞠通论产后，即以申明丹溪之旨。张氏石顽《本经逢原》，则引用《日华子》川芎治一切风气之说，而申之以上行头目，下行血海，且谓四物汤用之者，所以搜肝经之风云云。抑知肝阳不扰，风从何来？肝家之风，唯气火旺盛者，乃习习生风，涵敛以求其潜息，犹虑不及，岂可更用升腾，助其飚举。果以芎之辛升，搜剔肝阳自动之风，那不僭越飞扬，天旋地转，此误以泄散外风之药，作为疏通内风之用，其害何可胜言。胶艾汤中之芎、归，其意何若，不可不统观全方而深长思之也。石顽又谓芎治少阳厥阴头痛，及血虚头痛之圣药，又谓助清阳之气，去湿气在头，头痛必用之药。须知少阳厥阴，肝胆木火上凌，头痛之证固多，此是升腾太过，火盛生风，非镇摄滋潜，其焰不息。即血虚之头痛，亦是除虚于下，而阳越于上，此岂可与风寒外束，清阳不升者，混作一例论治。而谓芎能升清阳之气者，即可治肝胆气升之病，是抱薪救火，而更煽风以扬之，岂不烈焰熊熊，燎原不救！此误认东垣头痛用川芎之旨，盲人无识，信手乱投，为祸已烈，不谓石顽高明，更昌言其为厥少头痛，血虚头痛之圣药，是惟恐患者之肝火不旺，而速其焦头烂额矣。石顽又谓：血痢已通，而痛不止，乃阴亏气郁，药中加芎劳，则气行血调，其痛立止。寿颐按：热痢乍起，大异升举，惟积滞已化，而痛犹不止，则气结于下，固有脾阳不振，清气下陷之一候，木香、芎藭少许为佐，藉以升清行气，洵是良法。又引《灵苑方》验胎法：生芎藭末，艾汤服一钱匕，腹中微动者为胎。寿颐按：归、芎试胎，以验其动与不动，古书虽有此法，然无故而扰动之，体质柔弱者，且因之而不安矣，为害不小，不可妄试。请观下胎衣及子死腹中二者，皆用芎藭，皆有捷验，其力可知。寿颐尝见安胎者，每持芎、归为养血良药，频服之，则胎已堕而莫明其妙，总受读书不明之累。疡科脑疽发背，平塌不高，漫肿无垠，根围不束，毒势欲陷者，必须温经活血，再加川芎钱许，以升清气，一二服后，即根脚收束，顶高脓成，其应甚捷。（寻常疡患，多以退肿消毒为主，冀其消散无形，事半功倍。惟脑背之疽，必以脓成高耸，根脚分明，斯不毒陷，生命可保。若平塌散漫，脓不能流，最为危险。此证颇有特殊之作用，与其他痈肿，截然不同。）俗医误认阳证，妄投清凉消毒之药，害人最多，此寿颐业师阆仙朱先生对证发明之精义，而世间疡医家所未知者，救苦救难，一片婆心，不可不志。又凡虚体流注，顽硬木肿，不痛不发，亦不易消散者，须于活血行气或补养队中，佐以川芎，能使顽肿木强渐以柔软消化，免于溃脓，较之俗医乱投穿山甲、皂角刺速其成脓者，功罪不可以道里计。

【禁忌】仲淳谓：凡病上盛下虚，虚火炎上，咳嗽呕吐，自汗盗汗，咽干燥渴烦热者忌之。虞花溪谓骨蒸多汗及气弱之人，不可久服，令阴气走泄而阴愈虚。寿颐按：凡是阴虚火动诸病，川芎走窜升散，直是鸩毒，一毫不可误与。花溪但知不可久服，岂能勘透症结。

抚芎

【发明】芎䓖，古书皆谓川产者良，然近今则赣产甚多。石顽《逢原》特立抚芎一条，谓辛温无毒，产江左抚州，中心有孔者是。其功用则谓升散，专于开郁宽胸，通行经络。郁在中焦，则胸膈痞满作痛，须抚芎开提其气以升之，气升则郁自降，故抚芎总解诸郁，直达三焦，为通阴阳气血之使。然久服耗气，令人暴亡云云。寿颐按：今时赣产芎䓖，出品颇伙，大约江浙间药肆所备，大都取于赣。其大者，形色与古书之所谓川产无所区别；其小其者，则质较空松，而发泄升散力且过于川产，盖其气不厚，自当流动更迅。盖今之药物，多由人力播种培植，与古之天然野生者不同，移种别栽，只须土宜相似，本非迁地而不能为良。闻赣人种此，亦非一年即采，则多年宿根，得气者厚，自然形巨而质坚。若其小者，历时未久，则物质空松，亦固其所，则石顽所谓抚芎形小中虚者，固即指此。然正惟其质未坚，宜乎升腾开泄之力，尤为迅速，是亦物理自然之情性。定痛宽痞，无非解结化滞，宣通郁塞之旨，仍与古之所谓川产者，同此一理。但石顽所称气升郁降四字，则理不可通，大有语病。若谓久服耗气，令人暴亡，虽言之未免太甚，然与过服细辛令人猝毙之说，同一理论，即其味辛气升，耗泄真元之害。凡温升辛散，动而不静之药，本无可以久服之理，故丹溪治阴虚发热不用辛温，而虞花溪、缪仲淳诸家于川芎条中，皆有禁约也。

藁本

《本经》：味辛温。主妇人疝瘕，阴中寒，肿痛，腹中急，除风头痛，长肌肤，说颜色。《别录》：辟雾露，润泽，疗风邪亸曳，金疮，可作沐药面脂。

【考异】藁，今本皆作藁。说，今本作悦。兹从孙本。

【正义】藁本味辛气温，上行升散，专主太阳太阴之寒风寒湿，而能疏达厥阴郁滞，功用与细辛、川芎、羌活近似。《本经》主妇人疝瘕，阴中寒，肿痛，腹中急，皆清阳不振，厥阴之气郁窒不伸为病，温以和之，升以举之，解结除寒，斯急痛可已，疝瘕可除。而阴虚内热，肝络结滞之疝瘕急痛，非其治也。除风头痛者，升阳以散太阳之寒，正与细辛、芎劳之专主头痛同例。而肝胆阳邪化风上升之头痛，正是背道而驰。长肌肤者，亦寒湿除而阳和敷布，气血乃调，若血虚多火，而肌肉消瘦者，宁非鸩毒。悦颜色者，作为外治敷药，亦所以搜肌表之寒湿。《别录》所谓沐药面脂，即是长肌肤之意。若多火而面色䵟𪒟者，又岂所宜。《别录》谓辟雾露，润泽者，温升助阳，能胜寒湿，此即仲景所谓清邪中上之病，亦即经言阳中雾露之气也。又谓疗风邪弹曳，则风寒袭络，而经挛不仁，步履无力之证，庶几近之。亦有阴虚无力，痿躄不用而肢体弹曳者，则更非风药所可妄试。此皆读古书之不可死于字句间者。若不分虚实，不辨病因，而昧然从事，亦何往而不为古人所误耶。

【广义】甄权谓：治风鬼疰，即辛温驱外风外邪之意。治腰痛冷，则温养肾气以壮元阳也。又谓能化小便，则肾气式微，阳和不布，膀胱气化不行，而溲为之涩，温养通阳，小水自利，正与湿热之溲癃，相为对待，非能治热结癃闭可知。《大明》谓：治皮肤疵皯，即《本经》之悦颜色，然非可以治肌肤郁热之汗斑焦黑。而又以为可治酒齄粉刺，则《素问》虽有寒薄为齄之明文，然即继之曰郁乃痤，可见痤痱皆为郁热。况所谓酒齄鼻者，又纯乎肺热之外露，而乃可以辛温为治。日华子之颟顸，真是不辨菽麦。洁古谓：治太阳头痛，巅顶痛，大寒犯脑，痛连齿颊，皆以真寒言之，而阴虚有火者弗用。海藏谓：治督脉为病，脊强而厥，亦阴盛无阳之真寒厥逆也。邵氏《闻见录》谓：夏英公病泄，太医以虚治不效。霍翁曰：风客于胃也。饮以藁本汤而止。盖藁本能去风湿故耳。寿颐谓此必寒湿伤中，阳气下陷，故宜温升。藁本、苍术气味俱雄，升阳最捷（藁本汤止此二二物），治法极是。乃谓风客于胃，则所见尚是膈膜，文人谈医，不谙病理，原不足怪。然既出于医家之口，亦多有似是却非者。宋金元明诸书，似此隔靴搔痒议论，所在而是，亦缘其时国医程度肤浅之故，非得明眼人细心纠正，必不能昭医理之真。

【禁忌】仲淳谓：阳证头痛，火炎头痛，皆不可用。刘云密《本草述》谓：治风头痛者，乃阳虚而风邪乘之，非阴虚者所可投。其治风湿，亦本阳虚。

白芷

《本经》：白茝，味辛温。主妇人漏下赤白，血闭阴肿，寒热头痛侵目，泪出，长肌肤，润泽颜色，可作面脂。《别录》：疗风邪久渴，呕吐，两胁痛，风痛，头眩，目痒。

【考证】茝，今作芷，古今字。风头侵目，当作头风，或头下脱痛字。李氏《纲目》、石顽《逢原》，皆改作头风侵目，于义固长，然嫌有擅改古书之弊，兹姑仍旧。润泽下旧无颜色二字，惟濒湖《纲目》有之，故仲淳《经疏》及孙氏问经堂辑《本经》皆无，但语气颇未充足，姑从李氏。

【正义】白芷辛温，芳香燥烈，疏风散寒，上行头目清窍，亦能燥湿升阳，外达肌肤，内提清阳之气，功用正与川芎、藁本近似。《本经》治女人漏下赤白，血闭阴肿，皆其清阳下陷，寒湿伤于中下之证，故宜温升燥湿。头风目泪，亦惟阳气素虚而风寒风热乘之者，庶能合辙。如阳盛而袭风热，已难概用，亦有阴虚而肝木上乘，疏泄太过，迎风泪流者，更非所宜。长肌肤，作面脂，义皆与藁本同。《别录》疗风邪，即以风寒外侵言之。久渴，仲淳谓当作久泻，甚是。燥湿升清，振动阳明之气，固治久泻之良剂，必非渴证所宜，且古今各家，皆未闻以此疗渴也。其治呕吐者，胃阳不振，食入反出者宜之。而胃火炽盛，冲激逆上者，不可误用。胁满乃木郁土中，遏抑少阳之气，不得条达者宜之，而肝胆火炎，搘撑横逆者，又在所禁。治风痛头眩，亦惟阳和之气不司布濩，而外风袭之者，如为合辙。《百一选方》谓：都梁丸，因王定国病风头痛，至都梁求治，杨介以白芷一味为末，蜜丸弹子大，每嚼一丸，以茶清或荆芥汤化下，三服而病如失，遂以都梁名丸，是为阳虚风眩之实验。若阴虚气火上浮而为风眩，则又不可同日而语矣。

【正讹】白芷气味辛温，芳香特甚，最能燥湿。《本经》所谓长肌肤而润泽颜色者，以温养为义，初非谓通治外疡，可以生肌长肉。乃大明本草，竟以治乳痈发背，瘰疬痔瘘，疮痍疥癣，谓为破宿血，生新血，排脓止痛云云。洁古亦谓治头面皮肤风痹燥痒。濒湖且谓色白味辛，性温气厚，阳明主药。痈疽为阳明湿热，湿热者温以除之，故排脓生肌止痛。寿颐谓辛温上升之品，可治寒湿，必不可治湿热。而溃疡为病，湿热者十之九而有余，寒湿者十之一而不及，胡可以统治痈疡，抱薪救火。《日华子》排脓止痛一句，实是无中生有，大乖医药原理。且洁古所谓皮肤燥痒者，明是火燥血热，又安得投此辛燥之药。濒湖所谓湿热者，温以除之一句，如何讲得过去。总之诸公于疡科理法未能体会，人云亦云，皆是耳食之学。寇宗奭《衍义》谓治带下，肠有败脓，淋露不已，腥秽殊甚，脐腹冷痛，皆由败脓血所致，须此排脓。白芷一两，单叶蜀葵根二两，白芍药、白枯矾各半两，为末，以蜡为丸，梧子大，每空心米饮下十丸或十五丸，俟脓尽乃补之云云。寿颐按：此证是带下之一，寒湿瘀垢互结不通，脐腹冷痛四字，是其寒结确据，故宜温升而兼泄瘀固涩为治。虽曰败脓，决非溃疡排泄之脓可以等视，何得妄为比附，竟认作排脓要药，则实热诸疡，必益张其焰而害不可言。寿颐治疡三十年，煎剂中惟湿盛无火之证，间或用之，余则不敢妄试。若消肿敷药之如意金黄散中有此，则取其辛以散结耳。《大明》又谓去面皯疵瘢，固即《本经》面脂之义，然又以为治目赤胬肉，则风火升腾之炽甚者，而亦以温辛升散之。日华子之颠顶，最是亘古无匹。濒湖谓治鼻渊，盖鼻渊一证本有风寒、风热及肺热郁蒸三者之别，风寒郁其肺气，而鼻塞多涕，则白芷升阳可也。若风热之鼻渊浊涕，及肺热而黄脓腥臭之鼻渊，胡可一概而论。又谓治鼻衄齿痛，眉棱骨痛，则皆阳明热炽上攻为病，古方偶用白芷，本以加于清泄剂中作引经之义，而乃列为专条，等于主要之君药，岂非大误。

木香

《本经》：味辛。主邪风，辟毒疫温鬼，强志，主淋露，久服不梦寤魇寐。《别录》：消毒，杀鬼精物，温疟，蛊毒，气劣，气不足，肌中偏寒，行药之精。

【考异】行药，李氏《纲目》作引药，兹从缪氏《经疏本》。

【正义】木香芳香，气清而味厚，广产清芬芳冽，别有川产，淡而无用。《本经》止言味辛。《别录》则谓之温，以气用事，彻上彻下，能升能降，非温和燠恢，何以致此。虽洁古谓气味俱厚，当主沉降，然其气浓郁，药中有此一味，则煎之香闻满屋，必不可概以为降。王海藏谓辛苦热，味厚于气，阴中之阳，立说颇允。《本经》主邪气，辟毒疫温鬼，芳香得以辟除秽恶疫疠为害，无非阴霾恶臭，足以病人，木香芳烈，自可消除秽浊之气。强志者，芳香正气，足以振刷精神也。淋露有因于下者，必非所宜。能除梦魇，亦以心神既振，而魂梦常酣耳。《别录》消毒除蛊，杀鬼精物，与《本经》同意。治温疟者，亦即燥湿辟恶之义。治气劣、气不足，则升动清阳而助正气也。行药者，气为血帅，自能为百药导引耳。濒湖本作引药，其旨正同。

【广义】甄权：治九种心痛，积年冷气，疭癖癥块，胀痛壅气。寇宗奭谓：专泄决胸腹间滞塞冷气。《大明》谓：主心腹一切气，膀胱冷痛，霍乱泄泻，痢疾，健脾消食。

【发明】木香虽以木名，实为草类，以气用事，故专治气滞诸痛，于寒冷结痛，尤其所宜。然虽曰辛苦气温，究与大辛大热不同，则气火郁结者，亦得用之以散郁开结，但不可太多，且味苦者必燥，阴虚不足之人，最宜斟酌，过用则耗液伤阴，其气将愈以纷乱，而痛不可解矣。近人更用之于滋补药中，则恐滋腻重滞，窒而不灵，加此以疏通其气，庶其运气捷而消化健，是亦善于佐使之良法。疝瘕积聚，滞下肠澼，此为必须之药。

【正讹】气烈之药多升少降，惟木香大苦，则亦能降，而质本空松，气尤雄烈，究以升阳为主。《日华本草》谓治呕逆反胃，在胃寒无火食入反出者，颇为相宜。若胃火盛者，必不可用。海藏谓治冲脉为病，逆气里急，则肾气不摄，冲激逆上为患，必非所宜。丹溪谓气用木香，其味辛，气能上升，气郁不达者宜之。若阴火冲上者，则反助火邪，当用黄檗、知母，而少以木香佐之，持论平允，胜于王氏多矣。

香附子

《别录》：莎草，味甘微寒无毒。除胸中热，充皮毛，久服令人益气，长须眉。

【正义】香附子,《别录》止称沙草。濒湖谓其不言用苗用根,后世皆用其根,名香附子,以其根相附连续而生,可以合香,故名。寿颐按:此物外有紫皮,茸茸生毛,带皮含之,辛而且苦,味亦带涩,如刮尽皱皮,其肉色褐,则淡而微甘,无复苦辛二味。中又有心,圆径全体之少半,其色较黑,则又辛而苦涩矣。是《别录》虽不言用根,而甘即其根之味,既云味甘,则非苗矣。然虽微甘,而究以辛苦为多,故寇宗奭谓之苦。苏颂引天宝单方谓之性涩。濒湖则曰辛甘。宗奭又谓虽生于莎草根,然根上或有或无,有薄靫皮紫黑色,若便以根为之,误矣。寿颐谓惟其附生于沙草之根,而非即草根,故有附子之名,是物产处颇多,以浙之金华府属为最伙。巨者如指,即吾吴亦间有之,但形小味薄,不堪入药。前者承山东诸城王肖舫君邮赠一器,据云彼地特产,形色气味皆与兰溪所产无别,则可见出处之广。考陶隐居尝谓莎草人无识者,方药不复用。濒湖谓此乃近时日用要药,而陶氏不识,乃知古今药物,兴废不同。寿颐按:此物味辛甚烈,功用以行为主,何以《别录》谓之微寒,此古说之不可泥者。所谓疗胸中热气,即中脘气滞不宣之病,辛香能开,初非寒以胜热,即有寒气痰饮阻塞痹着者,香附亦何必不能通之,则所谓寒以治热云者。寒热二字,皆当活看,充皮毛长须眉者,此物质坚而皮有茸毛,亦颇坚韧,故能外达肌肤,长养毛发。况乎辛香走窜，充肤泽肉，固有专长者耶。久服益气者，气药治气，自然之功用耳。

【广义】苏颂谓治心腹中客热，亦以气滞不通而言，非必专治热气。又谓膀胱间连胁下气妨，亦是肝气郁塞之疴。膀胱间乃小腹部位，实即诸疝病耳。又谓治常日忧愁不乐，则是气结不舒为病，辛能散结，苦以泄之，香附功效，尽于此矣。东垣谓治一切气，霍乱吐泻，腹痛，无一非行气宣通之力。又谓主肾气膀胱冷气，则辛散皆能胜寒，可悟《别录》微寒二字，必不允协。濒湖且谓散时气寒疫，则其味甚辛，固当有温通散寒之功。又谓利三焦，解六郁，消饮食积聚，痰饮痞满，亦行气二字，足以尽之。又谓治痈疽疮疡，则外疡诸证，虽寒热虚实，各各不同，而终不离乎气滞血凝四字，香附行血中之气，辛开而不失于温燥，故寒热两家，无往不宜，确是散肿软坚必需之品。又谓治妇崩漏带下，月候不调，胎前产后百病，亦以经带胎产百病，总不离乎血气不调。此药行气而不致耗气，和血活血，自能统以调之，世俗遂谓此是女科要药，虽立言失之笼统，要亦未可厚非。

【发明】香附辛味甚烈，香气颇浓，皆以气用事，故专治气结为病。而其色带紫，中心较黑，质又坚实重坠，则虽以气胜，而与轻举升腾之辛温诸药不同，故能直入血分，下达肾肝。王海藏所谓阳中之阴，血中气药，深得物理自然之妙。又凡辛温气药，飚举有余，最易耗散元气，引动肝肾之阳，且多燥烈，则又伤阴，惟此物虽含温和流动作用，而物质既坚，则虽善走而亦能守，不燥不散，皆其特殊之性，故可频用而无流弊，未尝不外达皮毛，而与风药之解表绝异，未尝不疏泄解结，又非上行之辛散可比。好古谓本草不言治崩漏，是益气而止血也。寿颐谓虽不可直认为益气，而确有举陷之力。丹溪谓须用童便浸过，盖嫌其辛味太浓，以下行为监制之义。寿颐谓调肝肾者，此法甚是。或有以醋炒，以青盐炒者，其理盖亦如此。时珍谓其气平而不寒，香而能窜，其味多辛能散，微苦能降，微甘能和，为足厥阴肝、手少阳三焦气分主药，而兼通十二经气分。寿颐谓气结诸病，固肝胆横逆肆疟为多，此药最能调气，故濒湖谓之专入足厥阳。其实胸胁痹结，腹笥膜胀，少腹结痛，以及诸疝，无非肝络不疏。所谓三焦气分者，合上中下而一以贯之，固无论其何经何络也。李又谓生用则上行胸膈，外达皮肤，熟则下走肝肾，外彻腰足。盖生者轻清，其气上行，熟则重浊，其力下降。然此物在土，茸毛丰厚，且粘连草根，坚韧不解，故采药者，必以火燎之，而后粒粒可择，盖皆已煨而熟之矣。且药肆中又皆制之色黑，尚何得有生者可用。然胸膈气滞，亦皆投之辄应，可知本性使然，固不在乎制药之严为区别者也。《韩氏医通》或称黄鹤丹、青囊丸二方之妙，黄鹤丹用香附一斤，川连半斤二味，盖治肝火炽盛之气结不通者。青囊丸用香附一斤，乌药五两二味，则皆行气之不失于温燥者，自可以泛应一切气痛而有余。石顽谓气病之总司，女科之主帅，惟经水先期而淡，及失气无声无臭者弗用。盖血气本虚，更与利气，则血愈伤而气愈耗矣。

兰草

《本经》：味辛平。主利水道，杀蛊毒，辟不祥，久服益气轻身不老，通神明。《别录》：除胸中痰癖。

【考证】此非今兰蕙、建兰之兰，濒湖《纲目》辨之极详。《说文》谓之香草。陆玑《草木疏》谓兰为王者之香。其茎叶皆似泽兰，广而长节，节中赤，高四五尺，藏之书中辟蠹。据此则兰草、泽兰，相似而非一物。故《本经》上品既有兰草，而中品又有泽兰。然《别录》谓兰草生太吴池泽。《本经》亦曰一名水香。《水经》零陵郡都梁县西小山，上有渟水，其中悉生兰草，则本是水产，实与泽兰大同小异，故《汉书》司马相如传衡兰芷若，颜注谓即今之泽兰。《江赋》櫻以兰红，颜注亦以为泽兰。盖二物之相混久矣，濒湖亦谓一物二种。

【正义】兰草芳香，故能解毒辟秽，而生于水中，则能利水，功用亦于泽兰无甚大别。

【广义】东垣谓其气清香，生津止渴，治消竭脾瘅。盖消渴者，脾胃热窒，气愈郁则热愈炽，清芳可以导浊，则热气疏通。《内经》谓肥美所发，令人口甘，治之以兰，除陈气也。石顽《逢原》亦谓呃呃脾瘅，口中时时溢出甜水者，非此不除。芳香辛温，调肝和脾，功倍藿香，善散积久陈郁之气。

【附识】《本经》兰草，及汉魏注疏考证家，备详形色，决非宋以后草兰、蕙兰及建兰，确有可信。但《本经》列为上品，而后世药笼，乃无此物，最易启后学之疑。民国十二三年间，兰溪医校曾延富阳徐安甫先生（名倬）襄赞教务，其时寿颐编纂《本草正义》此册，安甫书有读《本草纲目》兰草、泽兰感言一篇，颇有寓意，附录于此：近来谈兰草者，金以省头草当之，今之所谓兰草，已非神农氏之所谓兰草矣。按李氏《本草纲目》，依据汉吴普、五代李当之及陶弘景诸家之书，兰草条下系以水香、都梁香、孩儿菊等别名。泽兰条下亦缀以水香、都梁香、孩儿菊等别名，可见今之兰草，已与泽兰混而为一。而兰草条下，又注明一名大泽兰，冠一大字，似乎兰草与泽兰为同类，不过比较泽兰为大耳。乃查阅各处药肆中之兰草，其长大反不如泽兰远甚，则大泽兰之谓何？又李氏谓兰草、泽兰一类二种，俱生下湿，以茎圆节长，叶光有岐者为兰草。茎微方，节短叶有毛者为泽兰。泽兰走血分，兰草走气分。由是观之，即不辨其走气分不走气分，当辨其叶之岐与不岐，乃起视药肆中泽兰之叶片，椭圆而端微尖，并

273

不有岐（李氏本草图，叶分三叉，如枫叶形），惟气味微觉辛香，似可收为气分药品。然而茎叶之形状，已与时珍之之《纲目》不符，将谓对时珍之说是乎？则今之所谓兰草，又失其本来面目矣，遑论古之兰草哉！古之兰草，经李氏妄矜赅博，裒集古文人及经生家诸芳草考据及论疏，强作兰草讲解，力辟从前以山兰为兰草之非，谓药中所用之兰草，并非与蕙并称之兰草。而古之兰草，乃益屈仰而不得伸，所谓今之兰草也者，既君子道消，自然小人道长矣。然钱塘圹赵恕轩著《本草拾遗》独具卓识，谓李氏于兰草释名下，概以省头草、孩儿菊为泽兰，而附方中则又认省头草为兰草，皆误也云云。竟将东璧之说完全推翻，而八十一叟王秉衡氏《重庆堂随笔》，收采赵说而推崇之，夫岂好为赵氏之应声虫乎？可知恕轩意中之兰草，虽未必即是神农氏所收之兰草，其不为近人一名省头草之兰草也审矣。如果神农氏所收之兰草，即近今称为省头草之兰草，则高明如宋之寇宗奭，元之朱丹溪，明之李仕材，何以不一齿及，而必以孔子称为王者香，生于空谷，不以无人而不芳之山兰当之耶。近来省头草一味，医界之能读《本经》而辨识药草者，群以为即是《本经》中之兰草矣。然而一举笔一启口之间，绝不有兰草之名称，不称为省头草，即称为佩兰，隐然借《楚辞》纫秋兰以为佩之佩字作根据，至问其来历，则云不知始是何人，是又数典而忘其祖矣。总之省头草一物，其种类与泽兰为一家，其功用与藿香相仿佛，其辛香之气味，亦未尝不可以解秽浊而快脾胃，若即以此草而直认为我孔子所赞尝之兰，则吾未之敢信也。何也？盖孔子所称之兰，即孔子琴操中幽兰之兰。幽兰生于山谷，是山草，佩兰生于水中或泽边，是水草，亦是湿草。幽兰，贵品也；佩兰，贱草也。而谓区区一省头草，格卑而品下，足以当当孔子王者香之称乎？而谓多识于鸟兽草木之孔子，竟不知省头草生于池泽，而谓其生于山谷乎？呜呼！空谷幽兰，见弃于习岐黄者久矣。虽经负大名如寇宗奭、朱丹溪、李仕材诸贤达之识别，以及赵恕轩、王安化老人之论辨（寇、朱、李三先生皆谓《本经》兰草，即今兰蕙之兰。赵谓：东璧，时珍字，以省头草、孩儿菊等气香而不清者当兰草，是直认阳货为孔子矣。王谓：孔子称兰为王者之香，则兰之于草，亦犹麒麟之于走兽，凤凰之于飞鸟。后之修本草者，苟折衷于圣人，自当以兰为冠。盖兰草能舒思虑之郁结，蠲蕴伏之浊邪，稀痘催生，清神养液，禀天地至清之气以生，故昔人有吹气如兰之喻，奈何竟以省头草当之云云），兰仍埋设于山谷，屈伏于泥涂或徒供尝玩于明窗净几，终不获采入药笼，俾得一伸其去菀陈莝之怀抱，岂非兰之不幸欤？虽然《内经》有云饮食肥甘，传为消渴，治之以兰，除陈气也。兰之功用已发明于四千年以前，兰亦何不幸之有？窃以为世风不古，医道晦盲，置四千年以前发明之兰草而不困，非兰草之不幸，直病者之不幸耳！噫！我欲无言。寿颐又按：古兰今兰之辨，本册后有草兰、蕙兰一条，言之颇详，兹不多赘。

泽兰

《本经》：味苦，微温。主乳妇内衄，中风余疾，大腹水肿，身面四肢浮肿，骨节中水，金疮痈肿，创脓。《别录》：甘。产后金疮内塞。

【考异】内衄，《御览》作衄血。濒湖《纲目》引《本经》止有金创痈肿疮脓六字，盖有脱佚，李氏所引《本经》，例无删节如此之甚者。

【正义】泽兰产下湿大泽之旁，本与兰草相似，故主治亦颇相近。《本经》大腹水肿，身面四肢浮肿，骨节中水，皆苦温胜湿之功效，亦即兰草利水道之意。其治金疮痈肿疮脓者，专入血分，而行瘀排脓消肿也。惟《本经》所谓乳妇内衄，颇不可解。盖即后世新产通瘀之意。《别录》内塞，当亦以瘀露不通言之。

【广义】甄权谓：治产后腹痛，固苦温行瘀之功。又谓：治频产血气衰冷，成劳瘦羸，妇人沥血腰痛，则以温和能利血脉言之。然通利之品，能走未必能守，此当以意逆之，而可知其非虚证久服之药矣。濒湖谓：泽兰气香而温，味辛而散，阴中之阳。脾喜芳香，肝宜辛散，脾气舒则三焦通利，肝郁散则营卫流行。兰草走气道，故能利水道，除痰癖，杀虫辟恶，而为消渴良药；泽兰走血分，故能治水肿，涂痈毒，破瘀血，消癥瘕，而为妇人要药，虽是一类，而功用稍殊。石顽谓：入肝脾二经血分，专治产后血败，流于腰股，拘挛疼痛，破宿血，消癥瘕，皆散血之功，为产科要药。

藿香

《别录》：辛微温。主治风水毒肿，去恶风，止霍乱，心腹痛。

【正义】藿香清芬微温，善理中州湿浊痰涎，为醒脾快胃振动清阳妙品。《别录》治风水肿毒者，祛除湿浊，自能清理水道也。去恶气者，湿漫中宫之浊气也。霍乱心腹痛者，湿浊阻滞，伤及脾土清阳之气，则猝然撩乱，而吐泻绞痛。芳香能助中州清气，胜湿辟秽，故为暑湿时令要药。然性极和平，力量亦缓，止可以治霍乱轻证。而猝然大痛，吐泻并作，肢冷脉绝者，非大剂四逆汤不为功，断非此淡泊和平所能独当大任。

【广义】苏颂谓：脾胃吐逆要药，即《别录》止霍乱之意。胃寒呕酸，口有冷涎者最宜。洁古谓：助胃气，开胃口，进饮食。海藏谓：温中快气。石顽谓：治山岚瘴疟。皆振动脾阳，辟除秽浊之功效也。

【发明】藿香芳香而不嫌其猛烈，温煦而不偏于燥热，能祛除阴霾湿邪而助脾胃正气，为湿困脾阳怠倦无力，饮食不甘，舌苔浊垢者，最捷之药。亦辟秽恶，解时行疫气。盖疠疫以气染人，无非湿浊秽腐之薰蒸，感之者，由口鼻吸入，胃先受之，芳香得清气之正，而藿香气味和平，不嫌辛燥，故助脾胃而无流弊。但必以广产为佳，入药用梗而不用叶，简称广藿梗，虽以气胜，而冲和可爱。今则江浙间，遍地皆有土产，味苦涩而气亦恶劣，石顽谓伐胃消食，且能耗气，而世俗以为能解暑气，瀹茶多饮，未尽善也。

【禁忌】仲淳谓阴虚火旺，胃弱欲呕，及胃逆作呕者弗用。寿颐按：藿香虽不燥烈，然究是以气用事，惟舌有浊垢，而漾漾欲泛者最佳。若舌燥光滑，津液不布者，咸非所宜。凡芳香行气，醒脾胜湿诸芳草，皆有同情，不仅藿香、木香一类为然也。

高良姜

《别录》：辛大温。主暴冷，胃中冷逆，霍乱腹痛。

【正义】良姜大辛大温。洁古谓辛热纯阳，故专主中宫真寒重证。《别录》独以治胃冷气逆，霍乱腹痛者，正以霍乱多中气大寒，忽然暴作，俄顷之间，胸腹绞痛，上吐下泻，即四肢冰冷，面唇舌色淡白如纸，冷汗如油，大肉陡削，良由盛暑之时，乘凉饮冷，汩没真阳，致中气暴绝，见证如是之剧。甚者一二时即已告毙，此非大剂温燥，万不能挽回垂绝之元阳。三十年来，时疫频行，无年不有，所见无不如是。姜、附、吴萸、良姜、荜茇之属，均为此病必须要药。惟近贤王孟英、陆九芝两家所论霍乱，皆主湿热而言，且谓肢冷脉伏，即是热深厥深之候，万万不可误用四逆法者，此则当时见证之不同，盖亦天时人事之变迁，固自有不可一概论者，此当以舌苔之淡白与黄腻辨之。而所泻所吐之物，一则清澈如水，一则秽气恶臭，亦必确乎有凭，固不患临证时之无所适从者也。

【广义】陈藏器谓止痢，是必以虚寒滑利言之，非湿热积滞之肠辟可知。甄权谓治腹内久冷气痛。《大明》谓治转筋泻痢，则即真寒之霍乱转筋也，又谓治反胃，则胃中无火，食入反出之朝食暮吐，完谷清澈者也。苏颂谓含愧咽津，治忽然恶心呕清水，亦胃寒之证。濒湖谓健脾胃，宽噎膈，破冷癖，除瘴疟，皆以阴霾填塞者言，而胃燥津枯之噎膈，湿热秽浊之瘴疟，非可一概论矣。石顽谓脾胃为客寒所犯，则逆冷霍乱，辛温暖脾胃而逐寒邪，故能治之。甄权、大明之主治，皆暖胃温中散寒之功。如寒疝小腹痛，须同茴香治之；产后下焦虚寒，瘀血不行，小腹结痛者，亦用之。若胃火作呕，伤暑霍乱，禁用。寿颐按：此所谓伤暑，以暑热言，即孟英、九芝之所谓热霍乱。若暑月贪凉饮冷而发为真霍乱，则虽在盛夏，亦非暑热之病，不可误会。

红豆蔻

【发明】红豆蔻始见于甄权之《药性本草》。濒湖谓：是高良姜之子，气味辛温。藏器谓：主肠虚水泻，心腹绞痛，霍乱，呕吐酸水。甄权谓：治冷气腹痛，消瘴雾毒气，去宿食，温肠胃。濒湖谓：治噎膈反胃，虚疟寒胀，燥湿散寒。石顽谓：大补命门相火，故正元丹中用之。寿颐按：诸家主治皆与良姜同一条理，是以今人方中，此药不甚著名，盖应用各证，俱以良姜之类当之足矣。

草果

亦即草豆蔻。《别录》：豆蔻，温中，心腹痛，呕吐、去口臭气。

【考证】草果今之通称，《开宝本草》有草豆蔻。《别录》止称豆蔻。濒湖《纲目》从之，亦以豆蔻标目，而从草豆蔻、草果并列于下，以为译名，与今之所谓白豆蔻，或称蔻仁者不同。寇宗奭谓豆蔻、草蔻也，此是对肉豆蔻而言。惟石顽《逢原》则以草豆蔻与草果分为二条。寿颐谓此数者，气味功用大略相似，故同豆蔻之名，兹径称草果，从俗从宜，欲人之一望而皆知也。

【正义】草果辛温燥烈，善除寒湿而温燥中宫，故为脾胃寒湿之主药。《别录》温中二字，足以尽之。心腹痛，呕吐，皆以寒湿而言。去口臭者，芳香之气，足以辟除恶臭。然口气皆胃中湿热污浊，蕴积不行，薰蒸为臭，此等辛温药物，虽能胜湿除陈气，究与蕴热者，不能符合，盖止取芳香以治其标，多用之，必且助热滋甚，决非厌心切理之药。仲淳《经疏》明知脾有积滞，瘀而为热，则非导滞去瘀，何以清其热，竟谓用此以醒脾导滞，口气不臭，得毋言过其实耶？

【广义】《开宝本草》谓其下气，盖以寒湿郁窒，气滞不行而言，则温燥以破寒气，泄湿郁，而芳香助其宣通，斯中州之郁气舒矣。又谓治霍乱冷气，则即《别录》温中之义也。又谓其消酒毒，则酒秉湿浊之性，脾胃素寒者得之，则助其阴霾而清阳之气更惫，治宜温燥以除湿寒。古人解醒，多用葛花、砂、蔻之类，皆胃寒者之主药，故《日华本草》亦谓高良姜能解酒毒，然酒为曲蘖所酿，走而不守，升而助阳，阴虚火旺者得之，则又偏燥伤阴，治此者，须当清泄以解其热，而温燥之物皆所禁，此嗜酒者所以有面赤面白、生热生寒之异。即沉醉者，亦必有喜动喜静，或歌或哭之殊。此东垣葛花解醒一方，苟为寒湿弥漫，果是万全良剂，而燥渴多火者得之，亦何往而非毒药耶！东垣谓：调中补胃，健脾消食，皆为中气虚寒，清阳不振者而言。又谓去客寒心胃痛。宗奭谓：虚弱不能食者，宜此与木瓜、乌梅、缩砂、益智、曲蘖、甘草、生姜同用，亦以脾胃阳虚，而食不甘味，故宜温燥。若胃阴虚而不嗜食者，又当柔润养阴而刚燥皆在禁例矣。丹溪谓：能散滞气，消膈上湿痰，若热郁者不可用。濒湖谓：南地卑下，山岚烟瘴，饮啖酸咸，脾胃常多寒湿，故食料必用，与之相宜。治瘴疟寒热，与知母同用，取其一阴一阳，无偏胜之害。草果治太阴独胜之寒，知母治阳明独胜之热。寿颐按：岚瘴多雾露阴湿之邪，最伤清阳之气，故辟瘴多用温燥芳香，以胜阴霾湿浊之潴秽，草果之治瘴疟，意亦犹是。然凡是疟疾，又多湿痰蒙蔽为患，故寒热往来，纠缠不已，治宜开泄为先。草果善涤湿痰，而振脾阳，更以知母辅之，酌量其分量，随时损益，治疟颇妙义，固不独专为岚瘴立法。惟石顽所谓实邪不盛者，当在所禁耳。

肉豆蔻

即肉果。

【发明】内豆蔻始见于《唐本草》，气味辛温。《开宝本草》谓消食止泄，治积冷心腹胀痛，霍乱，呕沫冷气，皆温煦脾土，专治寒中之意。而其味又涩，则能止虚寒之泄泻。盖其除寒燥湿，解结行气，专理脾胃，颇与草果相近，则辛温之功效本同，惟涩味较甚，并能固及大肠之滑脱，四神丸中有之。温脾即以温肾，是为中上二焦之药，与草果之专主中焦者微别。《开宝》又谓治中恶鬼气冷痃，则亦辟除阴霾之意，不可拘泥到鬼物上去。《大明》谓温中下气，开胃，解酒毒。甄权谓治宿食痰饮，止小儿吐逆不下乳，腹痛。李珣谓主心腹虫痛。皆专就寒湿一边着想者。若湿热郁滞而为此诸证。则必不可一例论治，故李珣又谓主脾胃虚冷虚泄。濒湖谓暖脾胃，固大肠，要言不烦，最为确切。惟

珣又谓治赤白痢，则湿热者多，虚寒者少，不当泛泛言
之耳。石顽谓：温中补脾，宽膨胀，固大肠，为小儿伤
乳，吐逆，泄泻之要药。又谓脾土性善芳香，故肉果与
脾胃，最为相宜。能下气者，脾得补则健运，而易于消
谷下气，非若厚朴、枳实之峻削，惟热郁暴注禁用，以
其辛温滞涩之故。寿颐谓脾喜温而恶寒，喜燥而恶湿，
温和则敷布有权，刚燥则清阳乾运。若中阳既衰，湿邪
困之，即萎靡倦怠，而索索无生气矣。惟香砂、蔻仁之
类，温煦芳香，足以振动阳气，故醒脾助运，最有近
功，则所谓消食下气，已胀泄满者，皆其助消化之力，
固不可与克削破气作一例观。

白豆蔻

【发明】白豆蔻，《开宝本草》谓辛而温，治积冷气，
止吐逆反胃，消食下气。盖温胃醒脾，固亦与草豆蔻、
肉豆蔻异曲同工，其同得豆蔻之名，固亦以此。惟白豆
蔻其气清芬，辛烈视彼为尤，而无涩口之味，则芳香之
气，尤善上行，开泄上焦气滞，已与草果、肉果之专治
中下者不同。东垣谓散肺中滞气。海藏谓补肺气，皆以
其气独胜。辛升作用，功效必在上部，所以宽胸利膈，
尤其独擅胜场。而苏颂竟谓气味俱薄，专入肺经，得毋
误会。况乎此物气味，皆极浓厚，必不可妄谓其薄，而
咀嚼久之，又有一种清澈冷冽之气，隐隐然沁入心脾，
则先升后降，所以又能下气，亦与其他辛升者，绝不相

同。濒湖《纲目》谓之大温，颇嫌未允，此固蔻仁、砂仁二者之特异性情，升降阴阳，各臻其妙，所以通治肺、脾、肝、肾诸气，而为吹嘘鼓动之无上妙品，寒热虚实无往不宜。杨仁斋谓治脾虚疟疾，呕吐寒热，仍不外燥湿开痰，温煦以助脾家健运之义。

缩砂密

俗称砂仁。

【发明】缩砂密始见甄权《药性》《开宝》称其温涩，治虚劳冷泻，宿食不消，腹中虚满，下气。盖气味功力皆与豆蔻相类，故《大明》谓一切气，霍乱转筋；杨仁斋谓和中行气，止痛；洁古谓治脾胃气结滞不散；濒湖谓醒脾养胃，理元气，通滞气，散寒饮胀痞，噎膈呕吐，亦皆与白豆蔻同一主治。惟此物虽为草实，而开花结穗成实，皆在根下，是其特异之情性；故虽辛温能升，未尝不治中上二焦之气，而本乎地者亲下，尤以专治肝肾为特长。甄权谓温暖肝肾，藏器谓治上气奔豚，盖皆有见于此。又如肠澼滞下一证，腹痛皆由气滞，必以调气为要务。然须疏通开泄，宜降而不宜升，故芳香辛温升阳之药，皆在禁例。惟砂仁既能治虚寒之泄泻，似乎亦在辛温升清之一边，而《开宝》竟以主治赤白痢疾，则此证惟湿热积滞为独多，温升之品，宁非大忌？不知砂仁气辛，虽似温升，而开泄下降，是其本色，且能破滞解结，则虽湿热实积，亦不妨藉为引导，

直入下焦而通瘀滞，不患其升举秽浊，上逆为疟，故甄
权又以为止休息气痢。濒湖引《药性论》谓治冷滑下痢
不禁，则温涩之中，尚有行气消积之作用在，固不可与
肉蔻、益智之一味温涩者，同日而语。石顽谓：今人治
血痢亦多用之，若积欲尽时，良非所宜。岂不以消滞导
淤是其所长，故适宜于积滞之证。又谓新产忌之，恐其
气骤行而辛燥动血，于以知砂仁泄降下气，力量颇专，
与其他辛温芳香之药，以气用事，能升而不能降者，显
然有别。考芙蓉之本，其名曰蘁，蒲本亦曰蘁，皆有深
藏于密之义。此药得名，其义盖亦如是。所以主治肝肾
诸气，尤其特长。盖有涵藏收摄之意，尚不可与其他温
散药物，专于破气消耗者，作一例观。濒湖引陶隐居
方，谓缩砂和皮炒黑研末，米饮下二钱，治子痫昏冒，
安胎止痛皆效，此是胎气上逼，气升神昏之证，与子悬
同一病理，而此能治之，尤可见其沉降功用，其温升芳
香，开通气郁之例，退藏于密，于此更得一确证。顾其
名而思其义，亦治药物学家所当三致意者。

益智子

【发明】益智始见于陈藏器《本草拾遗》，谓之辛
温，不言其涩。但诸家所述主治，无一非温涩功用。藏
器谓主遗精虚漏，小便余沥，夜多小便者，以二十四枚
碎之，入盐同煎服，有奇效。东垣谓治客寒犯胃，和中
益气，及人多唾。（石顽谓：胃虚多唾，盖胃气虚寒而

廉泉不摄，涎唾自流，此药温胃而涩，最有捷效。）海藏谓：益脾胃，理元气，补肾虚滑沥，皆温补脾肾，而尤以固涩为主。濒湖谓其大辛，行阳退明，三焦命门气弱者宜之。（此气弱以元阳之气而言）李氏《集验方》缩泉丸（益智子盐炒，乌药等分，酒煎山药粉为丸），治脬气不足，小便濒数，及老年阳虚遗溺者皆效。杨仁斋《直指方》云，心者脾之母，进食不止于和脾，火能生土，当使心药入脾胃药中，庶几相得。古人进食药中，多用益智，土中益火也。寿颐按：此为脾阳虚绥，而不思食者立法。脾土喜温而恶寒，喜燥而恶湿，寒湿困之，则健运力乏而不思纳谷，且食亦无味，此惟温煦以助阳和，而斡旋大气，则能进食。益智醒脾益胃，固亦与砂仁、豆蔻等一以贯之。仁斋说到益火生土上去，附会心经之药，尚是舍近求远，故意深言之，亦殊不必。濒湖又谓：治心气不足，梦泄赤浊，则以肾阳无权，滑泄不禁者立论，故可用此温涩一法。然遗浊之果属虚寒者绝少，石顽谓因于热者，色黄干结，不可误用，极是。濒湖又谓：治热伤心系，吐血、血崩诸证，则既是热伤，而反用此辛热之药，何其背谬一至于此。要知洪氏《夷坚志》所载，吐血不止，惊颤狂躁一条，用益智等药而愈者，本是小说家言，何可征信，按之病理，宁不矛盾？东璧失检，采入《纲目》，且因之而创为专治热伤之吐血，亦可谓好奇太过矣。

补骨脂

【发明】补骨脂始见于甄权《药性论》，名婆固脂，濒湖谓是胡语，盖本是波斯国产。《开宝本草》遂称破故纸。李氏《纲目》则曰：补骨脂，亦因旧音近似而言其功用耳。味辛气温而燥，肾家阳药。甄权谓治男子腰疼膝冷，逐诸冷痹顽，止小便，腹中冷，皆胜寒温肾而言。又谓治囊湿，则肾膀之湿外溢，此物温燥，故能治之。然亦惟偏寒者宜之，而湿火外溢者，又当别论。《开宝》谓治风虚冷，骨髓伤冷，肾冷精流，皆是温涩之用。又谓治五劳七伤，斯过甚言之。且古之所谓虚劳，固专以虚寒言也。又谓治妇人血气堕胎，则太嫌浑漠，几不可解，盖言血气虚寒之不能固护者耳。《大明》谓兴阳事。濒湖谓治肾泄，通命门，暖丹田，其旨皆同。若《大明》又谓明耳目，濒湖又谓敛精神，则因其固涩而充分以言之矣。

苏颂曰：今人多以破故纸与胡桃合服，其法出于唐郑相国。其自叙曰：予为南海节度，年七十五，越地卑湿，众疾俱作，阳气衰绝，服乳石补药不应。元和七年，河陵国泊主李摩诃传此方并药，服之七八日而觉应验，自尔常服，其功神效。十年二月罢郡归京，录方传之，破故纸十两，净择去皮，洗曝捣细，胡桃瓤二十两，汤浸去皮，细研如泥，好蜜和如饴，日以暖酒二合，调药一匙服之。李濒湖引韩飞霞曰：破故纸收敛神明，能使心包之火与命门之火相通，故元阳坚固，骨髓充实，涩以治脱也。胡桃润燥养血，血恶燥，故油以润之。寿颐按：二者一润一燥，俱固涩元阳，而能滋长筋骨，洵是佳方。但据郑氏本受阴湿为病，则此方以治虚寒湿阻者为宜，亦非老人燥火之体可以通用。许叔微《本事方》谓：有人全不进食，服补脾药不效。予授以二神丸，顿然能食。（方即补骨四两，肉蔻二两为末，以生姜四两，煎肥大枣四十九枚，取枣肉和丸。）此病不可全作脾虚，盖肾气怯弱，元阳衰劣，不能薰蒸脾胃，譬如釜中米谷而釜底无火，则终日不熟，何能消化。石顽谓：二神丸治脾肾虚寒泄泻，用补骨补肾，肉蔻补脾，加吴茱萸以平其肝，加木香以顺其气，使之斡旋。若精伤溺滴赤痛者，去木香，易五味子。腰膝酸疼，肾冷精流者用之屡效（此即四神丸）。惟阴虚有火，梦泄溺血，大便闭结者弗用。

荜茇

【发明】荜茇，亦作荜拨，原出波斯，盖亦彼中方言，故无正字。气味辛温，固亦脾肾虚寒之主药。藏器谓温中下气，补腰脚，消食，除胃冷，阴疝癖，则功用可知。（藏器别有荜勃没一条，亦言辛温，治冷气呕逆，心腹胀满，食不消化，阴汗寒疝核肿，妇人内冷无子，除腰肾冷云云。药名主治皆同，盖本是复出之，未及删除者。而濒湖亦引之，附入荜茇之后，当即一物。）李珣谓治水泻虚痢，呕逆醋心，藏府虚冷，肠鸣；大明谓治霍乱冷气心痛，其旨皆同。惟濒湖谓是头痛、鼻渊、牙痛要药，取其温热能入阳明而散浮热。寿颐按：头痛固有真寒一证，宜用大辛大温者，但鼻渊、牙痛，类多火证，古人偶用温散之药，盖亦反佐之义，用作响道。濒湖竟以为散浮热，得毋误会，石顽和之，非也。

姜黄

【发明】姜黄始见《唐本草》，称其辛苦大寒。藏器已辨其非，谓辛少苦多，性热不冷，则唐本寒字，盖亦传写之误。石顽谓有二种，川蜀生者色黄质嫩，有须，折之中空有眼，切之分为两片者，为片子姜黄；江广生者质粗形扁，如干姜，仅可染色，不入汤药。药肆混市误人，徒有耗气之患，而无治疗之功。寿颐按：今市肆姜黄，确有两种，名片姜黄者，是已切为厚片而后晒干，形如干姜，色不黄，质亦不坚，治风寒湿者即此。又一种则坚实光亮，其色深黄，乃如郁金，是为染色之用，不入药剂者。《唐本》谓治心腹结积，疰忤，下气破血。盖辛能散，温能通，故可破结辟恶，消瘀下气，是物功用，即在此数者之中。然又谓除风热，消痈肿，功力烈于郁金，则正以入血泄散，故痈疡之坚肿可消。疡科普通敷药之如意金黄散用之，即是此意。固非疏风清热之作用，而乃竟以为除风热，宜乎有辛苦大寒之误矣。大明谓治癥瘕血块，扑损瘀血，通月经，止暴风痛冷气，下食。苏颂谓治气胀，产后败血攻心。戴原礼谓片子姜黄入手臂，治痛。石顽谓血虚臂痛者，服之必增剧。盖辛温本以祛寒湿，而血虚者更得此迅利流动以耗其气，则非徒无益而害之矣。

郁金

【发明】郁金始见于《唐本草》，称其辛苦而寒。石顽《逢原》已改作辛平，谓安有辛香而寒之理。又谓蜀产体圆尾锐，如蝉腹状，发苗处有小孔，皮黄而带黑，通身粗皱，如梧桐子纹，每枚约重半钱，折开质坚色黄，中带紫黑，嗅之微香，不烈者真。如大小不等，折之中空质柔，内外皆黄，其气烈者，即片子姜黄也。寿颐按：今市肆郁金有二种，川产、广产，形颇相近。但川产者形扁，切片亦深黄褐色，中心则紫。广产形圆，切片则作淡黄色，中心略深，亦黄而不紫，时尚多用广产，实则质坚而洁，其性沉重，其色更微，嗅之亦无甚香味，二者皆然。若色深香烈而形较大，则姜黄也。惟其质坚性质，色黄赤如血，故专入血分，能行血中之气，下气行血，开结止痛，是其专长，古称解郁，义亦如是。《唐本草》谓治血积下气，破恶血，血淋，尿血。甄权谓治宿血气心痛，冷气结。濒湖谓：治血气心腹痛，产后败血冲心欲死。丹溪谓治吐血，衄血，唾血，及经事逆行。并以郁金末加韭汁、姜汁、童尿同服，其血自清。痰中带血者，加竹沥，固无一非开泄沉降之功用。惟寿颐则谓血逆上行，姜、韭之辛必非所宜。

【正讹】丹溪谓：郁金之性，轻扬上行，古人以治郁遏不能升者，命名因此。寿颐按：此药是根，质坚沉重。洁古谓其气味俱厚，故纯以下行为用。惟入血行气，亦能破坚散结。所谓开郁者，本以宣通解散为义，郁不能升一层，大是误会。况丹溪亦自谓其治吐血、衄血及逆经诸证，则专以下行为顺，当亦可于言外得之，反谓上行，宁不自矛自盾？范石湖且谓一味为末，治蛊毒，服之即泻出恶物，尤为明白了解。丹溪是说，殆出依讬，而石顽和之，亦谓先升后降，不思之甚矣。

甘松

【发明】甘松，李氏《纲目》作甘松香。始见于陈氏《本草拾遗》称其甘温，治黑皮䵟𪒟。盖亦芳香温升，能助阳和之气，通血脉而润泽颜色，犹白芷、藁本之长肌肤，悦颜色，可作面脂之意，此是外治之药。又谓治风疳齿蚀，则辛香醒胃，入阳明而行滞气。《圣济》以合腻粉、芦荟，专治风疳虫牙，明以甘松引经，而腻粉、芦荟杀虫清热，非一味辛温能治齿蚀可知。《开宝本草》谓治恶气，卒心腹痛满，下气，则芳香固入气分，善舒郁滞，而以此草之根，最为繁密，长于下行，故海藏亦谓其理元气，去气郁。濒湖谓能开脾郁，加入脾胃药中，甚醒脾气。又谓脚气膝浮，煎汤淋洗，亦取其下行除湿之意。近东瀛医家谓此药善通经络，专治转筋，为霍乱转筋必需之要。寿颐自定霍乱药酒方，用伊打和酒精，浸取浓汁，合姜、附、萸、连诸味，治真寒霍乱，转筋入腹危重证，极有捷效。知此物温运，活络通经，无出其右，固向来治药物学者之所未知也。

山柰

【发明】山柰始见李氏《纲目》，称其辛温，谓暖中，辟瘴厉恶气，治心腹冷气，通寒湿霍乱。盖味辛温而气芳香，辟寒行气，固亦与砂仁、蔻仁诸物相近，故治疗约略似之。又谓治风虫牙痛，则亦专行阳明，可作引经药用，与甘松同，必非辛温之物可以独治阳明风火虫也。

蓬莪茂

今作蓬术，亦作蓬莪术。茂字从草从戍，而读如术，义不可晓。字书惟一见于《字汇补》，亦不详其义。此物生于根下，质极坚硬，味苦辛温，故为下气除寒，消食逐饮，破积攻坚，通瘀行血，亦除萩瘕之药。《开宝本草》谓治小腹痛，霍乱冷气，吐酸水，解毒，食饮不消，妇人血气，结积，丈夫奔豚。甄权谓破痃癖冷气。海藏谓通肝经聚血。《大明》谓治一切气，开胃消食，通月经，消瘀血，止扑损痛下血及内损恶血，无一非温通攻克作用，惟实病为宜，故石顽谓虚人得之，积不去而真已竭，殊为可虑，须得参术健运，补中寓泻，乃为得力。

荆三棱

【发明】三棱亦下气行血，破积消癖猛将，故恒与蓬术并辔而行。但产于湿地，温性较减，则与蓬术互为调济，可见古方兼用二物，自有至理。《开宝》谓：治老癖癥瘕，积聚结块，产后恶血，通月水，堕胎，止痛，利气。洁古谓：治心膈痛，饮食不消。《大明》谓：治气胀，破积气，消扑损瘀血。心腹痛，产后腹痛，血运。海藏谓：通肝经积血，治疮肿坚硬。石顽谓：东垣破积诸方，皆与人参赞助，如专用克削，脾胃愈虚，不能运行其积，则亢逆更甚矣。

紫苏

《本经》：水苏，味辛微温。主下气，辟口臭，去毒，辟恶。《别录》：主吐血，衄血，血崩。《别录》苏，味辛温。主下气，除寒中，其子尤良。

【考证】《尔雅》释草：苏，桂荏。郭注：苏，荏类。许氏《说文》，即用《尔雅》训诂。小徐《说文繁传》则曰：荏，白苏；桂荏，紫苏。考《方言》云：苏，亦荏也。关之东西或谓之苏，或谓之荏。《本经》则曰：水苏，一名芥蒩，生九真池泽。张氏《广雅》亦曰芥蒩，水苏。《名医别录》亦云：小苏，一名鸡苏，一名劳葅，一名芥苴。《唐本草》注云：此苏生下湿水侧，苗似旋覆，两叶相当，大香馥，青齐河间人名为水苏，江左名为荠苧，吴会之间谓之鸡苏。陈氏《本草拾遗》云水

293

苏，叶有雁齿香而气辛。《蜀本草》云：花生叶间，紫白色，陶注本草云苏，叶下紫而气甚香，其无紫色不香似荏者，名野苏，生池中者为水苏，一名鸡苏，皆荏类也。寿颐按：苏之与荏，古为一物二名，至后世则以叶紫者为苏，叶青者为荏，其《本经》之水苏，则以生于泽旁，因有此名，实非产于水中。而《名医别录》则以水苏与苏，别为二物，然主治皆同，岐而二之，徒乱人意。濒湖仍《别录》之旧，分为二条，观其释名，各有不同，颇似离而为二。然其言水苏之形色，则云三月生苗，方茎中虚，似苏而微长，密齿面皱色青，对节生，气甚辛烈，六七月开花成穗，如苏，水红色，穗中有细子，状如荆芥子，可种易生，宿根亦自生。沃地者苗高四五尺。其言苏之形状，则云紫苏、白苏，皆以二三月下种，或宿子在地自生。其茎方，其叶圆而有尖，四围有锯齿。肥地者面背皆紫，瘠地者面青背紫，其面背皆白者即白苏，乃荏也。八月开细紫花，成穗作房，如荆芥穗，九月收子，子细如芥子，则二者之茎叶子形状皆同，但以叶色之一青一紫为异。盖草木之属，一类数种者最多，或其种自有微别而气味性情皆同，或土宜不一，则各地所产形色遂异。至古今别名更多，不可枚举。水苏、紫苏，实是一物，必不能因《本经》有一水字而生异义。盖此物遍地多有，平原下湿，无往不宜，独不生于水中。《本草经》生于池泽一句，恐不可泥，盖亦方言不同，因有此名。今以《本经》《别录》二者之主治既同，并为一条，而径以紫苏标名，从俗从宜，欲人易晓。其茎叶子色即有不紫者，而气味皆同，亦即一类，不必歧出。濒湖《纲目》于芳草目中，更有荏之一条，而十四卷中则无荏，盖亦知其不能分治而删之者。然本卷更别出荏苧一条，似尚可删，兹亦不录。又按：荆芥盖亦苏荏一类，故气味形状皆相似而主治亦复甚近，但叶较细，香较淡耳，所以古谓荆芥为假苏。濒湖引《本经》下气之下多杀谷除饮食五字。寿颐按：杀谷言其消食，可说也，而除饮食三字不成句，未知何本。考诸书引《本草经》皆无此五字。又去毒辟恶，《纲目》作去邪毒辟恶气，孙星衍辑刻《本经》无邪字气字，兹从孙本。

【正义】苏叶芳香，辛温善散，不问色紫色青，其气皆烈，故为下气除寒主药，而气尤芳烈，则能辟恶去秽。《本经》《别录》主治皆同，断为一物二名，殊无疑义。惟濒湖于水苏条中，引《别录》有主吐血、衄血、血崩七字，按之物理，辛温疏散，能降亦复能升，则非血证通治之药，虽古方中数数见之，然多称鸡苏，或径称龙脑薄荷，恐非即此（濒湖《纲目》所载可证）。仲淳《经疏》兼收《本经》《别录》，独无水苏，无可参证，姑志所疑，以俟再考。

【广义】苏颂谓：主气疾及脚肿。寿颐按：脚气宜用老苏梗，合之花槟榔极效。孟诜谓：除寒热，治一切冷气。日华谓治心腹胀满，止霍乱转筋，开胃下食，通大小肠。濒湖谓：解肌发表散风寒，行气宽中，消痰利肺，和血，温中止痛，定喘，解鱼蟹毒。寿颐按：寒饮喘咳宜苏子。甄权谓：杀一切鱼肉毒。其子则甄权谓治上气咳逆冷气，腰脚中湿气。

【发明】紫苏芳香气烈，茎干中空，故能彻上彻下，外开皮毛，泄肺气而通腠理，上则通鼻塞，清头目，为风寒外感灵药；中则开胸膈，醒脾胃，宣化痰饮，解郁结而利气滞。《方言》云：舒，苏也，楚通语也。是苏字有舒散之义，气疏以达，苏之得名以此，恒以茎叶子三者分主各证。盖此物产地不同，形状亦别。多叶者其茎颇细，而茎干大者则叶又少，故分析辨治，尤为精切。叶本轻扬，则风寒外感用之，疏散肺闭，宣通肌表，泄风化邪，最为敏捷。茎则质坚，虽亦中空，而近根处伟大丰厚，巨者径寸，则开泄里气用之，解结止痛，降逆定喘，开胃醒脾，尤为脚气要药，固与开泄外感之旨不同，而子则滑利直下，降气消痰，止咳润肺，又是别有意味。此今人选药之密，已与宋金元明不同，不可谓非药物学之进步者。惟其子多油，能泄真气。石顽谓气虚久嗽，阴虚喘逆，脾虚滑者，皆不可用，最是确论。

薄荷

【发明】薄荷方茎，而色紫带赤，可以子种，宿根亦能自生，气味芳烈，颇与紫苏相类。但叶不赤而无锯齿，气味虽浓，而入口清冽为异。故孙星衍辑刻《本草经》径谓薄荷苏类，确乎可信。《唐本草》谓为辛温，亦以苏类例之，然冷冽之气，能散风热，决非温药，故洁古直谓之辛凉。其主治则唐本谓贼风伤寒，恶气，心腹胀满，霍乱，宿食不消，下气，又皆与紫苏大略相近。惟辛而凉降，微与温散者不同耳。苏颂谓主伤风、头脑风。东垣谓清头目，除风热。濒湖谓利喉嗌口齿诸病。石顽谓辛能发散，专于消散风热，凉能清利，故治咳嗽失音，性浮上升，能开郁散气。然所用不过二三分，以其辛香伐气，非久能多服之品。寿颐按：外治风热生疮，煮汁和入消肿末药敷之，凉入肌肤，立能止痛。今西药制精成锭，外擦头痛，能泄外风，能抑肝阳，皆有捷验。

青蒿

《本经》：草蒿，味苦寒。主疥搔痂痒，恶创，杀虫，留热在骨节间，明目。

【正义】青蒿苦寒，故《本经》列于下品，止以为治疥疮外疡杀虫之用。然清香之气，溢人眉宇，故能明目，亦散风热，不仅以苦寒清降为功，且苗生最早，得春令升发之气，故入肝胆两经而清血中之热。能治骨节留热者，深入血分而疏达郁火也。今以为长夏时解暑之用，则苦寒清热而又含芬芳清冽之气，故能醒脾胃而理湿热。石顽谓能利水道，与棉茵陈不甚相远，其说甚是。子则专治骨蒸，盖凡子皆重，故主里证，且清芬又能疏解血中之滞，则与大苦大寒剗除生生之气者亦尚有间。

茴香

【发明】莳香始见于《唐本草》，据苏颂谓：结实如麦而小，青色，此今之所未见者。苏又谓：入药多用番舶者，则今市肆所谓八角茴香也。但八角者大辛大温，其性最烈。濒湖《纲目》称其气味辛平，必非舶来品八角茴香可知。故李亦谓结子大如麦粒，轻而有细棱，俗呼为大茴香，以宁夏出者为第一，其他处小者谓之小茴香。自番舶来者，实大如柏实，裂为八瓣，一瓣一核，大如豆，黄褐色，有仁，味更甜，俗呼舶茴香，又曰八角茴香。据此则《纲目》中所引古书一切主治，皆子如麦粒之茴香。《唐本草》谓：治霍乱。马志谓治膀胱肾间冷气，调中止痛，呕吐。《大明》谓：治脚气，癞疝阴疼，开胃下气。东垣谓补命门不足。吴绶谓：暖丹田，当皆指宁夏产品而言。惟李引诸方，有明言八角茴香，舶茴香者，即舶来品耳。寿颐按：今市肆中之所谓大茴香，即舶来之八角者，以煮鸡鸭豕肉，及野禽野兽，可辟腥臊气，入药本不常用。尝记余幼时，乡人有患疝痛者，得口传方，谓一味八角茴香研末，热酒调服可治，而不言其分量，此人竟至市中购二十大钱作一次吞下，即晚七窍流血而斃。此虽服之太多所致，然即此可见其非常猛烈。凡用古方者，皆宜慎之。孟诜《食疗本草》谓：茴香茎叶治膀胱疝气及肾气冲胁，如刀刺痛，喘息不得者，生捣热酒绞服，此非舶上茴香可知。石顽《逢原》引之谓辛香不窜，善降浊气。寿颐则谓辛香不窜四字大不可解。王孟英《随息居饮食谱》称其调中开胃，止痛散寒，治霍乱癫疝，杀虫辟秽，肴馔所宜，制鱼肉腥臊冷滞诸毒。又谓：小便频数而色清不渴者，茴香淘净，盐炒研末，炙糯米蘸食，虽不详是何种茴香，然当以下条之莳萝为是，八角者断不可轻用。

莳萝

【发明】此今之所谓小茴香也。苏颂谓：三月、四月生苗，花实大类蛇床。濒湖谓其子簇生，状如蛇床子而短。寿颐按：其苗丛生，叶细如线，蒙茸极多，高三四尺，色淡绿，气亦辛香，甚为浓郁。结子生青熟淡白，大如谷子而极瘦，形色一如稻谷之干瘪无米者，故吾乡称为瘪谷茴香。气味甚厚，不作恶臭，不知濒湖何以谓其色微黑，气辛臭而不及茴香。盖明时蕲黄间之土产，已与今大不同矣。气味辛温。濒湖谓其苗下利膈。其子则藏器谓治霍乱呕逆，腹冷不下食，两胁痞满。日华谓健脾开胃，杀鱼肉毒，治肾气，皆辛温行气散寒之功，治诸疝最佳。然性颇燥烈，耗气伤津，止可藉以引经，不可独任重任。

草兰、蕙兰

【考证】兰草、蕙草，皆古之香草，兰字最古，已见经传。蕙则始见《离骚》，《说文》有兰无蕙而有薰字，训曰香草则即蕙也。《广雅·释草》：薰草，蕙草。《本经》有兰草。《别录》有薰草，一名蕙草。考诸家所述形状，二者皆有枝有叶，有茎有节，《离骚》注兰绿叶紫茎素枝。陆现《诗疏》谓兰为王者香。其茎叶皆似泽兰，广而长节，节中赤，高四五尺，藏之书中辟蠹，故古有兰省芸阁。汉诸池苑及许昌宫中皆种之。《西山经》：浮山有草乌，名曰薰草，麻叶而方茎，赤华而黑实，臭如蘼芜，佩之可以已疠。陶弘景注《名医别录》薰草，引《药录》云叶如麻，两两相对。嵇含《草木状》，亦云蕙草一名薰草，叶如麻，两两相对，气如蘼芜，可以止疠，此皆释兰蕙两草之最古者。故唐人所说，无不宗之。（陆玑三国时吴人，著《毛诗》草木鸟兽虫鱼疏二卷。玑字从玉，与晋人机云之机别是一人，惟后人引诗疏者，多讹玑为机。李氏《本草纲目》兰草正误条中引陆说，亦误为机。）此皆茎叶俱香之兰蕙，固非今时书斋清供，有叶无枝，有花无节之兰蕙。宋政和间，寇宗奭撰《本草衍义》，始曰兰草多生阴地幽谷，叶如麦门冬而阔且韧，长一二尺，四时常青，花黄绿色，中间瓣上有细紫点。春芳者为春兰，色深，秋芳者为秋兰，色淡，开时满室尽香云云。此则今之所谓兰花，黄山谷所谓一干一花者为兰，一干数花者为蕙也。盖兰蕙本皆香草，故以其花香而亦得兰蕙之名。朱氏丹溪有《本草衍义补遗》之作，本以寇氏旧本增辑，故于兰草一条，亦仍寇氏之旧，而申言之曰兰草禀金水之气，人皆知其花香之贵，而不知其叶能散久积陈郁之气甚有力，即今之栽置座右者云。此二家皆以《本经》上品之兰草为即今之兰花，而丹溪更以《内经》治之以兰，除陈气一说为之证实，遂使兰之形状枝叶，竟与魏晋间旧说绝然不同。此其各为一种，固无疑义，而孰是孰非，益滋聚讼。濒湖《纲目》长于考古，极以寇李二说为不然，正误条中，引朱子《离骚辨证》，陈氏遁斋《间览》，及陈止斋、杨升庵、吴草庐诸家，皆极详实，各有所见。惟草庐竟谓今之兰不可以利水杀蛊而除痰癖，则正未必尽是。盖今兰叶清芬，虽不甚香，而细细咀嚼之，齿颊间自有一种爽垲可口之味沁入心脾，未尝不可以辟浊秽而行气滞。且叶间脉络，丝丝直达，力能宣通，自可想见，与《本经》利水杀蛊除害之旨，亦大略相似。且今之市肆已无兰草之名，只有佩兰一物，一名省头草者，是否足当《本经》兰草之用。姑不具论，而按其形状，比之泽兰，茎细短小，已与濒湖所谓兰即大泽兰者，正得其反。则《本经》上品兰草，已付阙如，毋宁即以山兰当之，纵使形色不同，而性情功用犹为近似。所以赵氏《纲目拾遗》谓濒湖不录幽兰，不无缺略之憾。王秉衡《重庆堂随笔》亦宗赵意，且谓四种香草，香而恶浊（王指泽兰、省头草、罗勒、孩儿菊四者），略无芬芳之气，非圣人所谓王者之香。指以为兰，是认阳货为孔子，反唇相讥，而两派之主张竟趋极端，何能融洽。寿颐则谓古之兰草，皆生泽畔，《本草经》一名水香，生池泽已有明文。且郑之溱洧，楚之沅湘，其非山谷之兰明甚。而今之兰花，则绝不见于自唐以前诸家旧说，必谓幽兰之操，即是此花，本难微实（罗愿《尔雅翼》亦有一干一花而香有余者兰，一干数花而香不足者蕙之说，则愿乃罗汝楫之子，已南宋时矣。《离骚》及《甘泉赋》皆以兰蕙并称，均非此物）。魏晋旧说，胡可一概抹倒。濒湖以注疏家言为证，考订之学，自当遵古，不然，朱子闽人，兰产于闽，宁不知之，而反极力辨驳。但兰茝之属，只是寻常芳草，骚人辞藻，士女秉蕳，原不在珍贵之列，何以左氏亦有国香之称；郑穆且有兰死吾死之说，又似绝无仅有之物，此中疑窦，殊不可知。特今之草兰、蕙兰，未必无人药之用，补入本草，固亦治药物学者之本职。若必质直言之，谓《本经》上品，定是此物，则古人不作，其胡可信。近商务书馆新出《中国医学辞典》，竟谓草兰芳草，《本经》上品，又以《本经》《别录》兰草主治之利水道，杀蛊，除胸中痰癖，久服益气轻身，通神明数语，一并列入草兰叶之功用中，则殊不妥。须知古之兰草，不名草兰，淹没古书真相，何以师心自用，一至于此，以一手掩尽天下耳目，而欲惟吾之言是从，适以厚诬古人而疑误后学，此土豪劣绅武断乡曲之故智，著作家言，那得有此蛮话。

【气味】叶辛而散，微有清芬，今《医学辞典》谓其辛能散滞，香能去秽，为消痰散郁之品，理固宜然。然草蕙二兰之叶，皆瘦而坚硬，嚼之枯涩，清气极薄，不如建兰叶阔，柔韧多液，嚼之清香可口为佳。赵氏《纲目拾遗》谓草兰叶短而狭小，盖不及建兰叶之阔大也。蕙兰叶长，亦挟而瘦。

【正讹】赵氏《纲目拾遗》谓兰花萼中无红斑点色纯者，名草素，尤香。入药以一干一花者良，而不言其主治何若。今《医学辞典》则谓草兰花宣气利水道，治痢疾滞下。又谓此物气类木香，苦甚黄连，善能宣气四达，故治滞痢功效甚捷，而不言其所本。寿颐按：此花鲜时固香，而干之则无气，故不能和入茶叶，如玫瑰、代代花之用，则入药有功，恐不足恃，不如建兰叶确能宣通气滞也。又赵氏《纲目拾遗》引《行箧检秘》治疯狗咬，取草兰根四两，水净洗，入黄酒二碗，煎一碗，服完，其毒即从大小便化血而出。今《医学辞典》亦载此法，盖即本于赵氏。然赵氏于建兰根下，引五杂俎。又谓兰根食之能杀人，忌内服。《医学辞典》于建兰根条中亦收之，岂不彼此矛盾。凡单方未经试验者多有流弊，不可轻用。

建兰

叶，丹溪谓建兰叶禀金水之气，时医用以通经舒络，宣泄风邪亦佳。寿颐按：兰叶有筋直达顶尖，极韧，而建兰叶阔多脂液，刚中有柔，经年不变，谓为通经舒络，行气散结，颇有至理。赵氏《纲目拾遗》引《本草汇》：兰叶清芬，辛平甘寒，生津止渴，不独开胃清肺，消痰散积久陈郁结气，与藿香、枇杷叶、石斛、竹茹、橘红为开胃气之神品。入沉香、郁金、白蔻、苏子、莱菔汁，下气开郁，治噎膈之将成者。产闽中者力胜，江浙诸种力薄。《本经》主利水道，除胸中痰癖，杀蛊毒，辟不详者。盖肺气郁结，则上窍闭而下窍不通，开肺行气，水道自利，胃气凝滞，则水谷不化而为痰癖，芳香醒胃，即以化痰。且辛能散结滞，香能除秽恶，故可杀蛊而辟不祥。寿颐按：此节竟以《本经》、《别录》之兰草主治，一概作为兰叶功用，开《医学辞典》之先声，诚不免附会之蔽。但此叶清芬爽口，确能清利湿热，快脾醒胃，宣通肺气而调水道，说来尚属有理，较之《辞典》言其然而不能言其所以然者，自有上下床之别。花，赵氏《拾遗》谓素心建兰花，干之可催生，除宿气，解郁，蜜渍青兰花点茶饮，调气血，宽中醒酒。又引《闽小记》谓建宁人家以蜜渍兰花冬月点茶，芳香如初摘。又谓色黑者名墨兰，干之可治瞖目，能生瞳神，治青盲最效。则绝无之物，故言其神效，未免欺人太甚。

佩兰（省头草）

【发明】《本经》兰草列于上品，而今之市肆无之。以古今熟在人口之兰字，而药肆中莫能举其名，可谓此即古书之兰草，证以骚人纫兰为佩，颇为近似。然濒湖引雷敩说，大泽兰茎叶皆圆，根青黄，能生血调气与荣，与小泽兰迥别。（与，《纲目》本作合，不甚可解，今改作与。）叶上斑，根头尖，能破血通久积。濒湖且谓雷说之大泽兰即兰草，小泽兰即泽兰，是兰之枝叶茎株，必视泽兰为大。而今市肆中则泽兰一株，长至三尺余，茎方，巨者径二三分。佩兰长仅尺许，叶锐而长，茎细如线，其非濒湖意中之兰草又甚明。惟气味稍觉清芬，瀹汤微苦微辛，能散结滞，以治湿热互阻，胃气不醒，胸脘痞塞等证，尚能有效。今见《医学辞典》于佩兰条中，称其功用宣中辟秽，祛湿利气，开胃化浊，和脾行水，夏月暑热内蕴，口中甜腻臭气，胸膈痞闷，噫嗳哇酸，反胃水谷不化，呕恶不食，脾疸腹胀，心腹痛。又谓其禀天地清芬之气，辛能散滞，香能辟秽，入肺胃二经，专走气分。凡胃有陈腐之物及湿热蕴结于胸膈，皆能荡涤而使之宣散，故口中时时溢出甜水者，非此不除。当夏季暑湿郁蒸之时，洵属开胃和中之良品，与藿香同为夏令治理中焦之要药。又谓佩兰叶蒸露，气味芳香，夏令代饮妙品云云。此以今时通用之药，言治病应有之经验，实事求是，明备精确，不愧药物学之正宗。然又谓《素问》以兰草治陈气，即指此物，则是臆说，必不可信。甚且指佩兰为《别录》中品之药，须知《别录》中品止有薰草，一名蕙草，亦是古之香草，何尝有佩兰之名，而可以意逆之。竟将《素问》之兰，《本经》之兰草，《别录》之薰草，并作一气，直认其均是今日之佩兰，是以三者合而为一，指鹿为马，心粗气浮，诞妄已极。所以言其形状，则曰方茎叶对生，是苏颂之所谓零陵香，以为古之薰草者也。（今佩兰茎圆，惟泽兰则方茎。）又曰香如蘼芜，结黑实，则《山海经》之所谓浮山薰草也。此皆非今日通用之佩兰。《辞典》又以《别录》薰草之根茎中涕一条，亦列于佩兰条中，则以古书中不可知之物，而强以今日习用药当之，无知妄作，荒谬万状。此书一出，必陷后学于黑暗狱中，医学程度当随之堕落万丈，编辑者纵不为自己名誉计，盖亦思古人之书，岂可听吾呼牛呼马，随意指点，无不如志，胆大妄为，罪通于天矣。

【备考】今药肆中佩兰，其叶长而中阔，两头锐，大者阔至一寸许，长可二寸余，边有锯齿甚疏，而芳香之气极薄，若谓此即古之兰草，殊未敢信。惟吾乡别有一种名曰佩兰叶者，莳之盆中可作书斋清供，则芳香之气甚烈。二月以子下种，苗青茎微紫，圆而不方，叶两两相对，面青背有紫纹，虽亦中阔，两头锐，而大仅如青果，边无锯齿，茎叶皆香，嗅之触鼻，室中置一盆，则满室皆闻。初出一枝，继则叶叉中又复生枝，肥大者遂簇簇成丛，高不过尺余，茎之最肥者，径亦不过分许，颇与肆中之干佩兰近似，而叶小无齿为异。又辛香浓烈，实远过之，夏秋之间撷鲜叶一二片，和茗瀹之，清芬醒胃，通气快脾，功用与市肆之佩兰等，而效力尤捷，但药中皆不用此，真不可解。至七八月间，开花成穗，长二三寸，与紫苏之花相似，苞萼青而带紫，小花簇簇，香气尤浓，九月成实满穗，子老撷之，细小如苋菜子，黑色光亮，椭圆微尖而扁，则嗅之不香，宿根不复生，此古今本草所未收者。而气味清香，并不燥烈，功用可纪，大有入药价值，自当补入本草，以备要需。惟石顽《本经逢原》谓有三种，一曰兰香，植之庭砌，二十步内即闻香，俗名香草，以子能去目瞖，故又名瞖子草。绎其二十步内闻香一语，颇与吾乡所莳之佩兰相近，且石顽谓子治目瞖及尘物入目，以三五颗内目中，少顷其子湿胀与物俱出。又主暴得赤眼后生瞖膜，用兰香子一粒入眥内，闭目少顷，连膜俱出。盖此子得湿即胀，胡能染惹眵泪浮膜尔。然目中不可入尘，而此可纳三五颗亦不妨碍云云。寿颐谓目中可纳三五颗而不妨碍，确与佩兰之子极小而光者近似，当即此物。惜石顽不详言其枝叶花子形色果是何如耳。石顽《逢原》又谓：兰香子大如枣而褐色不光，七月收之，种时防蚁，湿则有脂浮胀，须以枯炭末掩之。然上文既云目中可纳三五颗，即其子必无大如枣之理，如枣二字必有讹误，合并记之，以俟实验。又石顽意中竟以兰香一物当《本经》之兰草，故《逢原》直以《本经》利水道，杀蛊毒，辟不祥，久服益气轻身不老，通神明二十二字系于兰香条下，亦未免独断之偏。但所述兰香主治，颇有可以移之于佩兰叶者，爰并录之，以备参考。石顽曰兰气芳香，能辟疫毒恶气，调中消食，治呃呕脾瘅，口中时时溢出甜水者，非此不除。多走气道，故能利水，调肝和脾，其功倍于藿香，善调呕逆，散积久陈郁之气。《素问》曰五味入口，藏于胃，以行其津液，津液在脾，令人口甘，此肥美所发也。其气上溢转为消渴，治之以兰，除陈气也。东垣治消渴生津饮用兰叶，盖本于此。又治牙疼口臭有神功丸，亦用兰香，如无以藿香代之。寿颐按：观东垣是方，虽用兰香叶，而曰无则以藿香代之。窃意东垣尚不识兰香为何物，徒取空名以自附于古方之义耳。如其确知有此，则寻常小草，当亦无地无之，又何必另觅替代耶？石顽又引时珍曰：兰香须三月枣叶生时种之乃生，否则不生，常以鱼腥水、泥沟水、冷泥水浇之，则香而茂，不宜粪水，著粪则萎。寿颐按：时珍此说，今遍查《纲目》芳草一卷，未见有此，不知石顽所本或传写有误耶？石顽所说兰香子治目翳及尘物入目一则，今《医学辞典》又收入草兰子条中。按草兰固自有子，然石顽固言兰香，其非草兰之子固明甚，且石顽明言世有误认幽兰为兰香者，大可喷饭，何以编《医学辞典》之人，又能指鹿为马如此，移花接木，自欺欺人，独不虑石顽喷饭耶！此尤其可笑者已。

珠兰

【发明】珠兰本不入药，惟芳香馥郁，多以瀹茗，醒脾爽胃，宣通气滞，人皆嗜之。据赵氏《纲目拾遗》引《花经》谓：其性有毒，止可取其香气。则今有摘其花蕊和入茗中者，恐有流弊。盖产自南方多含毒质，其性喜温，必非可以常嗜之品。赵又谓其根可辟狐媚，颇是小说家言，殊难深信。但闻人传说，竟有用此法而实验者，物理相制，容或有之，法载《纲目拾遗》，可覆按也。

玫瑰花

【发明】玫瑰花香气最浓，清而不浊，和而不猛，柔肝醒胃，疏气活血，宣通窒滞，而绝无辛温刚燥之弊。断推气分药中，最有捷效，而最为驯良者，芳香诸品，殆无甚匹。赵氏《纲目拾遗》谓：紫者入血分，白者入气分，但用花瓣，不宜见火。故收藏者，多摘取花瓣，置烈日中薄薄摊之，一日晒干则色不变，而香不减。若逢阴雨，即用急火烘之，亦不变色。赵谓：气香性温，味甘微苦，入肝脾两经，和血行血理气。又引《药性考》，行血破积，损伤疼痛。又引《救生苦海》治吐血玫瑰膏,以花瓣一味,河水熬浓,白糖收膏,不时服。

茉莉

【发明】茉莉始见于稽含《南方草木状》,作末利,盖南蛮土语,本无正字。濒湖《纲目》谓原出波斯,移植南海,其性畏寒,其花辛热。寿颐按:此物极喜烈日,炎天酷暑,终日暴之,开花最繁,其花之性热可知。今人多以和入茶茗,取其芳香,功用殆与玫瑰、代代花相似,然辛热之品,不可恒用。

野蔷薇

【发明】此物吾乡极多,溪边篱落丛莽之中,随处皆有。枝柔叶小,遍生细刺,荆棘类中之最恶劣者。三月开花,单瓣而小,丛丛如粉团花,然香气甚浓,最与玫瑰花相似,浸酒瀹茗,亦与玫瑰同功。赵氏《纲目拾遗》引《花镜》谓:花有纯红、粉红二色,蒸作露或拌茶皆佳,患疟煮烹饮即愈。

卷之六

草部　蔓草类

兔丝子

《本经》：味辛平。主续绝伤，补不足，益气力，肥健。汁去面皯。久服明目轻身，延年。《别录》：甘，养阴，强肌，坚筋骨。主茎中寒，精自出，溺有余沥，口苦燥渴，寒血为积。

【正义】兔丝蔓生，施于草上，柔细且长，而极坚韧，子又多脂，故为养阴通络上品。其味微辛，则阴中有阳，守而能走，与其他滋阴诸药之偏于腻滞者绝异。缪仲淳谓五味之中，辛通四气，经言辛以润之，兔丝子之属是也。与辛香燥热之辛，迥乎不同，所解极为剀切。《本经》续绝伤，补不足，益气力，肥健，于滋补之中，皆有宣通百脉，温运阳和之意。不仅以物质主治而含有天然之气味性情，此吾国药物之学，不言理化而实得理化学之最上乘者，汁去面皯，亦柔润肌肤之功用。久服则阴液足而目自明，阳气长而身自轻，皆有至理，弗疑为仙佛家欺人之语。《别录》所谓养阴强

311

肌，坚筋骨，亦阴阳两调之义。茎寒精滑，则元阳不运而至阴不摄也。溺有余沥则肾阳不布而大气不举也。若夫口苦燥渴，明为阴液之枯涸。寒血成积，亦为阳气之不宣。惟此善滋阴液而又敷布阳和，流通百脉，所以治之。以视地黄辈之专于补阴，守而不走者，固有间矣。

【广义】甄权谓治男女虚冷，添精益髓，去腰疼膝冷，皆益阴通阳之用。又治消渴热中，则滋津液以润燥热也。《大明》谓补五劳七伤润心肺，皆滋阴生液之义。又治鬼交泄精，则宁心安肾以除淫梦。凡草木之实，多有补心固中之义，以其坚重之质，敛而不散，自能摄纳心神。而兔丝富有脂液，尤益精髓而收涣散之元气耳。景岳谓止鬼交，安梦寐，即此义。《大明》又主尿血，则以真阴不守，下元不固而言。若相火偏元，宜于清泄者，必非其治。王海藏谓补肝藏风虚，则肝阴耗竭，木失火涵，而风阳恣动，以此填阴息风，固专补肝阴之正治也。苏颂引《抱朴子》仙方，一味酒浸曝捣，日服，治腰膝，去风明目，久服令人光泽，正与海藏同意。石顽谓兔丝辛温质粘，与杜仲之壮筋暖腰膝无异。老人肝肾虚，腰痛，膝胫酸软冷者，合补骨脂、杜仲用之。凡阳强不痿，大便燥结，小水赤涩者弗用，以其助阳。寿颐谓兔丝之温，乃温和润泽之温，非温燥刚烈可比，若津枯便燥，何必不宜。况阳强不痿，亦有阴竭阳亢为病，小水赤涩，又有津液燥涸之一候，非皆实火使然。石顽所论，殊有语病，而乃误认此药为辛温助阳，可乎？

附录：无根草

【发明】此即兔丝子之苗也。李氏《纲目》以《本经》汁去面皯一节，录为苗之主治，而未广其用。赵恕轩《本草纲目拾遗》有之。颐按：此草吾乡甚多，深秋之时蔓延于豆荚之上，密如蛛网而人不知用，虽药肆所未收，然亦非无用之物。兹据赵氏所引补之。《采药录》：此药无根无叶，生在草柴上，缠结而生，名无根金丝草，色有紫有黄。颐按：吾乡亦称黄金丝草，老则色黄，未老时作淡绿浅黄色，初生时未始无根，迨蔓延他草之上，则蜿蜒纠结，求其根而不可得。盖借他物之余气而生，有丝无叶，最为蔓草中特殊之情性。《百草镜》：无根金丝草，即兔丝苗也，生毛豆茎上者佳。《药鉴》：无根金丝草，茎细而赤，无叶无根，惟有青色细纍，附于茎际，蔓延极长。其性凉，叶微甘，利水，治湿热。李氏《草秘》缠豆条，无叶无花，子即兔丝子，最凉血，解痘疮毒。《药性考》：金丝草，无根叶，用苗，功在凉血，治痈疽肿毒，味苦寒，能止吐衄崩便咳咯诸血，解诸药毒，瘰疬疔痈恶疮。《台志》：利水通淋。《百草镜》：治癃淋浊痢，带下黄疸，预解痘毒，敷红丝疔。寿颐按：淋浊带下，多湿热蕴结，故以利水清热之品为治。黄疸亦湿热之郁于里者也。《慈惠小编》：小便不通，诸药无效，以金丝草一握，同韭菜根头煎汤，洗小肚，即通。寿颐按：此草深秋而生，得肃降之气，故性颇寒。观赵氏所录，全以清热凉血解毒为功，益可知石顽谓兔丝性温助阳，不无误会。

五味子

《本经》：味酸温。主益气，咳逆上气，劳伤羸瘦，补不足，强阴，益男子精。《别录》：养五脏除热，生阴中肌。

【正义】五味子虽具五味，而以酸收为主，故补五脏之阴，而注重于摄肾纳气。又其气温和，味阴而气阳，故于补阴之中，亦寓通阳之意。《本经》以益气为主治之纲领者，是收摄涣散，以为补益元气之用，亦阴长阳生而气自充之义。益气二字，所赅者广。缪氏《经疏》谓肺主诸气，补肺所以益气，偏于一边，甚非古人真旨。主咳逆上气，则专以肝肾不纳，气不归元而泛溢上逆者言，得此酸收摄纳而逆上自已。止就虚症一边着想，故即继之以劳伤羸瘦不足诸症。而痰热窒塞，气涌促急之实病，必非其治。强阴益精，则补阴而兼能通阳之效耳。《别录》所谓养五脏，即《本经》补不足益气之义。又谓除热，则阴虚内热得此益阴收摄，而热自除，与实热之宜于凉泻者不同。又谓生阴中肌，则义不可解，盖有误字，是当存而不论。

【广义】成无已谓：肺欲收，急食酸以收之，以酸补之。芍药、五味之酸，以收逆气而安肺。寿颐按：此指肺气虚满而言，故宜酸以收之。若感邪袭肺，痰壅气逆，则为实症。五味酸收，即同鸩毒。惟小青龙汤专治寒饮喘嗽，则麻与桂、甘、半夏、姜、辛诸物，温辛大队，泄散有余，而特以五味调剂其平，即古圣制方之妙用，与单用、独用者，不可同日而语。甄权谓：治中下气，盖谓能补中而又下气。然治中二字，殊未隐惬，疑有脱误。又谓止呕逆，则胃阴虚而失其顺降耳。大明谓消食治反胃，亦即此义。《大明》又谓：明目，暖水藏，壮筋骨，亦益阴通阳之效。又谓治奔豚冷气，则摄纳肾气之涣散也。故东垣谓收耗散之气，治瞳子散大。海藏谓治喘嗽，则喘有两途：一为寒饮积肺之实喘，须以小青龙法之姜、辛、五味并用，而非合麻黄之开肺，不能有功。但证虽属实，苟其积年宿恙，逢寒辄发者，肺脾正气，久已积衰，不开肺则势不可解。而小青龙究非常服之药，近惟盐山张寿甫之从龙汤一方，追随小青龙之后，收摄耗散，降气涤饮，标本两顾，尽善尽美，确能补古人未备之法。（方论详张氏《衷中参西录》，云治外感痰喘，服小青龙汤病未全愈或愈而复发者，继服此汤。龙骨、牡蛎各一两，生杭芍五钱，清半夏四钱，苏子四钱，牛蒡子三钱。热者酌加生石膏）一为肾气上泛之虚喘，则下元不摄，泛溢奔腾，冲激扰肺，惟五味既能敛肺金之耗散，而又收摄肾气，上下响治，双方兼利，尤为针对。然若认证不清，不问虚实，而惟知酸收一法，则为害亦有不可胜言者矣。

【发明】五味子酸而性温，本是温和之温，与温燥不同。生津止渴，润肺胃而益肾阴，功用皆在阴分。孙真人谓五六月宜服五味子汤，以益肺金之气（《千金方》五味子之汤治伤燥，咳唾有血，痛引胸肋，皮肤干枯。五味子五分，桔梗五分，甘草五分，紫菀五分，续断五分，竹茹、桑根白皮一钱，生地黄二钱，赤小豆一撮），在上则滋源，在下则补肾。张洁古引孙氏《千金月令》，又曰夏月季夏之间，困乏无力，无气以动，以五味、黄芪、门冬，少加生黄柏服之，使人精神顿加，皆其滋阴之捷效。《别录》以除热为一大纲。甄权《药性论》亦谓除热气，日华子称其除烦热，其意固皆在虚热一边，本非以治实火之大热症，独寇宗奭惑于《本经》性温一说，竟谓治肺虚寒，不取其除热一说。而又曰今食之多致虚热。盖用之不当，酸收太过，闭而生热，是为不善用药之咎，必非药性之真，且亦误解《本经》性温之旨。惟东垣又谓此为火热必用之药，治嗽以之为君，则又大有语病矣。丹溪谓黄昏嗽，乃火气浮入肺中，不宜用凉药，宜五味子、五倍子敛而降之。寿颐按：此即阴火上冲，激肺之嗽。阴虚火浮，故当黄昏阴盛之时，虚焰发动，乃始作嗽，宜以收摄肺肾为治。然惟脉虚舌红无痰者乃合。若舌腻有痰，亦当知所顾忌。

【禁忌】东垣谓有外邪者不可用。石顽谓风邪在表，痘疹初发，一切停饮及肺家有实热者禁之。

天门冬

《本经》：味苦平。主诸暴风湿偏痹，强骨髓，杀三虫，去伏尸，久服轻身，益气延年。《别录》：甘，大寒。保定肺气，去寒热，养肌肤，益气力，利小便，冷而能补。

【正义】天门冬肥厚多脂，《本经》虽曰苦平，其实甚甘，气薄味厚，纯以柔润养液为功。《本经》主暴风，盖指液枯内动之风而言，滋润益阴，则风阳自息，此即治风先治血之义。痹亦血不荣经之病，正与风燥相因而至，故治风者亦能治痹，非以祛外来之风痹。惟湿为阴寒之邪，痹病因亦有因于湿者，然必无甘寒阳药可治湿痹之理，盖传写者误衍之。天冬柔润，岂可以疗阴霾之湿邪痹着？缪氏《经疏》以尊经之故，指湿字为湿热，已是曲说。须知湿热宜于清理，安有滋腻助虐之法。仲淳解《别录》所主诸症，又处处牵定湿热二字，遂致此药之真情性，竟无一条适合，作茧自缚。是之谓矣。张石顽反谓三虫伏尸，皆湿热所化，亦为仲淳所误。须知湿热生虫，非劳瘵之虫也。《本经》又曰强骨髓，则固益液滋阴之正旨。三虫伏尸，即血枯液燥之劳瘵，甘寒清润，原以滋燥泽枯，是以治之。久服轻身，益气延年，则以养阴益液，而极言其功效耳。《别录》谓，保定肺气，则以肺热叶焦，燥金受灼而言。甘寒润燥，本是补肺正将。去寒热者，亦阴虚液耗之乍寒乍热，非外感邪甚之寒热可知。养肌肤，益气力，皆阴液充足之义。利小便者，肺金肃降，而水道之上源自清，亦津液滂霈而膀胱之气化自旺，固非为湿热互助之水道不利言也。而结之以冷而能补一句，则可知天冬偏于寒冷，惟燥火炽盛，灼烁阴液者宜之，而阳气式微者，即有不胜其任之意。此《别录》所以有大寒二字，而六朝以来诸家本草，固无一非以治燥火之症也。

【广义】甄权谓：治肺气咳逆，喘息促急，则以肺金枯燥，气促不舒而言，故宜此甘寒柔润，以滋养之，则气逆可平，喘急可定，即《名医别录》保定肺气之意。张洁古亦谓治血热侵肺，上气喘促，皆为虚热一边着想，而浊痰闭塞之喘促咳逆，必非其治。甄权又谓治肺痿，生痈吐脓，除热，则痿即肺热叶焦，甘寒润之宜也。而痈则痰火俱盛，咯吐脓血，只可苦寒清泄，断不宜此柔润多脂之药。一虚一实，大有径庭，连类及之，不无误会。而洁古因此遂有苦以泄滞血一语，实与此药情性不符，不可不辨。唯在肺痈欲愈，脓痰已减之时，浊垢既去，正气已伤，余焰尚盛，则天冬大寒，能泄余热，气清而不甚厚腻，庶几近之。此病情有始传未传之分，邪势有轻重缓急之辨，必不可浑而言之，漫无区别。权又谓止消渴，除热，则清火润燥，是为正治。又谓久服令人肌体滑泽，除身上一切秽恶寒气不洁之疾，则即《别录》之所谓养肌肤耳。《大明》谓：润五脏，则滋养藏阴，固柔润多脂之明效。又谓补五劳七伤，吐血，治嗽，则阴虚多火者宜之。如脾阳不旺，恐其滑下作泻，亦不可过于寒凉，致伤中土冲和之气。王海藏谓治痿厥嗜卧，足下热而痛，是即肺热成萎，阴虚多火之候。孙真人亦谓阳事不起，宜常服之。正以阴精消烁，废而不用，故宜益阴以滋其燥。而庸俗之见，反有恣用温燥刚烈之药，冀以起萎者，岂不灼尽其垂竭之脂膏耶？濒湖谓润燥滋阴，清金降火，概括言之，能举其大。

【禁忌】景岳谓：虚寒假热，脾肾溏泄忌之。石顽谓：脾虚而泄泻恶食者，虽有当用之症，亦莫轻投。寿颐则谓：症属虚寒，本无选到此等纯阴之理，惟虚热炽甚之时，似此阴寒润下，亦只当去其太甚，适可而止。知其用之太过，必令脾胃受戕，鹜溏减食，反贻过中之累，卒归不治。缪仲淳谓：阴虚水涸，火起下焦而上炎者，诚为要药。惟大寒而苦，不利脾胃，阴虚之人，脾胃多弱，又损其胃，则是绝其后天生气之源，旨哉言乎！

茜根

《本经》：味苦寒。主寒湿风痹，黄疸，补中。《别录》：止血，内崩下血，膀胱不足，踒跌，蛊毒。

【正义】茜根性寒，所主多血热失血之症，古今说解，都无异义。而《本经》主治，独以寒湿二字为冠，最为不伦。虽各本无不尽同，然病情药性大相矛盾，此必古人传写之讹，不可望文生义，曲为附和。风痹指血瘀血热，痹着不行而言。茜草寒凉，又色赤入血，而能通瘀活络，是以主之。古人论痹，本有热痹一候，此必不可与上文寒湿连属读之，而谬谓可治寒痹湿痹也。黄疸本属热症，此则并能清热逐瘀，缪仲淳谓：指畜血发黄，而不专于湿热，其说甚是。补中以清热言，热淫于里则中气伤，惟去其热，清其血，则中得其补。经文最简，皆当观其会通，并非泛泛言之。《别录》止血，以血热涌泄而言，一以清血中之热，一以通壅积之瘀，斯血循故道而不横逆。崩中亦以龙雷太亢之时而言，如其所失太多，阳气已馁，即非所宜。踒跌必有血瘀，瘀则蕴而生热，故宜清热行瘀。蛊毒皆南方热淫之毒，清血热者，必能解毒。陈藏器谓襄荷与茜，主蛊为最。惟膀胱不足一证，殊属费解，姑且存而不论，以俟知者。

【广义】《大明》止鼻洪，尿血，月经不止，痔瘘疮疖，皆指火邪太亢者言之。又谓治产后血运，则惟肝阳有余，恶瘀不畅者为宜。而血脱发晕，不可概用。濒湖谓通经脉，则以血热瘀结者为宜。又谓治骨节风痛，活血行血，亦惟血热痹著者宜之，即《本经》治风痹，《别录》主蹴趺之义也。

【发明】濒湖谓：茜根赤色而气温，味微酸而带咸，色赤入营，气温行滞，味酸主肝，而咸走血，专于行血活血。俗方治女子经水不通，以一两煎酒，服之甚效。

络石

《本经》：味苦温。主风热死肌，痈伤，口干舌焦，痈肿不消，喉舌肿，水浆不下。《别录》：微寒。大惊入腹，邪气，养肾。主腰髋痛，坚筋，利关节。

【考正】痈伤，缪氏《经疏》谓伤宜作疡。寿颐按：仲淳以后世文义言之，痈疡二字，尽人能知，颇似古书传写之误。然《周礼·医师》疮疡者造焉。郑注：身伤曰疡。知疡之与伤，古人通用，不必为旧本改字。络石，据《太平御览》引吴普说，落石一名鳞石，一名明石，一名县石，一名云华，一名云英，一名云丹。《名医别录》又曰一名石磋，一名略石，一名明石，一名领石，一名县石。貌视之，颇似石药类。盖附石而生，故得诸名。苏恭《唐本草》注云：俗名耐冬，以其包络石木而生，故名络石。濒湖《纲目》所载形色甚详，即山石上及人家墙壁上蔓生之一种也。今吾吴药肆中，谓之络石藤，与《别录》所谓石龙藤，其义亦合。

【正义】络石气味，《本经》谓之苦温，盖以隆冬不凋，而功能通经活血言之，故以为温。然《本经》主治纯是热症，则非温热可知，故《别录》改作微寒。而

《御览》引李当之说，且以为大寒也。此物蔓生而甚坚纫，节节生根，故善走经脉，通达肢节。《本经》主风热死肌。《别录》养肾，主腰髋痛，坚筋，利关节，皆即正义。其治痈肿喉舌肿，口干舌焦，皆苦寒泻降之功也。《别录》谓其除邪气，则以邪热而言。凡《本经》《别录》邪气二字，所赅最广，其实各有所主，并非泛辞，读者当以意逆之，自能悟到，不可混作一例看。惟大惊入腹四字，则不甚可解，当付阙疑耳。

【广义】苏恭谓疗产后血结大良，盖以淤露不通而言。苦泻破淤，且善通络，是以主之。又谓主蝮蛇疮毒心闷，则清热泄降，固解毒之良药。又谓刀斧伤疮，傅之立瘥，则又外治止血之神丹矣。藏器谓主一切风，即《本经》治风热死肌，《别录》利关节之义。今用以舒筋活络，宣通痹痛，甚验。《外台》谓喉痹肿塞，喘息不通，须臾欲绝者，一味水煎呷之，神验。

木连

【发明】木连、薜荔，俱见陈藏器《本草拾遗》。薜荔与络石一类，蔓延树上，节节生根，性情功用，皆与络石相似。藏器谓叶酸平，主风血，暖腰脚。苏颂谓治背痈，亦主下痢。大明谓治病瘃恶疮疥癣。濒湖治血淋痛涩，皆疏通经隧，清热逐淤之意。木连，即薜荔之实，其大如杯，蒂小，上丰而平，有似莲房，故得莲名，亦曰木馒首。濒湖谓消肿散毒，止血下乳，治肠痔阴癞，功用亦与络石相近。石顽谓利水，止血，通乳要药。《纲目》引《集简方》：木馒头二枚，猪前蹄一个，烂煮食之，并饮其汁，一日即通，则通脉之捷，仍本乎蔓延有力之性情。今吾乡俗谓之木龙通子，龙以蔓生取义，通则名之以其能也。但濒湖又谓其主久痢，《普济方》又治遗精脱肠，则此物着树有力，隆冬不凋，通中有守，又不专在滑泻见功，较之木通、王不留行等走窜迅疾亦易伤阴者，不可同日语矣。

瓜蒌

《本经》：栝楼根味苦寒。主消渴，身热，烦满，大热，补虚安中，续绝伤。《别录》：根除肠胃中痼热，八疸，身面黄，唇口干燥，短气，止小便利，通月水；实主胸痹；茎叶味酸寒，主中热伤暑。

【考正】瓜蒌今之通称，《本经》《别录》俱作栝楼。《尔雅》则作栝楼。《释草》果臝之实，栝楼。《毛诗》：果臝之实。传云：果臝，栝楼也。《说文》则作菩葜，其说解云：果蓏也。《吕氏春秋》：王善生。高诱注：善，或作瓜，舐瓝也。寿颐按：《吕览》善字，乃菩字之误。郝懿行《尔雅义疏》曰：臝当为蓏，栝楼当为苦蒌，皆假借也。《说文》在木曰果，在地曰蓏。苦蒌，实兼二名。李濒湖《本草纲目》谓此物蔓生附木，故得兼名，栝楼即果臝二字音转，亦作菰蒌，后又转为瓜蒌，愈转愈失其真矣。寿颐按：濒湖之说固是。然《玉篇》云：

苦蒌，齐人谓之瓜蒌。可知瓜蒌之称亦旧，惟蓏字则《玉篇》在后收字中，曰苦蓏，土瓜也。知苦蓏二字，乃是最后之孳生，非汉魏时之所固有。今《灵枢·痈疽篇》发于膺名曰甘疽，色青，其状如谷实瓜蓏。而《甲乙经》十一卷则作瓜蒌，亦可为今本《灵枢》晚出之明证也。寿颐闻五十年前，吾吴药肆有瓜蒌子、栝楼子两种之别，其所谓栝楼子者，有斑驳文如苦瓜子，形与瓜蒌子绝异，盖不知是何物之子。同光间，有某显宦之家人服药，医方开栝楼子，市肆中遂以斑驳者与之，而此显宦固知栝楼即瓜蒌之别称，见之以为有误，传肆中人问之，则以市上瓜蒌子、栝楼子本非一物为对。该宦又问子既不同，则设有医生用瓜楼根者，市上又将有何种之别？而肆人乃谓止有天花粉一物。其宦遂谓市肆欺人，发县笞责二百板。自是以后，苏省药肆，遂联合不复用栝楼子，是亦可备药物界中一则故事。其所谓栝楼子者，寿颐寄跡兰溪，始亲见之，与苦瓜子亦复不同，苦瓜子扁方有棱，两端有类方胜；而所谓栝楼子者，形亦椭圆，有棱角，有斑驳色，而不类方胜，其果比瓜蒌实较小，仅如核桃，正圆而色深赤，但未见根叶何状。山中野生不少，金巨药肆皆备之，其用与蒌实不异，盖亦同类之异种者耳。

【正义】仲景方蒌根、蒌实，分别主治，而《本经》止有括楼根一条，知上古治疗，尤以根为之主也。《本经》气味虽曰苦寒，然仅微苦而已，故濒湖谓微苦降火，苦不伤胃。《本经》主治以消渴二字为之总纲，正与仲景凡渴者必加蒌根同意，此中古药物学一以贯之之真传。成聊摄谓津液不足，则为渴。蒌根味苦微寒，润枯燥而通行津液。濒湖谓味甘微苦酸，其茎叶味酸，酸能生津，感召之理。其治身热烦满大热者，燥热耗津，气机枯涩，则烦而中满，非痰湿实结之胸满，此与蒌实之专治胸痹结痛者不同，彼以子之滑痰涤垢，则能通泄痰浊之窒塞，而蒌根但以清热润燥为功，则痰湿之实满，必非其治。此有几微疑似之别，读者不可以不辨。所谓补虚安中者，亦以热则耗伤阴液，即中气虚而不安，清其热，益其阴，斯虚可补而中可安，亦非泛言一切之虚弱也。其能续绝伤者，茎叶蔓生，柔而且韧，则通行络脉而续绝伤。又以情性言之，不仅在物质之治疗矣。《别录》除肠胃痼热，亦以燥热而言。治疸及身面黄，则惟津液已耗者为宜。而湿滞之未化者，尚非其治。唇干口燥，固即消渴。短气者，亦以热伤中气而言，非痰湿窒塞之短气。其能止小便利者，溺愈利则津液愈耗，此能益阴生津，则津液回而溲不复多，盖与下消症之饮一溲二者相类。其能通月水者，亦为热炽灼烁，血淤不利而言，清以润之，斯阴得滋养，而冲任自调矣。瓜蒌实清热滑润，空松而不坚实，故能疏达胸膈，开通痹塞。《别录》专主胸痹，正与仲景治结胸满痛，胸痹心痛彻背同意。丹溪谓胸中有痰，乃肺受火逼，失其降下之令，此能润下以助降气，又能洗涤垢腻郁热，宜为治痰之要药。茎叶治中热伤暑，以其清芬凉爽，故善涤暑。又其味微酸，自能振刷精力，以御酷暑之炎热，亦犹孙真人所谓季夏之间，困乏无力，宜服五味子汤以收耗散之气，使人精神顿加也。

【广义】《大明》谓叶根治热狂时疾，以燥热而言，不为无理。然若痰食热结而为昏狂，则必非甘寒一派所能胜任，甚者且以助桀为虐。近二百年，凡自命为叶派真传者，辄以玄参、生地、二冬、知母诸药名为养阴退热，而热愈结者，比比而是。寿颐于阳明热病之医案评议中，言之详矣，兹不复赘。日华又谓：通小肠，其意盖谓清热滋液，即以通利小水而泄热下行，然不知小肠功用，全与小便无涉，此亦六朝以后之通病，且正与《别录》之止渴小便利相反，日华之本草不可为训，有如此者。又谓：消肿毒乳痈，发背痔瘘，疮疖，则果属实热，固为可用，然消肿泄结，蒌根不如蒌实为佳，以其实有消痰软坚之功，而根则上能清热，彼为活泼，而根则呆钝，各有性灵，亦不可等而视之。濒湖谓：瓜蒌实润肺燥，降火，治咳嗽，涤痰结，利咽喉，止消渴，利大肠，消痈肿疮毒，皆以通泄消结为义，自有实在功用可据，胜于《大明》之颠顶多矣。

【发明】蒌实入药，古人本无皮及子仁分用之例，仲景书以枚计，不以分量计，是其确证。盖蒌实既老，其壳空松，故能通胸膈之痹塞。而子又多油，善涤痰垢黏腻，一举两得，物理学之正旨如此。自日华子《大明本草》有其子炒用一说，而景岳之《本草正》只用其仁。张石顽之《逢原》，亦云去壳纸包压去油，则皆不用其壳，大失古人专治胸痹之义。且诸疡阳症，消肿散结，又皆以皮子并用为捷。观濒湖《纲目》附方颇多，全用者十之九，古人衣钵，最不可忽。惟近今市肆，以蒌实既老，皮肉不粘，剖之不能成块，凡用全瓜蒌者，皆乘其未老之时，摘取曝干，而剖为数块，方能皮肉粘合，以取美观，然力量甚薄，却无功效。所以不佞欲用其全者，宁以蒌皮、蒌仁分列为二，乃能得其老者，始有实验。若但书全瓜蒌三字，则用如不用，亦治医者不可不知药物之真性情也。即使但用其皮，亦是老而力足，疏通中满，确有奇能。惟景岳谓：蒌仁气味恶劣，善令恶心呕吐，中气虚者不可用，是从阅历经验得来。且动大便，令人滑泄，苟非实结，慎勿妄投。即捣碎去油，仅用其霜，亦非大府实结，不可轻使。石顽又谓蒌根寒降，凡胃虚吐逆，阴虚劳嗽，误用反伤肾气，久必泄泻喘咳，病根更深；凡痰饮色白清稀者禁用；皆是至言，弗以寻常药物，率尔操觚也。

【正讹】景岳又谓：《本草》言瓜蒌仁补虚劳，大谬。寿颐按：据《纲目》引大明谓子炒用补虚劳云云，则景岳所据，即指《日华本草》而言，病情药性本极悖谬。日华盖误读《本经》补虚安中四字，而胆敢为此妄说，日华之罪，岂不上通于天。是可知《本经》言简，不善读之，贻祸不可胜言。日华所见，本多鄙陋，殊不足责，后之学者，读古人书，不可不自具只眼。

天花粉

【发明】天花粉，苏颂《图经本草》别有专条，即是瓜蒌之根，濒湖削之，并入蒌根条中是矣。然药肆之所谓天花粉者，即以蒌根切片用之，有粉之名，无粉之实。其捣细澄粉之法，《千金方》已言之。濒湖引周宪王说亦有之，盖出朱氏《救荒本草》。（寿颐按：《明史》列传，周定王橚，太祖第五子，以国土夷旷，庶草蕃芜，考核其可以佐饥馑者四百余种，绘图疏之，名《救荒本草》，与濒湖所引不异。王以洪熙元年薨，子宪王有燉嗣，则著书者非宪王。濒湖序例亦言洪武初著书云云，又确是定王时事。惟其书《明史》志不载，盖已失传。但濒湖明人，亲见其书，不知何以与史不合。史又称宪王博学，或有所附益之欤。）今吾嘉人颇喜制之，载入邑乘，视为土产之一。法于冬月掘取蒌根，洗尽其外褐色之皮，带水磨细，去滓澄清，换水数次，然后曝干，精莹洁白，绝无纤尘。沸汤瀹服，虽稠滑如糊，而毫不黏滞，秀色鲜明，清沏如玉，与其他市品之羼入杂质者，绝不相同，益胃生津，泂推妙品。最宜于老弱病后，无黏腻碍化之弊。虽同此蒌根而几经淘洗，渣滓皆去，苦寒本性，亦已消除净尽，更不虑其有寒中滑泄之变，尤为全其所长，去其所短，非原质之可以同日语矣。

王瓜

《本经》：味苦寒。主消渴，内痹瘀血，月闭，寒热酸疼，益气，愈聋，一名土瓜。《别录》：根疗诸邪气热结，鼠瘘，散痈肿留血，妇人带下不通，下乳汁，止小便数不禁，逐四肢骨节中水。

【考证】王瓜之名最古，《月令》：四月王瓜生。《尔雅·释草》：钩。郭注：钩，䒷也，一名王瓜，实如酌瓜，正赤，味苦。陆氏《释文》引《字林》云：𤬃𤓯，王瓜也。《广雅》：𤬃𤓯，王瓜也。《吕览》：孟夏纪王善生。高诱注：善，或作瓜，𤬃𤓯也。又《淮南·时则篇》高注亦曰王瓜，栝楼也。据高氏说，似瓜蒌、王瓜，即是一物。惟《本草经》陶注谓：今土瓜，生篱院间，亦有子，熟时赤如弹丸。李濒湖《纲目》载王瓜蔓叶根实，形状极详，确非瓜蒌。郝氏《尔雅义疏》亦曰：王瓜五月开黄华，华下结子，形似小瓜，今京师名为赤雹子，说与濒湖合。寿颐按：此物盖西北土产，而南中无之，故江浙人恒不知为何物。高诱谓即𤬃𤓯，近人皆以为高氏之误。寿颐则谓括楼二字，确为果芴之转音，则王瓜同是蓏属，而施于篱落垣墙，亦何必不可同得是名，高氏所云，未为大谬。且诱是东汉建安时人，其时必有所受之，不可以今人之见，强古人以从吾者。况乎张稚让（张揖之字，曹魏人，著《广雅》者）、吕忱（著《字林》者）之所谓瓯瓟，郭景纯（郭璞字，注《尔雅》者）之所谓钩瓟，亦何必非果蓏之转音，故孙强等加增《玉篇》，亦谓菰蓏即是土瓜。盖其形既似，古多有异物同名之例，何独于此而必龂龂以讥高氏，即如《吕览》之所谓王善，善字诚误，镇洋毕氏校本改善为菩，谓菩与蕡通，此即夏小正之四月王蕡秀，亦即郑注《月令》之所引今月令王蕡生也。郝氏之《尔雅义疏》及高邮王氏之《广雅疏证》，皆用毕秋帆本，径谓《吕览》孟夏纪是王菩，然阳湖孙星衍辑刻《本草经》，亦即以王瓜作苦蒌解，惟其名可通，其实自别，而气味情性，又复相近，此则言药物学之不可不辨者。仲景蜜煎导条下有土瓜根、大猪胆汁皆可谓导一说，即是此物，盖捣取根汁作灌肠用。《肘后方》中亦载之。然今则灌肠通大便之药，别有良法。仲景旧说，已为大辂椎轮，不复适用，亦正不足辨矣。

【正义】《本经》主治不言用根用实，濒湖则列入根之主治条中。苦寒清热，颇与瓜蒌根相近，宜乎古人命名。栝楼、瓟瓟，大同小异，正不独以蔓生结实，且各有根可用之形色相似也。《本经》谓：主消渴，是即蒌根治渴之旨，其治内痹瘀血月闭者，则热灼津枯，血燥淤结，痹塞不通耳。盖土瓜根产于北地，以视蒌根，苦寒过之，故能通热结之血瘀，亦与《别录》言蒌根通月水同义，非泛治诸虚不足之痹着瘀血月闭也。寒热酸疼，亦以热胜而血液不足，则为疼酸。所谓益气者，亦以热能伤气，去热即所以益气，又即《本经》蒌根补虚安中之义。其能愈聋者，聋必耳中隆隆，皆气火上腾为病，苦降清火，斯内无震动而耳自聪矣。《别录》治诸邪气热结，五字作一句读。所谓邪气者，即热邪也。鼠瘘痈肿，无非热结留血之病，带之与不通，虽似病状绝异，然此之不通，仍以瘀热而言。带下固多有湿盛热烁灼成浊垢者，导其热，清其瘀，则带下自已。其止小便数，亦与蒌根止小便利，同一功用。读《本经》《别录》所载主治，几无一不与蒌根同符合辙，宜乎高诱之以王瓜、栝楼为一物矣。

【广义】《大明》谓王瓜根，主天行热疾，酒黄病，壮热心烦闷，消扑损瘀血，破癥癖。子生用润心肺，治黄病，炒用治肺痿吐血，肠风泻血，赤白痢。甄权谓子主蛊毒，约而言之，无一非清火滑泄通瘀之义。

葛

《本经》：葛根，味甘平。主消渴，身大热，呕吐，诸痹，起阴气，解诸毒。葛谷主下利十岁以上。《别录》：疗伤寒，中风，头痛，解肌发表，出汗开腠理，疗金疮，止胁风痛。生葛汁大寒，疗消渴，伤寒壮热。花主酒病。

【考异】利，李氏《纲目》，缪氏《经疏》皆作痢，后出字，兹从孙氏问经堂辑本。缪氏《经疏》本胁下有痛字，兹从李氏《纲目》。

【正义】葛根气味俱薄，性本轻清，而当春生长迅速，故最能升发脾胃清阳之气，气又偏凉，则能清热。鲜者多汁，尤能助胃之津液，且离土未久，凉气更足，则专治胃火。《本经》以为消渴主药。《别录》亦称生葛汁大寒，专疗消渴，其旨如是。盖古人之所谓生者，即今之所谓鲜者也。且消渴为病，虽曰胃热炽甚，然其病机不仅在于火旺，而在燥令太过，胃气下行，有降无升，所以饮虽多而渴不解，食虽多而人益羸，多饮多溲，病皆因于降之太速。惟葛根既能胜热，又升清气，助胃输化而举其降气之太过，斯消可减而渴可已，此病情物理之自然感应者。可知《本经》主治精微玄妙，非躁心人所易领悟。若仅认为清火生津，则浅之乎读古人书矣。其治身有大热者，则即伤寒之阳明大热，与《别录》所谓治伤寒壮热同。寿颐窃谓此伤寒二字，所当注意，乃《难经》所称伤寒有五之二日伤寒，必不可与温病热病之热，视同一例。仲景本论葛根为阳明主药，乃表寒初传阳明，遏抑其清阳之气，阳不敷布，则气不疏达，而身热乃益甚，惟以葛之轻清者升发之，则清阳得以疏达，而热乃自解。读仲景书阳明协热自利，葛根芩连之主治，其旨当可恍然，岂谓葛果太寒，能治阳明大热耶？惟能悟到此旨，则初传阳明而太阳未罢者，主以葛根汤，及太阳病项背强几几者，主以桂枝加葛根汤，皆可一以贯之矣。《别录》谓：葛根疗伤寒中风，头痛解肌，发表出汗，开腠理，皆以此轻扬升清之药；宣通遏抑之清阳，则肌表解，腠理开，得微汗而身热自已，头痛胥蠲。此头痛亦阳和不布，气不上达之病，正与肝胆阳升，冲激颠顶之头痛，相为对峙。凡古人以葛根为专主阳明，无不在此范围之内，亦与柴胡专主少阳，皆因肝胆之气遏郁不申为病，故宜以升举之药，疏而通之。柴葛专长，皆在此升阳二字，此皆与今之大江以南，温热病之阳明少阳，有热无寒，有升无降，胃火胆火猖狂肆虐者，正得其反。所以柴葛之治，宜于北而有不可统于南，法乎古而有不可概乎今者。近之孟英王氏，是为厉禁，畏好砒鸩，讵非无故。而今盐山张氏寿甫《衷中参西录》一书，可为酌古准今，沟通中外之杰作，乃又习用柴葛，所在有功。学者能以此两家心得，引而申之，自可辨别淄渑之味；微有不同，此则吾道中危微精一之心传，万不可浑仑吞枣者。寿颐所以每谓陶节庵柴葛解肌之法，坑陷南中人命，实已不鲜，只读魏氏《续类案》一书，已可得其大概。即吾吴陆九芝封翁，提倡阳明，深得此中三昧，而独于柴葛二者，尚未免拘泥仲师家法，但知守经而不能通权达变，盖亦贤者之一蔽。此又善读《世补斋》文者，不可不放开界眼，持玉尺以衡度其长短，庶可为九芝先生补过。吁！此中微旨，玄之又玄，伤寒温病之界眼，止此麻黄、柴、葛三物，功用微有不同，而成败得失，捷于反掌。无如六朝以降，风温病中，亦无不柴、葛、麻、升一陶同冶，此南人温病之所以最多坏症。然隋唐以上，著书者皆是北人，所见所闻，习与性成，尚非无故。迨乎陶氏尚文，系出余杭，而所著六书，亦惟袭取古人余绪，则又何说。缪氏仲淳，又是吴人，而《本草经疏》且谓葛根汤治阳明胃经温病邪热，头痛发渴，烦闷鼻干云云，则全以伤寒之病，混入温热病中，而即以伤寒之方，移作温病之治，亦焉往而不误尽苍生耶？《本经》葛根，又主呕吐。寿颐谓此亦胃之清气不升，则敷布无权，而食不得入，非可以治胃火上逆之呕吐，亦犹小柴胡汤主少阳症之胁满，嘿嘿不食，欲呕，为少阳抑郁不申者立法。而胆肝火炽，横逆上扰者，亦必有胸胁撑满，不食呕恶之症，则必非柴胡温升所可妄试，否则焰已然矣，犹复煽而扬之，为祸尚堪言耶。又能治痹者，则葛之蔓延甚长，而根又入土甚深，柔韧有余，故能直走经络，以通痹着之气血。解诸毒者，则根在土中，秉中土冲和之性，百毒得土则化，是其义也。起阴气，寿颐窃疑阴字为阳字之讹，盖葛之升举诸阳，人尽知之。若曰起阴，则自古及今，从未有作阴药用者。不应《本经》独有异说，其为传写者无心之误可知。而缪氏《经疏》，竟谓同一切补肾益精药作丸饵，则起阴令人有子云云，是创作邪僻，藉以附会经文。究之补肾益精之剂，成方不少，何有不伦不类，杂以此物者，仲淳乃能向壁虚构，欺人乎？吾只见其自欺而已。葛谷，即葛之实，质地重坠，则入下焦，而萌芽未露，则所禀春升之气，犹未发泄，其力独厚，藉以升脾胃陷下之气，尤有专长，故能治十年之久利，此以滑泄不禁之自利而言，固即仲师葛根汤主治阳明自利之义。然即有滞下久淹，中阳之气陷入下焦者，亦可以此振动脾家清气。休息痢中，固自有此一种宜于参用东垣益气法者，不可谓滞下之皆须荡涤而无补法也。《别录》葛根止胁风痛，则即蔓延深远，宣通脉络之义，与肝络不疏，及肝气横逆之胁痛，又各不同。读者亦须识此同中之异，不可混作一例看。花主酒病者，酒为湿邪，最困脾阳，花更轻扬，取以鼓舞脾胃厌厌不振之气，而升举之耳。

【广义】甄权谓：治天行上气呕逆。寿颐按：此亦胃之清气遏郁不通，而为呕逆，非肺胃气火上壅之上气。凡古称葛根止呕，皆当辨此同中之异。若胃热上冲，呕恶不止，及胃虚气逆之呕吐，而亦以升清者助之，殆矣！权又谓开胃下食，则亦脾胃阳衰，不司运化。而不能食，不知饥之症，钱仲阳七味白术散，治胃虚食少，颇有奇功。葛根辅助胃气，实效如是。权又谓：解酒毒，则即《别录》花主酒病之义。大明谓：止血痢，则以久痢气陷之虚症而言，未为不是。若热毒正盛，而妄与升清，未有不败。大明又谓：治胸膈烦热发狂，则误以为专清阳明之药，附会古法，而不知适得其反。同为阳明大热，而至狂惑，火升气升，恣肆已极，而更欲与以升举之药，是以狂为未足，而必使之踰垣上屋也。毫厘之差，千里之谬。日华子药物学之谬戾，有如此者。徐之才谓：杀巴豆百药毒，则解毒之理，上已言之。而又能解巴豆毒者，则误服巴豆，下泄必甚，中州阳气，未有不陷下者；以此举之，亦正恰好，况乎性本寒凉，能胜热毒者乎。《开宝本草》谓：作粉止渴解酒，去烦热。寿颐按：去滓澄粉，尤其精华所粹，解渴解醒，宜也。然必识得同中之异，苟有不宜于升举脾胃者，皆当知所禁忌。王孟英医案中有热病已解，调服藕粉一杯，而即神志昏迷，发热益甚者。孟英谓：市中藕粉无真，多是葛粉，升提气火，助之发扬，其说甚确。山雷尝治兰溪万通当友某君，喉肿发腐，牙疳龈腐，身热如焚，其势已危。然与以大剂犀羚白虎，清降泄化之药，服二剂已有转机，喉开知饥。而家人饲以藕粉一碗，越日病势陡变。更延余视之，而神瞀脉坏，不可为矣，是亦葛粉送其命也。岂独习医之人，不可不识透此意外爻象，即在病家，亦不得概以葛粉为服食常品，而不辨其利害矣。洁古谓：升阳生津脾虚作渴者，非此不除，弗多用，恐伤胃气。寿颐按：消渴多是实热，若但渴而不消，则亦多实火，止宜清火生津，尚非干葛之无投不可。若洁古之所谓脾虚作渴,则与实火之渴不同,正以脾阳下陷,胃津不布,因而渴饮。升举脾胃之气而液自和,是为葛根之针对症治。洁古老人之见,确非俗子颟顸可比。其以多用为之戒律,固惟恐升发太过,反以扰动之耳。东垣谓:干葛,其气轻浮,鼓舞胃气上行,以生津液,治脾胃虚弱泄泻之圣药。寿颐按:东垣老人最精于脾胃虚症,升清一法,是其独得之秘,故于葛根情性,言之极其允当。正惟脾胃虚弱泄泻,号为圣药,则彼夫胃有实火之呕吐,必非其宜,学者亦可两两对勘之而其理自明。濒湖谓:散郁火。寿颐按:惟其火郁不伸,故宜升而发之,使其疏达,则夫火焰飚举方盛之时,必非升提之药所可混治。奈何无识者流,犹嚣嚣然群谓葛根专治阳明大热,而竟与白虎汤一例视之,可乎?

【禁忌】丹溪谓:斑痘已见红点,不可用葛根,升麻汤,恐表虚反增斑烂。寿颐按:痘在乍发未齐之时,或头面独不见点者,稍用升葛,本是要药。若已发多,便不可再。丹溪此说,防其太过,是亦保赤之良图。若斑之发也,已是胃热极盛之候,清胃解毒,犹恐无济,万不可更与升发,助其烈焰。而宋金以来,犹皆谓升麻、葛根发斑主剂,此坏症之所以不可复救,而横天之所以接踵也。可哀哉!仲淳谓:五带七伤,上盛下虚之人,暑月虽有脾胃病,不宜服。寿颐按:上盛下虚之人,则滋填其下；涵而潜之，惟恐不及，又安有妄与升阳，拔动本根，撼之玄蹶之理？即非暑月，亦不可投。仲淳说理，终未中肯。寿颐谓：温病热病，热在阳明，不可误师古人成法，妄用葛根，说已详前，不可不悬为厉禁。

防己

《本经》：味辛平。主风寒温疟热气，诸痫，除邪，利大小便。《别录》：疗水肿风肿，去膀胱热，伤寒热邪气，中风手脚挛急，通腠理，利九窍；止泄，散痈肿恶结，诸瘑疥癣疮。

【正义】防己气味，《本经》止言辛平。《别录》乃言苦温。寿颐按：此药专治温热，而利水道，苦能泄降是也。若以为温，殊与病情相反。《本经》主风寒温疟热气，病机在温热二字，初非注重于风寒一层，《别录》温字恐有误会。又治诸痛者，痛症多缘痰阻，此能利水，即能开泄痰饮。又谓除邪者，即湿热痰饮之邪耳。利大小便者，以湿热互阻而二便皆涩者言之，湿去热除，则二便自利。《本经》主治，固无一非湿与热蒸，水停不化之病也。《别录》疗水肿风肿，亦以湿邪入络则为肿，非能治脾肾虚寒之肿，故即继之以去膀胱热一句，正以膀胱蕴热，水道不通，则水湿留于络中而肌肤浮肿，此能利水泄热，溲溺通而肿自已。其兼治风肿者，空松之质，亦能疏风耳。又治中风手脚挛急，亦即风湿痹着，而经络不舒，故此为专药，通腠理，利九窍，散痈肿恶结，无非疏通开泄之功。又能止泄者，亦惟脾为湿困，水并于肠则为泄泻。此能利膀胱之水，溺道分清而泄利自止，亦非治虚寒之泄。瘑字《集韵》同疿。《玉篇》疿训为疮。则与疥癣虫疮，同为湿热蕴于肤腠之病，而此皆主之。清热逐湿，效自可觇，必非温药明甚。

【广义】甄权谓：治湿风口面㖞斜，手足拘痛。寿颐谓当注重湿字，即《别录》所谓疗中风手脚挛急，亦止治湿邪之痹著及风湿在络之实邪，非猝然中风之瘫痪不仁可知。又谓：散留痰，肺气喘嗽，亦专以湿痰言之。洁古谓：治中下湿热肿，泄脚气，行十二经，则纯乎泄导水湿之邪耳。故陶弘景谓：防己为疗风水要药。

【发明】防己纹如车辐，体质空松。苏颂谓：折其茎吹之，气从中贯，故专以通泄疏导为用，而味之辛，则外达肌肤，下通二便，昔人谓其散风者，亦以轻能外达言之，实则疏达而清利湿热，是其专职，颇与木通体用相近，则专治湿热有余，二便不利，而实非风家主药。名曰防己者，以脾为己土，喜燥恶湿，湿淫于内，则气化不行而火失故道，为肿为疮为脚气，皆己土受邪之病，而此能防堤之，是为古人命名之真义，非所谓名之以其能者耶。古今主治，无不从湿热二字着想。此物产于汉中，《范子计然》已有此说，故名汉防己。藏器虽谓：治风用木防己，治水用汉防己，张石顽亦有根苗分治之说，然今市肆中，皆无二者之分别，正不必拘牵旧说，执而不化。东垣李氏独谓其如人之险而健，幸灾乐祸，能为乱阶。又历举其三不可用，贬之最甚，然持论皆不切实。（说详濒湖《纲目》，而石顽《逢原》亦历历言之。）而又谓十二经湿热壅塞不通，下注脚气，膀胱积热，非此不可，真行经之仙药，忽抑忽扬，殊觉无谓。要之药以治病，对证自有奇功；譬如巴豆、乌附大毒最厉，苟能用得其宜，起病乃极迅速，何必专言其短，等于吹毛求疵，反以眩惑人心，望而生畏，且以启后学之疑，非药物学之正旨矣。东垣又谓此是血分药，泻血中湿热说亦不确。此物空松气疏以达，行经利水，正其以气用事。且味薄质轻，岂可认作泻血攻破之剂，金元名医议论巅顶，大都如此，最易眩惑后人，不可不辨。

木通

《本经》：通草，味辛平。主去恶虫，除脾胃寒热，通利九窍，血脉关结，令人不忘。《别录》：味甘。疗脾疸，常欲眠，心烦，哕出音声。治耳聋，散痈肿诸结不消，及金疮恶疮鼠瘘，踒折，齆鼻息肉，堕胎，去三虫。

【考异】关结，濒湖《纲目》及缪氏《经疏》皆作关节，文义固为浅显，然孙氏问经堂辑刻《本经》，则作关结，亦自有义，兹从孙本，以存古人之真。

【存疑】《本经》：通草，一名附支。《御览》引《吴普本草》谓神农黄帝"辛"，雷公"苦"。叶青，蔓延生，汁白，陶弘景注《本草》云，绕树藤生，茎有细孔，两头皆通，含一头吹之，则气出彼头者良。寿颐按：此即通草命名之义，自南唐陈士良《食性本草》谓此即今之木通，而世之所谓通草，则是通脱木。李氏濒湖《纲目》一仍陈氏之说，而缪仲淳以后诸家皆宗之；至今似已成为定论。然寻绎陶氏所谓茎有细孔，两头皆通，吹之气出云云，其形固与今之木通相似，惟木通之味大苦，而《本经》止称其辛，微嫌不类。且《别录》又以为甘，则尤为可疑。但《本经》《别录》所载主治，固无一与今之木通不合者。意者雷公谓之为苦，最得其真，而《别录》之甘字有误欤。抑《别录》亦误认通脱木为通草，乃以其淡而无味，遂以甘淡之义谓之为甘欤。寿颐窃以甘之一字，终觉与木通不类，是以高邮王氏《广雅疏证》，于附支通草一条，虽亦引《食性本草》茎名木通一句，而并不直言陈说之是。且谓后世木草诸家，无能证明其说者，盖以其失传久矣云云，则念孙氏父子，固亦有疑于古之通草，未必果为今之木通也。兹以古人所说通草主治，尚与今人所用之木通，情性与往不合，姑仍濒湖之意，经似木通标作正名，而附志所疑如此，以俟知者更详之。

【正义】木通质轻而细孔通达，其味大苦，故善泄降祛湿，而专治湿热之蕴结不通。《本经》去恶虫者，凡虫皆湿热结滞之所生也。除脾胃寒热，疑传写者羡一寒字，正惟脾胃有热，故宜苦泄通利以除之，而寒则非其治矣。湿与热蒸，则上之阳窍不清，而下之阴窍不利，苦以降之，通以导之，九窍有何不利之有。血脉关结，是指血热积瘀，而关闭结塞，清热以通其经隧，斯血脉通而关结开。今本关结乃作关节，则但以支节言之。虽最为习见之字，然身之有关节，止是百体之一端，不如从古作血脉关结，则以全体而言，所赅者广，此可知见大见小，不可同日语矣。能令人不忘者，热盛湿蒙，则神志愦愦，清而通利之，自然神情垲爽，此以湿痰蒙蔽，及热邪重灼而言，固非泛治血液不足之健忘也。《别录》谓：疗脾疸，其为湿热，显而易知。常欲眠者，亦湿热熏蒸，恒令人倦怠嗜卧，此能导热燥湿，譬于炎熇酷热之时，人多神思颓唐，沉沉欲睡，必有凉飔乍起，扫荡郁蒸，而后气宇澄清，精神焕发，此非正气疲惫之嗜卧及少阴病之但欲寐所可等视者。心烦亦热痰内扰使然，此能清热开痰，泄而通之，是以可治。哕即呃逆，痰气壅塞，升而不降，乃呃忒有声，故宜苦降宣通，以顺胃气下降之令，其非胃虚胃寒之呃，亦可于病情药理得之。耳聋者，气逆之上蒙清窍者也。痈肿结核，恶疮鼠瘘，固多痰热湿热，阻其经隧之病，亦犹《本经》之治血脉关结。踒，鸟禾切，音倭。《说文》本训足跌，即跌仆损伤之病。络脉不通，血瘀结滞，易生蕴热。金疮失血，亦生内热，此能清热通利，是以主之。齆者，鼻息之不通，瘜肉则痰热之凝结，降之清之，泄之通之，宜其可治。但苦降之力甚锐，且通行百脉，所以能堕胎孕。合《本经》《别录》诸治观之，固无往而非苦泄宣通，利湿清火，消痰行瘀之猛将矣。

【广义】甄权谓：治五淋，利小便。寿颐按：木通之力，固未始不可以通淋闭，利小便，乃《本经》《别录》所未言，而甄氏言之，貌视之，似可以补古人所未备，然细绎经文主治，通淋利水，皆在不言之中，而反不直叙此病者，正以淋闭诸症，有虚有实，病源各各不同，因不仅湿热互阻，壅遏不通之一候。此药通淋，止可以治有余之湿热，若一切虚闭，而亦妄事疏凿，则岂徒无益而已。然后知古人不录此等证候，非无深意，而明以言之者，反足以贻误后人。流弊滋重。此则《本经》言简意赅，后学固不可不熟思深味，而唐宋以后诸家本草，正有不可同年而语者。乃濒湖《纲目》，竟谓《本经》《别录》皆不言及利小便治淋之功。甄权、日华子辈始发扬之，则亦未悟吾人言外之旨矣。日华谓通小肠，东垣亦谓导小肠火。寿颐按：此药利九窍，热泄火降，无一不通，何分肠胃。而日华、东垣必以小肠特提，殊非药理之真。盖自六朝以降，皆谓小溲由小肠而来，凡能通利小便者，无不认作清小肠之火，百口一辞，久成习惯，此必不可不辨者。后之学者，慎弗更以此等讹言，自污齿颊，否则贻人口，实吾道之耻，百世不可湔矣。日华又谓：能下乳汁。寿颐按：乳子而乳汁不通，虽曰络脉之不利，实多血液之不充，如木通、王不留行诸物，迅速遄行，说者谓为通乳圣药，不知竭泽而渔，一往无前，不顾其后，体之实者犹难为继，而孱弱者，其奚以堪。惟猪蹄汤一法，以猪前蹄一只，浓煮清汤，去浮面之油，和入木通汁饮之，于行血之中，隐寓养阴之法，通乳而不致伤阴，堪为良法。

通草

【发明】此今之所谓白通草也。陈藏器《本草》云，通脱木生山侧，叶似蓖麻，其茎空心，中有瓢，轻白可爱，女工取以饰物，俗亦名通草。《尔雅》所谓离南活脱也。（陈藏器，唐开元时人，为三原县尉，著《本草拾遗》。活脱，今《尔雅》作活䓴。陆氏《释文》：䓴，或作蔬。郭注：草生江南，高丈许，大叶，茎中有瓢，正白。《尔雅》又有倚商活脱。郭注：即离南也。陈氏本草引《尔雅》作离南活脱。盖以䓴字罕见，乃合《尔雅》前后两条而并言之耳。《山海经·中山经》：其草多寇脱。郭注：寇脱草生南方，高丈许，似荷叶，茎中有瓢，正白，零桂人植而日灌之以为树，即此。）寿颐按：陈氏说与郭景纯合，则唐人所谓通脱木者，即今之通草无疑，而确非《本经》之通草。陶注《本经》通草绕树藤生，而此则是草类，但高大似树。惟濒湖《纲目》，亦列于蔓草类中，且释之曰，蔓生山中，大者围数寸，殊与郭氏、陈氏所说不合，岂濒湖曾见其确是蔓生乎？抑以其性情效力，有似木通，而连类及之，遂亦姑妄言之乎？究竟白通草片大于掌，生于草茎中，则此草之茎，其巨如瓯，蔓草无此大本，当以《尔雅》及《山海经》之郭注为是。濒湖列于蔓草，殊未敢信，兹姑依《纲目》，并录于木通之后，亦以其功用之相类耳。其气味则李东垣《用药法象》谓：甘淡寒无毒。寿颐按：此甘字非大甜之谓，实即淡字，如泉水米麦，皆是味甘之例。此物无气无味，以淡用事，故能通行经络，清热利水，性与木通相似，但无其苦；则通降之力缓而无峻厉之弊。虽能通利，不甚伤阴，湿热之不甚者宜之。而壅遏闭结之症，必不能及木通之捷效。东垣谓：利阴窍，治五淋，除水肿癃，亦惟轻症乃能有功耳。又谓：泻肺利小便，与灯草同功，盖皆色白而气味轻清，所以亦能上行，泄肺之热闭，宣其上窍，则下窍自利，说亦可取。乃又谓：宜生用之，则轻清之药，岂有炒用之笨伯耶？汪石山谓：明目退热，亦轻清上行之效。又谓：下乳催生，则清淡者能滑利通窍耳。濒湖谓：色白气寒，味淡体轻，气寒降也，味淡升也。

附：白梗通

【发明】白梗通，吾吴药肆有之，不知是何草之梗，其大过于拇指，外皮微黑，中心纯白，轻虚之甚，切薄片用之。其色泽颇与白通草相似，但不如白通草之柔韧。味淡气清，功用与白通草等，而古今本草皆无此物，姑并录之，以备药笼所需。且近时白通草之价渐贵而梗通则廉，入药功力，殊无轩轾，是可取也。

白敛

《本经》：味苦平。主痈肿疽创，散结气，止痛，除热，目中赤，小儿惊痫，温疟，女子阴中肿痛。《别录》：甘微寒。下赤白，杀火毒。

【考证】敛，孙氏问经堂辑刻《本草经》如此，别本多作蔹。寿颐按：敛，蔹似古今字，然许氏《说文》云：莶，白莶也，或作蔹。《毛诗》：蔹蔓于野。陆玑《诗疏》：蔹似栝楼，叶盛而细，其茎叶煮以哺牛，除热。《尔雅》：萰，菟荄。《玉篇》：萰，白蔹也。则从草敛之字，由来亦古。《本经》谓：一名兔核。苏恭谓蔓生，枝端有五叶，根似天门冬，一株下有十许。寿颐按：蔓生五叶，与陆氏《诗疏》似栝楼合，兔核以根形得名。萰与蔹，兔与菟，荄与核，皆古字通用。创，今《本经》作疮，此古今字。下赤白，李濒湖《纲目》引作带下赤白，以为出于《本经》，而问经堂本无之。缪氏《经疏》无带字，兹从孙本系于《别录》，又从缪本删带字。

【正义】白敛苦泄，能清湿热而通壅滞，痈肿疽疮，多湿火为病，古人所谓痈疽，本外疡之通称，此疽字非近世之所谓阴疽。结气以热结而言，苦泄宣通，则能散之。痛者亦热结之不通，经文以止痛与除热并言，则非泛治一切诸痛可知。目赤乃湿热之上凌。惊痫多气火之上菀。温疟本是热痰窒塞。阴中肿痛亦湿火结于肝肾之络。总之皆苦泄宣通之作用，医经主治，未尝不与陆氏《诗疏》同条共贯也。《别录》以治赤白，亦泄导湿热之浊垢，曰杀火毒，则约而言之耳。

【广义】日华子谓：治发背。则古之背疽多是火毒，此与太阳经寒邪凝结之背疽不同，不可含浑。又谓：瘰疬而上疱疮，亦即《本经》主痈肿之义。又谓：治肠风痔漏，血痢，刀箭疮，扑损，生肌止痛，则于《本经》《别录》之外，多一层凉血破血，化瘀生新之义，又可作疡家外治末药。盖苦而善泄，义固相因，石顽《逢原》谓：性寒解毒，敷肿疡疮，有解散之功，以其味辛也。《金匮》薯蓣丸用之，专取其辛凉散结，以解风气百疾之蕴蓄。寿颐谓：《金匮》论虚劳，以血虚而运行不利，必有干血，既主大黄䗪虫丸方，专治干血。而薯蓣丸虽大队补药，然亦以白蔹之宣通清热者为辅，能守能行，乃流利而不滞。石顽谓：解风气蕴蓄，尚非古人本旨。石顽又谓：同地肤子，治淋浊失精，同白芨，治金疮失血，皆辛散之功。

【正讹】寇宗奭谓：白蔹服饵方少用，惟敛疮方多用之，故名白敛。寿颐按：此药功用全以流动泄散见长，正与敛字之义相反。《说文》此字本从草金。其从敛者，原是别体，乃古人音近通用之例，与收敛之义毫不相涉，此胡可伪讬字义，妄言以欺人者。寇氏不知文字之学，望文生义，致有此误，本不足责，然欲发明药物情性，而说来适得其反，贻误后人，其罪不小，向壁杜撰，强作解事，荒谬极矣。张景岳之《本草正》，即因寇氏此说，遂曰性敛，治诸疮不敛，生肌止痛。生肌止痛四字，尚无不是，然此乃苦泄解热之功，非欲以收敛疮毒。此药何尝不宜。若非实热，即在未溃之时，亦岂清凉之药所可浪用者耶？石顽又谓：阴疽色淡不起，胃气弱者，非其所宜。寿颐谓：此说亦大有语病，是是非非，不可不辨。白蔹苦泄，果属阴疽不起，诚非所宜，若曰色淡，则殊不尽然。盖疡症之阴阳虚实，本不在色红色淡之分。若曰肿疡色淡，皆是阴寒，必红色者乃为阳热，将见阴症则十九而强，阳症十一而弱，无怪乎林屋山人王鸿绪之《证治全生集》，动辄阳和汤，误尽天下后世。然世之普通外科俗书，固无不如此说法，所以寿颐每谓世间竟无一部稍稍明了之外科书，而内科家言，一及外科，又无一不貌似神非，隔靴搔痒。石顽能为此说，可知此公于疡科一门，亦未尝有实在经验。要之治疡虽曰小道，其实亦不可不研究一番，而辅之以十年阅历，否则信口说来，无一非门外汉之语气矣。

覆盆子

《本经》：蓬蘽，味酸平。主安五藏，益精气，长阴令坚，强志倍力，有子，久服轻身不老，一名覆盆。《别录》：覆盆子甘平无毒，益气轻身，令发不白。

【考证】《本经》止有蓬蘽，而曰一名覆盆，至《别录》：乃别出覆盆子，虽气味主治与《本经》蓬蘽不同，而性情功用，可以相通，其为一物，盖无可疑。《御览》引《吴普本草》，缺盆一名决盆。又引甄氏《本草》，覆盆子一名陆荆。考《说文》：蘽，木也；藟，草也，二字有别。二物虽同为蔓生，然草木藤本各异。覆盆属蔓草类，则字当作藟。而本草俱作蓬蘽，恐传写有讹。又《说文》：茥，缺盆也。《广雅》：蒛盆，陆英，莓也。《尔雅》：茥，缺盆。郭注：覆盆也。《毛诗》：葛藟累之。陆玑《诗疏》：似燕薁，亦连蔓，是覆盆。缺盆，陆英，陆荆，皆即古之所谓藟也。李濒湖《纲目》详言一类五种，虽微有别，然亦自言覆盆蓬蘽，功用相近。又言实是一类而二种。兹故以《本经》《别录》二者，合为一条。李氏《纲目》谓：蓬蘽一名覆盆，出于《别录》。兹据孙渊如问经堂辑刻《本草经》，则出于《本经》。盖所据大观本黑白字之白字，定为《本经》也。长阴令坚，《纲目》引《本经》令下衍人字，遂不成句，兹据孙本无人字。

【发明】覆盆为滋养真阴之药，味有微酸，能收摄

349

耗散之阴气而生精液，故寇宗奭谓益肾缩小便，服之当覆其溺器，语虽附会，尚为有理。《本经》主安五藏。藏者阴也，凡子皆坚实，多能补中。况有酸收之力，自能补五藏之阴而益精气。凡子皆重，多能益肾，而此又专入肾阴，能坚肾气，故曰长阴令坚，强志倍力有子，皆补益肾阴之效也。久服轻身不老，则极言其功耳。《别录》：益气轻身，令发不白，仍即《本经》之意，惟此专养阴，非以助阳。《本经》《别录》并未言温，其以为微温微热者，皆后人臆测之辞，一似凡补肾者皆属温药，不知肾阴肾阳药物各有专主，滋养真阴者，必非温药，读本草者，必以《本经》为主，而《别录》辅之，后人杂说，徒多纷乱，不可不分别以观也。

萆薢

《本经》：味苦平。主腰背痛，强骨节，风寒湿周痹，恶创不瘳，热气。《别录》：甘。主伤中恚怒，阴痿失溺，老人五缓，关节老血。

【考异】萆薢，濒湖《纲目》于首行注曰：《别录》中品，似出于《别录》，而《本经》无之。然所录主腰背痛以下一节，亦注以《本经》二字，则固《本经》所有者也。兹据孙渊如辑刻《本草经》，亦有此条。则《纲目》注以《别录》者误。腰背，《纲目》作腰脊，兹从孙本。创，今本作疮。

【发明】萆薢蔓生，故性能流通脉络而利筋骨。入药用根，则沉坠下降，故主治下焦。虽微苦能泄，而质轻气清，色味皆淡，则清热理湿，多入气分，少入血分。《本经》主腰背痛，乃肾有湿热，浊气不去而腰脊为之疼痛，非肾虚无湿之腰痛所可浑同施治。强骨筋者，宣通百脉，湿浊去而正气自强，非能补益以助其强，固此药理之至易辨者。杨氏有萆薢分清饮，专治湿热淋浊，正是此意。惟方中有益智仁，温而且涩，性正相反，不能并列，殊有误会。濒湖《纲目》谓：萆薢能治阳明之湿而固下焦，故能去浊分清，立说甚允。然又谓杨氏此方治真元不足，下焦虚寒，小便频数云云，则与萆薢性情，两相背谬，殆为智仁一物，而展转误认，甚非药理之真。读古人书，慎勿为其所眩。《本经》又主风寒湿周痹，寿颐谓惟湿热痹着，最为合宜，若曰风寒，必非此苦泄淡渗者所能倖效。又治恶疮不瘳热气者，岂非为湿与热蒸之主药乎？《别录》谓：主伤中，亦惟脾为湿困者宜之，决非补中之药。又治恚怒，颇不可解。又谓：阴萎失溺，则非湿热闭结者，亦有痿躄不仁，溲溺不利之证，必非可以起虚痿。又谓：治老人五缓，关节老血，且语太浮泛，且与萆薢真性不相符合，何可轻信。不谓缪仲淳因此二语竟谓此药为补益下元之要药，又谓甘入脾而益血，以渗泄利湿之效用，而说到补阴上去，可谓颠顸已极，不如石顽《逢原》谓：古人或称摄精，或称利水，何其两说相悬？不知湿浊去而肾无邪热之扰，肾气自能收摄，颇能窥见玄奥也。甄权谓：主冷气瘰痹，腰脚瘫缓不遂，男子臀腰痛，久冷。（臀，公对切，音愦，《玉篇》为腰忽痛也。）寿颐按：此即周痹阴萎之症，然惟湿热为患，乃宜此药。甄氏冷气久冷之说大误。甄又谓：治肾间有湿，膀胱宿水是也。而今本濒湖《纲目》引此二句，脱一湿字，乃作肾间有膀胱宿水，遂令人无从索解。俗本误人，真是不小。缪氏《经疏》，引此不误。王好古谓：补肝虚，亦不可训。尤奇者，莫如《日华本草》，竟谓补水藏坚筋骨，益精明目，头旋痫疾，中风失音云云，庞杂之极，最为芜秽。寿颐每谓唐宋人药物之学，固多有未可尽信者，而必以大明氏谓荒谬之尤，不知濒湖何所取裁，亦为之作抄书胥，而不加芟薙耶？

忍冬

《别录》：味甘温，无毒。主寒热身肿。

【发明】忍冬乃金银花之藤叶，隆冬不凋，故得此名。《别录》称其甘温者，盖即以藤蔓之能耐霜雪，非具温和之气，不能有此力量。实则主治功效皆以清热解毒见长，必不可以言温。故陈藏器谓为小寒，且明言其非温。甄权则称其味辛。盖惟辛能散，乃以解除热毒，权说是也。今人多用其花，实则花性轻扬，力量甚薄，不如枝蔓之气味俱厚。古人止称忍冬，不言为花，则并不用花入药，自可于言外得之。观《纲目》所附诸方，尚是藤叶为多，更是明证。《别录》谓：主治寒热身肿，盖亦指寒热痈肿之疮疡而言，与陈自明《外科精要》之忍冬酒、忍冬丸同意（方亦载李氏《纲目》本条），非能泛治一切肿胀。甄权谓治腹胀满，恐有误会。虽微辛能散，而性本寒凉，必非通治胀满之药。甄又谓能止气下澼，则热毒蕴于肠府之辟积滞下，此能清之，亦尤陈藏器谓治热毒血痢耳。藏器又谓治水痢，则为大便自利之水泄，惟热利或可用之，而脾肾虚惫之自利，非其所宜。濒湖谓治诸肿毒，痈疽疥癣，杨梅诸恶疮，散解毒，则今人多用其花。寿颐已谓不如藤叶之力厚，且不仅煎剂之必须，即用以煎汤洗涤亦大良，随处都有，取之不竭，真所谓简、便、贱三字毕备之妙药也。

百部

《别录》：味甘微温。主咳嗽上气。

【发明】百部善于杀虫，虫为湿热所生，即劳瘵家肺中有虫，亦是虚热，此其专药，似不可谓之性温。故甄权以为甘，《大明》以为苦，苏恭且以为微寒。缪氏《经疏》直谓《别录》为误，盖亦有理。然即曰微温，亦如紫菀温润，专治肺咳之例，究非温热之温，故凡有咳嗽，可通用之。本是草根，而多者可数十茎，性专下降，故治上气。濒湖谓：百部亦天门冬之类，故皆治肺病，杀虫。但百部气温而不寒，寒嗽宜之。天门冬性寒而不热，热嗽宜之。颐谓：濒湖此说，尚嫌太泥，实则门冬甘腻，止可治燥热之嗽，而肺有寒饮痰滞者，皆其大忌。百部虽曰微温，然润而不燥，且能开泄降气，凡嗽无不宜之，而尤为久嗽、虚嗽必需良药。程钟龄《医学心悟》止嗽散，颇有捷效，功力实在紫菀、百部二味宣通肺气。《千金方》谓：一味取汁浓煎，可愈三十年嗽，有自来矣。石顽谓：肺热劳瘵喘嗽，有寸白虫者宜之。蛲虫痫及传尸骨蒸多用之。又谓：脾胃虚人弗用，以其味苦伤胃之故。寿颐谓：专主上气，正其味苦之功，凡嗽皆肺气上逆，非此不治。若嫌其微伤胃土中和，以参术补中之品相辅而行可也。

钩藤

《别录》：甘微寒。主治小儿寒热，十二惊痫。

【发明】钩藤其质甚轻，气味俱薄，自《别录》即以为专治小儿寒热，弘景且谓疗小儿不入余方。盖气本轻清，而性甘寒，最合于幼儿稚阴未充，稚阳易旺之体质。能治惊痫者，痫病者肝焰生风，气火上燔，冲激脑神经之病。此物轻清而凉，能泄火，能定风。甄权谓：主小儿惊啼，瘛疭热壅，客忤胎风。濒湖谓：治大人头旋目眩，平肝风，除心热，皆可一以贯之。惟濒湖又谓其发斑疹，则本于钱仲阳之紫草散，方用钩藤钩子、紫草茸等分为末，温酒调服。寿颐按：仲阳之所谓斑疹，即是痘疮及痦子，非今人时病中之所谓发斑。钩藤轻能透发，清能解热，而佐以紫草凉血活血，助其流动，又以酒辅之，能发亦能清火，洵是不亢不卑稳妥之法。

牵牛子

《别录》：苦寒有毒。下气，疗脚满水肿，除风毒，利小便。

【发明】牵牛善泄湿热，通利水道，亦走大便，故《别录》谓其苦寒。至李氏东垣以其兼有辛荄气味，遂谓是辛热雄烈。寿颐按：此物甚滑，通泄是其专长。试细嚼之，惟其皮稍有辛味。古今主治皆用之于湿热气滞，实肿胀满，二便不通，则东垣以为辛热，张石顽和之，亦谓辛温，皆属不确，当以《别录》之苦寒为正。又荄气戟人喉舌，细味之亦在皮中，所谓有毒，盖即在此。古方中凡用末子，均称止用头末，正以其皮黏韧不易细碎，只用头末，则弃其皮而可无辛荄之毒，颇有意味可思。观《别录》主治，专破气分之壅滞，泄水湿之肿满，除风利便，固皆以实病言之，此药功用，已包举无遗。甄权申之，则曰治痃癖气块，利大小便。东垣谓除气分湿热，三焦壅结。濒湖谓逐痰饮，通大肠气秘风秘，杀虫，亦皆主结滞壅塞立论。而甄权乃又谓除虚肿，则误矣。《日华本草》谓：治腰痛，盖亦指湿热阻塞，腰脊不利之症，惟言之殊不分明，究属非是。东垣又有专论，言其伤人元气。濒湖《纲目》详载之，语极繁冗。濒湖谓自宋以后，北人常用以取快，及刘守真、张子和辈，又以为通用下药，明之目击其害，故极力辟之。但此药治水气在脾，喘满肿胀（寿颐按：水气在脾，盖言脾无运化之权，以致水行不循常道，发为肿胀而言。然果是脾虚积水，则温养以助气化，犹虞不及，岂有用此峻利之药，可治虚症之理。李氏此说，失于检点，不可为训。），下焦郁遏，腰背胀重（寿颐按：此亦以湿热结滞言，非肾虚症，凡此似是而非，虚实疑似之处，不可不辨。）及大肠风秘、气秘，卓有殊功。但病在血分及脾胃虚弱而痞满者，则不可取快一时，及常服暗伤元气也。一宗室夫人，年几六十，平生苦肠结病，旬日一行，甚于生产，服养血润燥药，则泥膈不快，服硝黄通利药，则若罔知，如此三十余年矣。时珍诊其人体肥，膏粱而多忧郁，日吐酸痰碗许乃宽，又多火病，此乃三焦之气壅滞，有升无降，津液皆化为痰饮，不能下滋肠府，非血燥比也。润剂留滞，硝黄徒入血分，不能通气，俱为痰阻，故无效也。乃用牵牛末、皂荚膏丸与服，即便通利。自是但觉肠结，一服就顺，亦不妨食，且复精爽。盖牵牛能走气分，通三焦，气顺则痰逐饮消，上下通快矣。外甥柳乔，素多酒色，病下极胀痛，二便不通，不能坐卧，立哭呻吟者七昼夜。医用通利药不效，遣人叩予，于思此乃湿热之邪在精道，壅胀隧路，病在二阴之间，故前阻小便，后阻大便，病不在大肠膀胱也。乃用楝实、茴香、穿山甲诸药，入牵牛加倍，水煎服。一服而减，三服而平。牵牛能达右肾命门，走精隧，人所不知，惟东垣李明之知之，故明之治下焦阳虚天真丹，用牵牛以盐水炒黑，佐沉香、杜仲、破故纸、官桂诸药，深得补泻兼施之妙，方见《医学发明》。又东垣治脾湿太过，通身浮肿，喘不得卧，腹如鼓，海金沙散，亦以牵牛为君，则东垣未尽弃牵牛不用，但贵施之得道耳。（寿颐按：病在二阴之间等句不妥，此乃气滞痰凝，诸府俱不通利，所谓不通则痛。若谓二阴之间，前阻小便，后阻大便，则似二便之上源，有一处总汇，即从此分开为大小便者，此是汉唐以后医家不知小溲来路，往往说得离奇，竟堪喷饭。今之生理学说，不如是也。）

凌霄花

《本经》：紫葳，味酸微寒。主妇人产乳余疾，崩中，癥瘕，血闭，寒热羸瘦，养胎。

【考证】《本经》止有紫葳，初无凌霄之名，即吴普、李当之诸家本草，载诸药别名甚多，亦未见有此。《尔雅·释草》：苕，陵苕。郭注：一名凌时，本草云（此七字《尔雅》注文）诗苕之华，云其黄矣。《毛传》：苕，陵苕也。郑笺：陵苕之华，紫赤而繁。《诗正义》引某氏曰：本草云陵时一名陵苕，至苏恭《唐本草》注引《尔雅》注，乃有一名凌霄四字。孙渊如辑刻《本草经》，颇疑其非。寿颐按：今凌霄花入药治疗之功，与《本经》主治符合。今本《尔雅》注及《诗正义》，凌时之名，皆谓出于本草。然世所传弘景、吴普诸本，皆无凌时一名。窃疑凌时即凌霄之讹，《唐本草》所引《尔雅》注：一名凌霄，盖所据即郭氏本之未误者。栖霞郝氏《尔雅义疏》谓霄、苕声近，其说甚是。此苏恭以后诸本草，皆以凌霄为紫葳之别名者，皆属可信。故即以凌霄花为定名，欲其尽人能知，适于应用云尔。李濒湖谓：俗称赤艳者曰紫葳葳，此花赤艳，故名。以世俗相传之土语，为古名词作说解，附会巧合。寿颐按：紫葳葳三字，今吴人尚有此谚语，倍足证此花之即是古紫葳矣。

【考异】味酸，《太平御览》引作味咸，与《吴普本草》扁鹊说合。

【正义】凌霄之花，色黄而赤，正入血分，味微酸而气微寒。吴普谓：神农、雷公、岐伯皆作辛。扁鹊苦咸。能清血分之热，故可以活血行滞，而亦可以治带下崩中。《本草经》专主妇人产乳余疾，正以初产乳子之时，阴血已虚，孤阳偏旺，最宜此酸咸微寒，直入血分，藉以固护既耗之元阴，而收摄浮游之阳焰。可见古人之治产后，皆以助阴抑阳为主，正与晚近庸俗之见，产后妄用温补，耗烁阴液者，两得其反。又主崩中，则专以亢阳妄行，不能自摄之崩中而言，非谓可以统治血虚不守之崩陷。癥瘕血闭，盖亦为血热太甚，灼烁成淤者言之，亦非阴寒凝结之症瘕闭塞可知。又曰寒热羸瘦，则又血虚内热，形消臞瘠者耳。其又能养胎者，以胎元既结之时，元阴凝聚如下，往往虚阳升浮于上，而此能养之，亦助阴涵阳之要旨也。

【广义】甄权：治产后奔血不定，淋沥，盖皆以血热妄行而言。酸以吸摄，而又咸寒，则能止其疏泄，即《本经》治产乳余疾之义。权又谓：治大小肠不利，肠中结实，则指实热闭结之症，花性轻扬，自能去实。今单方以治血痢结滞，及血热肠红，皆有捷验，盖本于此。《大明》治酒查热毒风刺，则轻能上扬，寒以胜热，效固可知。又治崩中带下，则《本经》已言之矣。《别录》谓：茎叶苦平，主痿躄，则肺热叶焦，乃生痿躄。此本苦寒，所以能清肺热。日华以治热风身痒，游风风疹，瘀血带下，谓花叶根茎同功，盖即引伸《别录》清肺之义，亦犹花治酒查耳。濒湖又治喉痹，皆以苦寒泄降，导热下行为用。

何首乌

【发明】首乌之根入土甚深，而藤蔓延长，极多且远，能入夜交缠，含至阴之气，且有凝固能力。所以专入肝肾，补养真阴。且味固甚厚，稍兼苦涩，性则温和，皆与下焦封藏之理符合，故为填益精气，备有阴阳平秘作用，非如地黄之偏于阴凝可比。据李翱有何首乌传（此传亦详载濒湖《纲目》），则自唐时始知其用，有赤白二种，遂以为有入气入血之分，用者必兼而用之，亦即调剂阴阳，两得其平之至理。《开宝本草》谓：治瘰疬，消痈肿，疗头面风疮。盖以根深入土，藤又远蔓，故能有宣通经络之效，且赤者直入血分故耳。濒湖《纲目》谓：外科呼为疮帚，及红内消，《斗门方》亦有专治瘰疬结核一条，且谓根如鸡卵，亦类疬子，恐未免近于附会。《开宝》又谓：治五痔，止心痛，益血气，黑髭发，悦颜色，久服长筋骨，益精髓。亦治妇人产后及带下诸疾，则皆以养阴补血为义，无甚深意。《大明》谓：治腹藏一切痼疾冷气，又无非温润以补益五脏耳。好古谓泻肝风，仍是阴不涵阳，水不养木，乃致肝木生风，此能补阴，则治风先治血，血行风自灭，亦其所宜。但此是滋补以息风，必不可误以为泻肝。金元人之谈医，多有用药是而议论甚谬者。丹溪、东垣之书，亦皆频频有之，于王海藏何讥焉。明邵应节有七宝美髯丹一方，进御世宗，盛行于世，只是滋填肝肾，方虽平稳，实亦不过寻常之理耳。石顽谓其性禀阴中之阳，以产于南方者为胜。若北产则虽大不足珍，以其地偏于阴，无阳生之力，立论虽奇，尚亦有理。石顽又谓：治津血枯燥，大肠风秘，以鲜首乌数钱煎服即通，以其滋水之性最速，不及封藏即已下泄，与苁蓉之润燥通大便无异。寿颐按：鲜者生气未漓，通络走窜之力愈迅，故有此效。凡虚疟日久不止，并无痰湿积滞者，重用生首乌加入补中益气汤内，振动脾胃清阳之气，亦甚捷效。此不仅取其涩味可以固摄，亦以生用力速，宣布脾阳，尤易得力耳。若欲其专补下焦，厚重有力，则必以久蒸久晒，方能味厚入阴，填塞善守，正与生用之利于速行者，两得其反。此皆以天然之情性而分别其效力，吾国药学之精义在此。若彼此化学家专论物质，胡足以知此。藤名夜交藤，濒湖止称茎叶治风疮疥癣，作浴汤甚效。今以治夜少安寐，盖取其入夜交缠之义，能引阳入阴耳。然不寐之源，亦非一端，苟不知从病源上着想，而惟以此为普通用品，则亦无效。但止堪供佐使之助，固是调和阴阳者，故亦有利无害。

使君子

【发明】使君子始见《开宝本草》，谓其甘温无毒，治小儿五疳，小便白浊，杀虫，疗泻利。寿颐按：小儿疳积，多食物太过，胃力不及消化，驯致肠亦窒滞，日积月累，腹绷如鼓，湿与热蒸乃生虫积。使君专于杀虫而健运化，最为五疳驯良之药。濒湖谓杀虫药多是苦辛，惟使君、榧子甘能杀虫，亦其异也。寿颐按：其他杀虫诸物，多峻利而气味亦烈，惟此二者，气味皆和，然杀虫极捷，故小儿疳积方中，必以此为主药。石顽谓杀虫而不伤脾胃，并治大人小儿虫病。盖甘温是温和之温，殊非温燥可比，故能助饮食之运化，而疏导肠中积滞。且富有脂液，所以滑利流通。《开宝》所谓小便白浊者，即指疳积而言。凡小儿腹膨有积，每每小便如粉浆，此盖肾中输尿之路，分泄不清，即以饮食所化之精液，并入小溲而出，所见最多，非大人之赤白浊可比，不当误认。又谓其主泻痢，亦是疳积中之一症，惟其消化失职，以致大便改常，或为泄泻，或为积滞，此物既能助消化，且去积滞，故并治之，即濒湖所谓能益脾胃，除虚热，治小儿百病之意也。寿颐按：无病之人，不当有蛔虫之属，凡是诸虫，皆当杀之使尽。今俗人之见，似乎肠胃当有此虫，则食物乃能消化，其说最是可嗤。濒湖《纲目》亦曰：俗医谓杀虫至尽，无以消食，鄙俚之言也。树有蠹，屋有蚁，国有盗，祸耶福耶？可知世俗相传不经之说，亦已久矣。

马兜铃

【发明】马兜铃，《开宝本草》称其苦寒。甄权则谓之平。濒湖则曰微苦辛。寿颐按：味固稍苦，而气甚清，虽能清热，却非大苦大寒之品。东垣谓味厚气薄，阴中微阳。濒湖加一辛字，盖亦以其轻而能散，固亦隐隐有辛开之作用者。《开宝》谓：主肺热咳嗽，痰结喘促，正以形质空虚，中虽有实而亦片片如纸，有若木蝴蝶之临风飞扬，故同为宣通肺气，化痰开闭之药。其能治喘促者，以肺有痰浊郁结，则呼吸不扬，而喘促随之，此能通其结塞，斯气道利而喘促自宁，此与虚喘家浊阴上逆，宜于摄纳镇坠之治者，一轻一重，用药相反，而同为定喘之两大法门。甄权谓：主肺气上急，咳逆连连。洁古谓去肺中温热，固皆肺实气壅之正治也。
《开宝》又谓：治血痔瘘疮，则清利宣通，固为疮家血
热壅结之良药，且血痔肠漏，皆属大肠湿热之窒滞，此
能清热开泄，是以主之。若洁古以为清肺，而又以为
补肝，则殆误会钱仲阳补肺阿胶散之真旨。要之仲阳
意中，只为肺受燥火之害，热壅不宣，故用牛蒡、杏
仁、兜铃，皆属开宣清热主治。特以热伤肺阴乃主阿
胶，非诸药皆是补肺正将。濒湖已谓钱氏此方，非以兜
铃补肺，乃取其清热降气，使邪去而肺安。寿颐按：宣
肺之药，紫菀微温，兜铃微清，皆能疏通壅滞，止嗽化
痰。似此二者，有一温一清之分，宜辨寒咳热咳，寒喘
热喘主治，究竟紫菀本非大温，兜铃亦非大寒，而能抉
壅疏通，皆有捷效，洵乎同为肺金窒塞之良药矣。颐又
按：近今市肆中别有所谓洋兜铃者，止有片片之兜铃实
而无其外囊，形状稍巨，作淡褐色，肆中人谓是同类异
种，似属可信。用者取其色泽鲜明，颇行于世。然气味
更清，力量更薄，究其功用，不如杜兜铃为佳，而价值
则较贵，尚不知究是何物。如谓即兜铃之别种，则其外
囊，又何以弃而不用。且此药之所以开肺者，性情专在
于壳，濒湖所谓体轻而虚，熟则悬而四开，有肺之象者
是也。乃偏去其外，则未免有买椟还珠之憾矣。

山豆根

【发明】山豆根，苏颂《图经》谓其蔓如大豆，因有

此名。《开宝本草》虽谓气味甘寒，然其实甚苦，沈存中《梦溪笔谈》已言本草之误。其功用则《开宝》谓：解诸药毒，止痛，消疮肿毒，发热咳嗽，治人及马急黄，杀虫。盖苦寒泄降，其味甚厚，故能解毒而疗疮疡之肿痛，兼能杀毒治黄，皆惟大热之实症为宜。又治发热咳嗽，则以肺胃热咳言之，非不问虚实寒热，可为咳嗽之通用品也。今人专以治咽喉肿痛，则本于《图经》，谓含之嚥汁，解咽喉肿毒甚妙。石顽谓：水浸含嗽，煎汤细呷皆可。盖凡药用根，多取其下行能降，而此又大寒大苦，则直折火毒之上炎，亦惟实热闭塞者，始为合宜。而风邪外束之喉痛，尚须辛凉开泄者，则必不可早投，反恐遏抑不宣，重增其困。石顽所谓解痘疹热毒及喉痹者，意固不差。但近今喉痧为病最多，而有外感表尚未罢，及肺胃实热如焚两候，先后不同，投药即因而大异。如有表者，先投寒降，则外邪不散，适以内攻；如热炽者，误授轻扬，则烈火见风，顿成焦土，临症者岂可不辨之于早。而石顽《逢原》，竟谓喉症皆属阴气上逆，故用苦寒以降之，真令人无可索解矣。濒湖谓：研末汤服，治腹胀喘满。酒服治女人血气腹胀，丸服治下痢。则必皆属于实热壅塞者，庶乎相投，而言之不详，其弊亦甚。又谓：磨汁服止卒患热厥心腹痛，五种痔漏，研汁涂诸热肿秃疮，蛇狗蜘蛛伤，则清火解毒之显而易见者耳。

【禁忌】石顽谓：脾胃虚寒作泻者禁用。

威灵仙

【发明】威灵仙，《开宝本草》谓为苦温。濒湖谓：微辛不苦，性善通行，故得此名。《开宝》谓：主治诸风，宣通五藏，去腹内冷滞，心膈痰水，久积癥瘕，痃癖气块，腰膝冷疼。东垣谓：推新旧积滞，消胸中痰唾，皆以走窜消克为能事。积湿停痰，血凝气滞，诸实宜之。味有微辛，故亦祛风，然惟风寒湿三气之留淤隧络，关节不利诸病，尚为合宜，而性颇锐利，命名之义，可想而知。乃唐人著威灵仙传，竟谓治中风不语，手足不遂，口眼㖞斜云云，则大有误会矣。石顽谓：痘疹毒壅于上，不能下达，腰下膝胫起灌迟者，用为引下，立效。其性利下，壮实者有殊效，气虚者服之必致虚泻，血虚而痛，不因风湿者不可服。

割人藤

【发明】割人藤，张石顽《本经逢原》谓：即律草之俗称，其苗极长，蔓延最速，茎有毛刺极密，老则螫人肌肤，江浙间遍野有之。吾乡土语割人藤三字，妇孺皆知。据李氏《纲目》引《唐本草》律草，谓即《别录》之勒草。蜀《图经》谓之葛勒蔓。李谓茎有细刺，善勒人肤，故名勒草云云，则土语割人之名，即从葛勒转展为之。且蔓生如葛，故有葛名。其形则《纲目》详言之。苏恭谓：气味苦寒，主五淋，利小便。苏颂谓：疗膏淋，久痢。石顽谓：散淤血。盖苦泄寒降，皆主湿热壅塞之实症，而亦可为外疡阳毒之外敷者也。

天仙藤、青木香

【发明】天仙藤之名，《纲目》引苏颂《图经本草》有之。然今之所通用者，乃土青木香之苗蔓。土青木香入土甚深，一茎直行，小者甚细，年久者亦或大如拇指。其味甚苦，而气极清芬，力能舒郁开胸，醒脾胃，清湿热，长夏郁蒸之令，脾胃清阳之气受其蒙蔽，而恒觉无气以动，倦怠纳呆者，以少许细嚼吞，即觉神情为之一振。去湿化浊，甚有捷效。盖香本天地之正气，自能扫荡阴霾，而苦味泄降，更能导去蕴积之浊垢，而恢复其胸中太和之元气，功不在广木香、茅术、藿香之下，而又能久藏不腐，且气味亦不以年久改变，坚贞之性，草药中尤不易得。其藤亦能宣通经隧，导达郁滞，疏肝行气，止心胃痛，最为土产良药。观《图经》天仙藤之主治，颇不相合，实非古之所谓天仙藤。而濒湖又谓：土青木香为马兜铃之根。又谓：天仙藤能流气活血，治心腹痛。又引孙天仁《集效方》谓：治疝气痛以天仙藤一两，好酒煎服神效，庶为近之。

土茯苓

【发明】土茯苓自濒湖《纲目》始入本草，谓昔人不知用此。近弘治、正德间，杨梅疮盛行，率用轻粉药取效，毒留筋骨，溃烂终身，乃用此遂为要药。时医无从考证，往往指为萆薢。然其根苗，迥然不同，但功用颇相近，盖亦萆薢之类。（根苗形状，详见《纲目》，兹不备录。）又谓陶弘景注石部禹余粮云：南中平泽，有一种藤，生叶如拔契，根作块有节，似拔契而色赤，味如薯蓣，亦名禹余粮。言昔禹行山乏食，采此充粮，故有此名。（拔契音拔乞，萆薢之别种。）李谓此即土茯苓也。故今尚有仙遗粮冷饭团之名。陈藏器本草有草禹余粮亦即此，谓食之当谷不饥，调中止泄，健行不睡。寿颐按：此则利湿而兼有补土之功。《纲目》谓气味淡平，健脾胃，强筋骨，去风湿，利关节，止泄泻，治拘挛骨痛，恶疮痈肿，解汞粉、银朱毒。寿颐按：此物蔓生，而根又节节连贯，性又利湿去热，故能入络搜剔湿热之蕴毒。其解水银、轻粉毒者，彼以升提收毒上行。而此以渗利下导为务，故为专治杨梅毒疮，深入百络，关节疼痛，甚至腐烂及毒火上行，咽喉痛溃一切恶症。虽西学亦以为梅毒唯一良剂。濒湖《纲目》，言之最详。但淡而无味，极其平和之物；断非少数所能奏绩。李氏所录数方，未免言之太易，必不足用。今惟专用大剂，采取鲜根熬膏常服，并以为日食常用之品，能服食至数十百斤，以多为贵，则一味自可治最重最危之症，已得实验数人，此则未经前人道破之语，患者非用此法，必无第二良药可救。虽西国专科研究注射药水，亦不能及。盖彼法虽能速效，且无劫毒内攻之害，但日久亦必复作，终不除根。若多服此药，永无后患，此则十余年之亲验者也。凡服此者不可饮茶茗，犯之确能脱发，必令如牛山之濯濯，亦无他患。

藤黄

【发明】濒湖《纲目》谓：藤黄点蛀牙自落。石顽谓：性毒而能攻毒，点牙即落，毒能伤骨伤肾可知。赵氏《纲目拾遗》谓：三黄宝蜡丸、黎洞丸俱用藤黄，以其善解毒也。中藤黄毒者，食海蜇即解。赵又引《百草镜》谓：藤黄出外洋及粤中，乃藤脂也。形似笔管者良，大块者不佳。又引《粤志》，广中产黄藤，熬汁即藤黄，性最寒，以青鱼胆和之，治眼疾，治痈疽，止血，化毒，敛金疮，亦能杀虫，治刀斧木石伤及汤火伤。有治一切诸伤神效方、金不换、治跌打刀伤方、治外科一笔消、消毒散等方皆佳，详见赵氏本书，兹不具录。寿颐按：藤黄虽曰有毒，然除宝蜡丸、黎洞丸外，本不入口，其能退消外疡痈肿，及止血定痛，敛金疮，则《粤志》谓其性最寒者是矣。且本是藤之脂膏熬成，性极黏腻，故能生肌止血。且藤本蔓延，善入经络，此又治跌打伤消痈肿之原理。究属有毒，故能杀虫，能疗癣疥。附诸葛岐藤黄治愈走马牙疳之事实：丁卯三月，岐偕友数人，偶至仁塘观优，有潘氏子年四岁，患走马牙疳，起才三日，牙龈腐化，门牙已脱数枚，下唇亦溃穿，其势甚剧，问尚有可救之理否？询其由，则在发麻之后，其为邪热入胃，毒火猖狂，一发难遏，证情危险，路人皆知。告以上有白马乳汁凉饮，并不时洗之，涂以溺涌之垢（即人中白），内服大剂白虎汤，或有可救。但势已穿唇，效否不敢必耳。因书生石膏、生知母、生打寒水石、象贝等为方与之。其时同游者，有老医倪君景迁，因谓之曰牛黄研末，外渗腐烂之处，亦或可治，遂彼此各散。后数日，则此儿竟已痊愈，但下唇缺不能完，因询其用何物疗治，乃得速效若是。则曰用倪先生说，亟购藤黄，屑而掺之，果然一掺则腐势即定，滋水不流，渐以结靥落痂，止三日耳。内服石膏等一方，亦仅三服，此儿获愈，诚二位先生再造之恩也云云。因知乡愚无识，误听牛黄为藤黄，然以此一误，而竟治愈极重之危证，开药学中从古未有之实验。确是此孩有福，病不当死，得此意外之良药。然从此可知药物功力，未为古今本草所发明者，数亦何限。岐无意中经此见闻，则藤黄确能速愈走马牙疳，录为药学史中辟一新纪元，是胡可以不志。尝考李氏《纲目》蔓草类中，曾载藤黄而功用甚略，至赵恕轩《本草纲目拾遗》，言之甚详。虽曰有毒，而可为内服之药，则本非大毒之品。赵引《粤志》且谓其性最寒，能治眼疾。又谓性酸涩，疗痈疽，止血化毒，敛金疮，亦能杀虫。又同麻油白蜡熬膏，敷金疮汤火等伤，止疼止血，收口，取效如神。而其余消肿围毒之用，又甚多。可知此药竟是外科中绝妙良品，而世多不知用者，误于李氏《海药本草》有毒之两字，而张石顽更以能治虫牙蛀齿，点之即落，而附会为毒能损骨伤肾，于是畏之甚于蛇蝎，尚不知石顽之说，殊不可信。今之画家，常以入口，虽曰与花青并用，可解其毒，岐愚以为亦理想之谈耳。既曰性寒，毒于何有？然后知能瘳牙疳，正是寒凉作用。且味酸性涩，止血止疼，收口杀虫，皆其所以能治牙疳之切实发明。而今而后，此药之大功，可以表暴于天下后世，是为藤黄之大幸，而亦斯世斯民之大幸也夫。

白毛藤

【发明】此草茎叶皆有柔细白毛，故以为名，吾乡野生极多。赵氏《纲目拾遗》藤部载之，谓除骨节风痉痛，清湿热，治黄疸，水肿，小儿蛔结腹痛，止血淋疝气。盖清热逐湿通络而又能杀蛔。止疝者，亦除湿导热之功。吾乡人恒用以治支节酸楚等症，甚有捷效。

鸡血藤胶

【发明】此药亦仅见于赵氏《纲目拾遗》。今市肆皆有此藤，亦有已熬成膏者。活血宣络本是蔓生之天性，而色本殷红，专入血分，一望可知。赵氏谓产缅甸及云南，壮筋骨，已瘘痛，治老人气血虚弱，手足麻木瘫痪及风痛湿痹，调经带下，胃寒痛等症。盖兼有温养作用，于物理形色上求之，自可想见。惟赵氏竟谓治虚损及干血劳，子宫虚冷，多年不育，皆能有子云云，则太过之辞不可轻信。寿颐嘉城中近邻钱氏窦岩先生，名师仪，竹汀宫詹之孙也，其如君体质清癯，阴虚血亏，本无疑义，所生女为仁和王文勤文韶之五子妇（文勤本钱氏姑婿），文勤开府云南，赠以鸡血藤胶，信为补血良药，乃以服驴皮胶法，用好酒蒸化服之。未及三四两，而暴崩如注，几于脱陷。经寿颐多方补涩，始幸得安。然后知此物温通之力甚猛，活血是其专长，用之过剂，已铸大错。书此以为门外汉不识药性，喜服温补者之大戒。

卷之七

草部　毒草类

附子

《本经》：味辛温。主风寒咳逆邪气，温中，金创，破癥坚积聚，血瘕，寒湿踒躄拘挛，膝痛不能行步。《别录》：甘大热。主腰脊风寒，心腹冷痛，霍乱转筋，下痢赤白，坚肌骨，强阴，脚疼冷弱，又堕胎，为百药长。《御览》吴普曰：神农辛。岐伯、雷公甘，有毒。李氏苦，有毒，大温。（濒湖《纲目》李氏作李当之）

【考异】温中，《纲目》作《别录》之文，兹从孙渊如问经堂本。金创，今作金疮，创、疮古今字。踒，《纲目》同。《御览》引作痿。膝，今本作膝，皆古今字。脚疼冷弱四字，缪氏《经疏》在《本经》不能行步四字之上，而孙氏问经堂《本经》无之。《纲目》则引《别录》有脚气冷冷弱一句，然冷冷弱三字不成句读，不如仲淳所引为长，兹从缪氏而以系之于《别录》，用孙渊如辑本之意，非《本经》语也。

【正义】附子味辛气温，走而不守，为百药长，故为温经逐寒，彻内彻外，宣通气血之第一利器。《本经》主风寒咳逆邪气者，以六字作一句读，专为寒邪作咳言之。盖咳固有因于受寒之一证，非谓可以通治一切之咳逆。盖《本经》中邪气二字最多，凡风寒暑湿燥火六淫之一，皆得以邪气名之。六淫皆属外感，本非吾身所有之正气，故皆得谓之邪。其实各有所指，初非泛而不切之语，惟在读者善悟，则可得古人立言之旨。况《本草经》文字最简，必须以意逆之，辨别其辞旨之何属，尤为读此经之最要一著。设有误会，则贻害大矣。其治金疮者，仲淳谓此为风寒所郁，血瘀不活之证，非血流不止之金疮，所见甚是。总之《本经》所称某药主治某证，皆自有对药之一候，原不是泛泛然举一病名，竟谓凡属某病，不问寒热虚实，不问初中末传，而欲教人一概以某药为主疗者也。癥坚积聚、血瘕数者，固自有阳和不布，阴霾凝滞之一候，则惟附子辛温，通行百脉，是其正治。寒湿踒躄拘挛，膝痛不能行步，当以十二字作一气读，乃指痿躄拘挛，膝痛不能行之属于寒湿者，惟此能温而通之。若分作两句读之，于寒湿二字，主治是矣。然痿躄也，拘挛也，膝痛不能行也，甚多血虚血热之症，又将何以解之。《别录》谓：腰脊风寒，心腹冷痛，显而易知，姑不必论。若霍乱转筋，则明有属热属寒之别，姜、附所主，决非通治。而下痢赤白一句，则未免可疑，此病是湿热积滞为多，古人谓之肠辟，明谓肠中有所辟积，若曰下痢，已觉不妥，盖痢即利字之孳生，本以滑利通利为义。《内经》所言自利、利下，皆即后人之所谓泄泻水泄。《内经》中明明与肠澼一候，各有命名，各有取义，未尝混作一气。自后人加扩作痢，而滑泄亦谓之利，积滞亦谓之痢，此在六朝以后不识字义之源，有此含浑，本不足责。窃谓汉魏以上，不当颟顸至此，且肠澼之候，欲下而不能畅下，后人谓之下积，尚属名正言顺，与泄利之滑泄自利者，病状皎然不同，亦何可浑以痢字命名。况乎虚寒肠澼，可用温药者，百不得一。而《名医别录》乃以为附子主之，殊属可骇，此恐六朝以后浅人羼之，《别录》乃陶氏弘景所集，不当有此。又谓坚肌骨，强阴，则谓寒邪去而肌骨可坚，阴液可强，本是充分言之，非欲以此作普通补益之品，此则读古人书之不可死于句下者，不谓缪氏《经疏》，竟说出偕诸气药则温中，补血药则强阴坚肌骨二句，一似补气补血药中，不可无此附子一物，流毒伊于胡底，此岂明季景岳、立斋之辈温补二字深映脑海之误邪？究竟所见太陋，岂可为训。若主治脚疼冷弱，则即《本经》治痿躄拘挛之意，堕胎为百药长，固此物善走之力耳。

【广义】洁古谓：温暖脾胃，除脾湿肾寒，补下焦之阳虚。寿颐按：附子专助下焦之阳而兼温脾胃，洁古所称此药主治，只此三句，可谓包扫一切，要言不烦，但脾湿一层，则专为穷湿浸淫，脾阳不能展布者而言，洵为要药。若蕴湿化热，即为大禁。东垣谓：治湿淫腹痛，亦以寒湿言之。若湿而不寒，必不需此。李又谓：除藏府沉寒，三阴厥逆，则以太少厥三者寒厥而言，四逆回阳本是正治，然近今石印铅字本，三阴皆作三阳，则不可解矣。坊本误人，实堪痛恨。濒湖谓：治阴毒寒疝中寒，小儿慢惊，暴泻脱阳，久漏冷疮，肾厥头痛，皆就阴寒一面着想是也。而又谓主治中风痰厥气厥，柔痓癫痫，风湿麻痹，肿满脚气，久痢脾泄，呕哕反胃噎隔云云，则凡此诸病，属热者居多数，而偏能笼统言之，不分界限，殊乖立言之体矣。景岳谓能除表里沉寒，温中暖五藏，回阳气，皆此药之正治。又谓治格阳喉痹，则阴盛于下，格阳于上，是喉痹中之特殊一种，虽不多见，确是有之。但喉中痛而不红不肿，或喉色淡白，微有数缕红丝，舌亦淡白无华，肌肤亦必渗淡无神，甚且足寒至膝，宜以附、桂热药冷服，一剂即应，亦不可多服。继必渐以滋填，固护其本，方为善治。其始之不得不暂投温燥者，虞花溪所谓禀雄壮之气，能斩关夺门者，开其阴霾之闭塞耳。虞又谓能行十二经，追复散失之元阳，引发散药，开腠理，以祛在表之真寒，引温暖药达下焦以除在里之寒湿。

【发明】附子本是辛温大热，其性善走，故为通行十二经纯阳之要药，外则达皮毛而除表寒，里则达下元而温痼冷，彻内彻外，凡三焦经络诸藏诸府，果有真寒，无不可治。但生者尤烈，如其群阴用事，汩没真阳，地加于天，仓猝暴病之肢冷肤清，脉微欲绝，或上吐下泻，澄澈清冷者，非生用不为功。而其他寒病之尚可缓缓图功者，则皆宜用泡制，较为驯良。惟此物善腐，市肆中皆是盐渍已久，而又浸之水中，去净咸味，实则辛温气味既受制于盐之咸，复受制于水之浸，真性几于尽失。故用明附片者，必以干姜、吴萸等相助为理，方有功用，独用钱许，其力甚缓。寿颐尝于临证之余，实地体验，附片二钱尚不如桂枝三五分之易于桴应，盖真性久已淘汰，所存者寡矣。是以苟遇大证，非用至二三钱不能有效，甚者必四五钱，非敢孟浪从事，实缘物理之真，自有非此不可之势。若用生附或兼用乌头、草乌，终嫌毒气太烈，非敢操必胜之卷矣。

【纠谬】王海藏谓：附子治督脉为病，脊强反折。寿颐按：脊强反折，即今人所谓角弓反张，仲景之所谓痉病。在古人以背属太阳，遂谓之太阳表证。《伤寒论》《金匮》所详证治，同出一辙，即《甲乙经》七卷，且有太阳中风感于寒湿发痉之专条，（《甲乙》之痓字，即痉字隶文，实即一字。）此皆古以痉为寒病之明文。海藏竟敢直言附子专治此病，其意固本诸此。然证以近今发明之病理，则凡猝暴发痉，腰背反张手足瘛疭者，类多气火上冲，震动脑神经，而失其知觉运动所致。内热生风，木火上恣，治宜清热抑降，潜镇重坠，收效甚速。始知古人认作寒邪，竟是根本大误，虽虚寒体质，阳和不布，亦有脑神经失其常度，而为痉厥瘛疭者，儿科慢脾风病，时常有之，然终不如热病发痉之最为多数，即如温热病里热已盛，而脑神经受其激刺者，亦为痉厥僵硬，或为抽掣者，本是热盛之常事。且《甲乙·热病篇》谓：热而痉者死。又谓：热而痉者，腰反折瘛疭，齿噤龂，则古人亦未尝不知热病之有脊强反折一证。而海藏乃欲以附子最刚之药，作为痉病必需之物，又何往而不动手便错也耶。景岳谓附子大能引火归元，制伏虚热，其意本以其寒假热，阴盛格阳而言，未尝不是。但虚热二字，最易令人误会，俗子每见阴虚发热，辄欲假讬引火归原之说，径以桂附姑妄试之，无不助阳烁阴，陡兆焚如之祸，皆景岳此二句误之，作俑之孽，通一子不得辞其咎也。（通一子乃景岳之自号，不佞每谓景岳议论，往往知其一而不知其二，以通一为号，此公真有自知之明。）景岳又谓无论表证里证，但脉细无神，所当急用。且引吴绶谓附子乃阴证要药，凡伤寒传变三阴，及中寒夹阴，虽身大热而脉沉者，必用之。或厥冷脉沉细者，尤急须用之云云，误人更甚。盖寒热有真假，脉沉脉细亦有真假，沉细中固大有实热在里，闭塞不通之候，岂可但执一端，不参他证。且伤寒传入三阴，更多热病，岂可以三阴经之阴字，竟误认作阴寒之阴，此与叶氏《临证指南》中以三阴疟疾，皆作阴证，妄投热药者，同一笑话。始知吴绶已开其例，初不料医学之陋，乃并此阴字而不能解。吴氏之学，本极卑陋，殊不足责，独以景岳素负盛名，而所见乃亦止此，洄溪徐氏，谥以庸医之尤，非苛论矣。（石顽《逢原》以此传变三阴一句，改作直中三阴，庶几彼善于此。）（夹阴二字，不通之至。陆九芝《世补斋》文已有专论，兹姑不赘）

【禁忌】石顽谓：伤寒发热头痛皆除，热传三阴而见厥脉沉，此厥深热深之候，证必先有发热，多日而后发厥，此为阳厥，大便必不泻而闭，及温疫热伏厥逆，与阴虚内热火郁于里而恶寒者，误用附子，不旋踵而变。寿颐按：直中有真寒证，其病一起，即四体厥冷，脉沉微欲绝，而唇舌必淡白无华，是为寒厥，非四逆姜附不为功。若伤寒传里，先发热而后厥者，皆热闭于里，外反无阳，其人必不言不动，而将沉沉嘿嘿，长与终古矣。是即热盛而脑神经失其知觉运动之病，若能大清里热，虽是坏病，亦可十救三五。误投四逆，顷刻变生，而不知者，尚以为病之当死之。石顽所谓热深厥深者即此。陆九芝谓：先发热而后变为寒厥者，千百病中无一人，自古迄今，无一人也，谅哉！

川乌头

【考证】《本经》别有乌头，自李濒湖以为彼是草乌头，与川产之乌头不同，而后之言药物学者皆宗之，则凡汉唐间古方所用之乌头，皆是川乌头，非《本草经》之乌头矣。寿颐按：古谓乌头是附子之母，盖如芋头之例。其根中之最大者名以乌头，而其旁生者，则曰附子，亦曰侧子。命名之义，一望可知。惟乌头既为根中之最巨，宜乎药力最厚，辛烈尤甚。而说者乃皆谓功力且视附子为缓，其理颇似费解。寿颐窃谓：此是下种之本根，已上苗茎苗花实，而根下又多旁生。盖既经发泄之余，母气耗散，所以力量反薄，自不如附根初生者禀赋之厚，得气之全，此中实有至理，乃知古人有此区别，本非訾言，而石顽《逢原》，乃谓春生新附，即采其母，故乌头得春生之气云云。不佞以为不然，既采其母，则子复何来，是即古所谓皮之不存，而毛将安附者。苏颂明谓冬至前布种，至次年八月后方为成熟，又岂有春时可采其母之理？

【发明】乌头为附子之母，既已旁生新附，是为子食母气，其力已轻，故乌头主治温经散寒，虽与附子大略近似，而温中之力，较为不如。且专为祛除外风外寒之向导者，亦以已经苗长茎苗花实，发泄之余，体质空松，则能散外邪，是其本性。洁古谓治诸风、风痹、血痹，半身不遂。东垣谓：除寒湿，行经，散风邪，固皆以泄散为其专职。而洁古又谓：除寒冷，温养藏府，去心下痞坚，感寒腹痛。东垣又谓：破诸积冷毒，则仍与附子同功耳。濒湖谓：助阳退阴，功同附子而稍缓。石顽谓：治风为向导，主中风恶风，风寒湿痹，肩髃痛不可俯仰。又谓：治阴疽久不溃者，及溃久疮寒，恶肉不敛者，并宜少加，以通血脉。寿颐按：疡患固间有寒湿交凝，顽肿不退，亦不成溃及溃久气血虚寒，悠久不敛之证。温经活血，助其阳和，则肿久溃久之候方能相应。用乌头者，取其发泄之余气，善入经络，力能疏通痼阴沍寒，确是妙药。但非真是寒湿者，不可妄用耳。石顽又谓小儿慢惊搐搦，涎壅厥逆，生川乌、全蝎加生姜煎服效，则慢惊固是虚寒，而此温经以逐寒涎耳。

天雄

《本经》：味辛温。主大风寒湿痹，历节痛，拘挛缓急，破积聚邪气，金创，强筋骨，轻身健行。《别录》：疗头面风，去来疼痛，心腹结聚，关节重，不能行步，除骨间痛，长阴气，强志。

【正义】天雄即乌头之独生者。弘景谓：天雄似附子细而长，乃至三四寸许。陈承谓：不生附子、侧子，经年独长大者，是天雄。《别录》注亦谓：长三寸以上者为天雄。是同为乌、附，而得气最全，故辛温逐寒，彻内彻外，命名之义，盖谓得天之气独全，最为雄壮耳。《本经》主治，悉与附子大略相同。所谓主大风寒湿痹，历节痛，拘挛缓急，十三字当作一气读。盖必诸证之属于大风寒湿痹著者，乃可治之耳。积聚邪气，亦以寒湿言，即《别录》所主之去来疼痛，心腹结聚，关节重，不能行步。除骨间痛者，固无一非寒湿之痹着者也。《本经》又谓：强筋骨，轻身健行。《别录》又谓：长阴气，强志，则以寒湿尽去，而筋骨自壮，阴液自长，行步自健，志气自强，皆充其功用所及而过甚言之耳。

【广义】濒湖谓乌、附、天雄，皆补下焦命门阳虚之药。且乌、附、天雄之尖，皆是向下，其气下行，其脐乃向上生苗之处。寇宗奭言其不肯就下。张元素言其补上焦阳虚，皆误认尖为上尔。惟朱震亨以为下部之佐者得之，但未发明此向下之义。石顽谓：天雄禀纯阳之性，壮阳精，强肾气，过于附子，正以其一颗单生，得气独完耳。

【纠谬】乌、附、天雄，古人皆谓能破癥坚积聚。以积聚癥癖为病，固有因于寒湿壅结之一证，非此大辛大温，不能破此痼阴寒沍，非谓凡是癥结痈肿，皆可通治。而日华子竟谓天雄破痃癖痃结，排脓止痛，则几误认作疡科通用之要药，抑何可鄙可嗤，竟至于此。虽曰疡患久延，脓水不彻，间亦有气血虚寒，宜用温煦一法，然终是千百中之一，又岂可作如是之笼统话。《大明本草》所载诸药主治，最多浮泛，而甚且有北辙南辕，大相剌谬者。濒湖无不一例录入，绝不稍为芟薙，何耶？

草乌头

《本经》：乌头，味辛温。主中风恶风，洗洗出汗，除寒湿痹，咳逆上气，破积聚寒热。

【发明】《本经》有此乌头一名，自李濒湖以为此非川产之乌头，而野生于他处者，则今之所谓草乌者是也。寿颐按：《本经》乌头主治，亦与附子、天雄大略相近。所谓主中风恶风，洗洗出汗者，乃以外受之寒风而言。皮毛受风，故见风必恶，洗洗读为洒洒，即经所谓洒淅恶寒。言皮毛凛凛，有如冷水之偏洒。出汗即自汗，以皮毛受寒，卫气开泄，不能自固，亦即《伤寒论》太阳中风，汗出恶风之例。此辛温之药，固以逐寒祛风为天职者。石顽《逢原》，乃谓《本经》治恶风洗洗汗出，但能去恶风，而不能回阳散寒，竟以恶字如字读，有意过求其深，殊非正旨。本是辛温，何得云不能回阳散寒。惟此是刚燥激烈大毒之物，自非病情针对，不可妄投。《逢原》又谓人病风癣，服草乌、木鳖子药过多，甫入腹而麻痹不救，可见药重病轻，误人实甚。（此木鳖子亦附子之别名，见《炮炙论》。）李氏《纲目》于乌附诸药，附录古方，搜采太多，庞杂最甚，何可为训。石顽又谓乌、附五种，主治攸分。附子大壮元阳，虽偏下焦，而周身内外，无所不至；天雄峻温，不减于附；川乌专搜风湿痛痹；侧子善行四末；草乌悍烈云云。分别同异，尚是了了。但又谓天雄无顷刻回阳之功；川乌少温经之力；侧子不入藏府，则有意立异，而非药物之真性情矣。（侧子即附子之最小者。古本亦有作草下则字，昔人本草，多有此一条。寿颐以其同是附子，但力量稍有厚薄之异，且市肆中亦别无此物，故且从略。）

白附子

【发明】濒湖谓：白附子实非附子同类，以与附子相似，故得此名。《别录》谓：主心痛，血痹。盖亦辛温大热，专治真寒之药，然非可常用，故今亦无有入煎剂者，但以治面上黑癜，作外涂用耳。《别录》亦谓：治面上百病。《日华本草》谓：主面皯瘢疵。李珣《海药本草》亦谓：入面脂用。

天南星

《本经》：虎掌，味苦温。主心痛寒热结气，积聚伏梁，伤筋痿拘缓，利水道。《别录》：除阴下湿，风眩。

【正义】南星，《本经》称为虎掌，濒湖谓以其叶之形似得名。苦温辛烈，故专逐停痰积湿，而亦能行气导滞。《本经》主心痛寒热结气者，即指痰湿凝滞，气结不通而言。凡古人之所谓心痛，大率皆今之所谓胃气痛，多属气滞寒凝，或为湿痰阻塞之候，故辛温气烈，力能开泄窒塞之药，皆其专主，固为实证而设，非肝胃阴虚者，所可误投。且既能宣通，则亦可攻积破淤，故又治积聚伏梁。伏梁盖合五脏积聚，统涵其中，非《内》《难》两经之伏梁，专为一脏之病。痿与拘挛，皆湿盛伤筋之证，此为逐湿专将，自是伤筋主药，原与跌仆之伤不同。利水道者，湿无所容，水道自无不利之理。此乃泄导积湿之猛剂，与茯苓、泽泻等淡渗不同。

《别录》谓：除阴下湿，则前阴湿汗，皆湿热蕴蓄使然，此乃荡涤湿淫专主之药，虽性本温燥，似非湿热所宜，惟燥能胜湿，亦正非此不可。况后世制药之法，久已远胜于古，则虽是湿热，亦无虑其偏于辛温矣。惟《别录》又主风眩，盖指湿痰蕴热，生风上凌之眩晕，以此开痰燥湿，则风自息而眩自已，非虚风之眩晕可知。《千金方》以一味南星，醋制末服，治妇人头风攻目作痛。《局方》玉壶丸，以南星、半夏治风痰头晕，目眩吐逆。《开宝本草》亦谓天南星主中风麻痹，皆即此理。岂谓血虚风眩而亦可以此疗之。王氏海藏竟谓此药补肝风虚，则大谬矣。

【广义】《开宝》谓：除痰下气，利胸膈，攻坚积，又谓消痈肿。则凡疡科坚肿，痰湿最多，半夏、南星之属，固散肿消坚，实证诸疡之要药。陈藏器谓：捣傅金疮折伤瘀血，则辛散且麻，故能止血定痛，亦得散瘀消肿。

【发明】南星产于阴湿丛密之处，不为日照，则愈易长大，巨者茎高七八尺，大如人臂，其根可重数斤，然生长于湿浊之中，而偏善开泄湿邪，物理相反，最不可测。盖辛温善走，是其天职，功用与半夏相似，而燥烈过之，故非制透不可用。其生者仅可为止血定痛消肿，外敷药料中之辅佐品。后世盛行牛胆制法，今已久为通用之品，则取用其开宣化痰之长，而去其峻烈伤阴之弊。古称南星大毒，然如此用之，已可谓之无毒，法至善也。但市肆中之所谓陈胆星者，形色亦颇不一，价值甚有低昂，惟以黑色而润，颇有膏泽者为佳，其枯硬干燥者，亦不堪用。

半夏

《本经》：味辛平。主伤寒寒热，心下坚，下气，喉咽肿痛，头眩，胸张，咳逆，肠鸣，止汗。《别录》：消心腹胸隔痰热满结，咳嗽上气，心下结痛，坚痞，时气，呕逆，消痈肿，疗痿黄，悦泽面目，堕胎。

【考异】张，今本本草皆作胀。寿颐按：胀满之胀，本即开张一义之引伸，故古止作张。《左成公十年传》：张如厕。注：腹满也。字亦作张。则《玉篇》引左氏传作胀，乃是讹字。《广雅·释诂》乃有痮字，云病也。《急就章》乃有胀字。

【正义】半夏味辛，辛能泄散，而多涎甚滑，则又速降。《本经》以主伤寒寒热，是取其辛散之义。又治心下坚满而下气者，亦辛以开泄其坚满，而滑能降达逆气也。咽喉肿痛，头眩咳逆，皆气逆上冲，多升少降使然，滑而善降，是以主之。胸胀即心下之坚满，肠鸣乃腹里之窒塞，固无一非泄降开通之效用。止汗者，汗出多属气火上逆为病，此能抑而平之，所以可止，固非肌腠空疏，卫气不固之虚汗可知。后人止知半夏为消痰主将，而《本经》乃无一字及于痰饮，然后知此物之长，全在于开宣滑降四字，初非以治痰专长。其所以能荡涤痰浊者，盖即其开泄滑下之功用。《本经》主治，皆就其力量之所以然者而诠次之，固非如后世药物学之多说呆话可比。至《别录》主治，大率皆与《本经》同意，惟多痈肿痿黄两者。盖痈肿仍是脉络之结滞，痿黄又多湿热之不通，此能主之，亦犹是开泄之力。悦泽面目，则外敷之面脂药也。

【广义】甄权谓：开胃健脾。盖胃以下行为顺，此能滑润下气，即所以助脾胃消化之力。又谓：生者摩痈肿，除留瘿气，则外敷之剂，辛能消散，故洁古亦谓其消肿散结。洁古又谓：治寒痰及形寒饮冷，伤肺而咳，消胸中痞，膈上痰，和胃气，燥脾湿，则专以痰饮结塞言之矣。濒湖谓：治白浊梦遗带下，盖为痰湿阻其气机者言之，是浊带遗泄中之一端，非谓凡是遗浊，皆可以此治之也。又谓：主痰饮及腹胀，以其体滑而味辛性温之故，涎滑能润，辛温能散，故行湿而通大便，利窍而泄小便。

【发明】半夏最多涎沫，其体极滑，而味甚辛。生者以舌舐之，螫人口吻，故善能开泄结滞，降气定逆。《本经》所主诸病，皆是开宣抑降之力，本非专治痰饮，而所以能消痰止咳者，亦即此能开能降之功用，又非以燥胜湿，专治湿痰而燥脾湿之意。石顽谓古方治咽痛喉痹吐血，多用南星、半夏，并非禁剂。世俗皆以二物为性燥，误矣！寿颐按：俗本医书皆谓半夏专治湿痰，贝母专治燥痰，此其说实自汪讱庵开之。究之古用半夏治痰，唯取其涩多而滑降，且兼取其味辛而开泄，本未有燥湿之意。惟其涩苦甚，刺激之力甚猛，故为有毒之品，多服者必有喉痛之患。而生姜则专解此毒，古无制药之法，凡方有半夏者，必合生姜用之，正取其克制之义。而六朝以降，始讲制药，且制法日以益密，而于此物之制造，则尤百出而不穷，于是浸之又浸，捣之又捣，药物本真，久已消灭。甚至重用白矾，罨之悠久，而辛开滑降之实，竟无丝毫留存，乃一变而为大燥之渣滓，则古人所称种种功用，皆不可恃，此所谓矫枉而过其正，最是魔道。或者又疑古书之不可信，不亦冤耶！《灵枢》谓：阳气满则阳跷盛，不得入于阴，阴虚则目不瞑，饮以半夏汤通其阴阳，其卧立至。昔人解此说者，辄曰半夏生于夏之半，故能通阴阳。寿颐尝求其议而不可得，终无解于当夏之半，何以能通阴阳。其实所谓阳跷盛者，止是阳升太过，阴不涵阳，故不得眠。惟此善降，则阳入于阴矣，此治不得眠之真旨也。然如以久浸久制之半夏用之，吾知其亦必无济。近人已有谓半夏止当以生姜汁少许拌之，已能解毒，不当多制，是说也，余极佩之。

【正讹】古书每谓半夏善治风痰，说者辄以辛能散风作解，遂谓治大人中风，小儿惊痫，皆其祛风搜风之功。其实半夏泄降，惟积痰生热，积热气升，而内风自动者，此能降气开痰，则风阳自息，决非可以发散外感之风。《局方》辰砂化痰丸，用半夏、南星、辰砂、枯矾，而曰搜风化痰，误矣。且此之治内风，正是痰热生风之实证，而王海藏竟谓南星、半夏可补肝风之虚，尤其大谬。惟汪石山谓涎者脾之液，膏粱炙膊，能生脾胃湿热，涎化为痰，久则痰火上攻，令人昏愦口噤，偏废僵仆，謇涩不语，生死旦夕，非半夏、南星不治，庶几近之。

大戟

《本经》：味苦寒。主蛊毒，十二水肿满急痛积聚，中风皮肤疼痛，吐逆。《别录》：主头腋痛肿，头痛，发汗，利大小便。

【考异】肿满，濒湖《纲目》引作腹满。石顽《逢原》仍之。兹从孙渊如问经堂辑本。

【正义】大戟乃逐水峻剂，上古已以戟名，其猛可知。濒湖谓其味辛苦，戟人喉咽，似尚未允。《本经》谓主蛊毒，以蛊乃南方大热大毒之虫类，非苦寒峻下，不能解之。十二水肿满急痛积聚，盖谓十二经之水湿积聚，以致外肿内满，而为急痛耳。然苟非体充邪实者，亦不可概投。中风皮肤疼痛六字，当作一句读。盖指风湿热之袭于肌腠者，则辛能疏散，而苦寒又专泄降，是以治之，非泛言外受之风寒。石顽谓指风水肤胀，亦颇有理。吐逆是指水饮停于上焦，而不能下泄以致上逆者。此以辛苦泄破，通达下降，是以主之。《别录》主头腋痛肿，皆痰饮凝络之证治。头痛亦指饮邪凝聚，水气上凌者而言。发汗，则驱除水湿之溢于肤腠者耳。利大小便，固通泄攻破之专职矣。

【广义】甄权谓：下恶血癖块，通月水，堕胎孕，固皆以攻破为主治。又谓：主腹内雷鸣，则水走肠间，停而不去者耳。苏颂谓：主瘾疹风，盖亦风湿之留于肌表者。故皮肤间发为瘾疹瘰粒痒搔，此能泄导肌肤风水，即《别录》所谓发汗之旨也。李濒湖谓：痰涎为病，随气升降，无处不到。入于心则迷窍而成癫痫，妄见妄言。寿颐按：此神经为病，古人谓之痰迷心窍，诚属理想之谬。然痰涎结聚，生热上凌，而致气血冲脑，谓为痰病，亦自确凿。入于肺则塞窍而成咳唾稠黏，喘急背冷。寿颐按：此肺中津液自凝成饮，非经络之痰果能入肺。入于肝则留伏蓄聚而成胁痛，干呕，寒热往来。寿颐按：此痰涎之凝聚于肝胆经隧中者，亦不可谓痰入于肝。入于经络则麻痹疼痛。入于筋骨则头项胸背，腰胁手足牵引隐痛。陈无择《三因方》并以控涎丹主之，殊有奇效，此乃治痰之本。痰之本，水也湿也，得气与火，则凝滞而为痰为饮，为涎为涕，为癖积。大戟能泄脏腑之水湿，甘遂能泄经隧之水湿，白芥子能散皮里膜外之痰，惟善用者能收奇功。钱仲阳谓：肾为真水，有补无泻，惟痘疮变黑归肾一证，用百祥膏下之，以泻肾。谓非泻肾，泻其府则藏自不实。李东璧谓：百祥丸惟大戟一味，善能行水，故曰泻其府以通膀胱。要之百祥泻肾，非独泻府，正是实则泻子之义，肾邪实而泻肝耳。大戟浸水，其色青绿，肝胆之药，故百祥膏又治嗽而吐青绿水者。仲景亦云：心下痞满，引胁下痛，干呕短气者，十枣汤主之。干呕胁痛，非肝胆病乎？则百祥膏之泻肝胆明矣。洁古老人治变黑归肾，用宣风散代百祥膏，亦是泻子之意。盖毒火炽，则水益涸，风挟火势，则土受亏，故津血内竭，不能化脓而成青黑干陷，泻其风火之毒，正所以救肾扶脾。或谓脾虚肾旺，故泻肾扶脾者非也。盖肾之真水不可泻，此乃泻其陷入之邪毒尔。

甘遂

《本经》：味苦寒。主大腹疝瘕，腹满，面目浮肿，留饮宿食，破癥坚积聚，利水谷道。《别录》：下五水，散膀胱留热，皮中痞，热气肿满。

【正义】甘遂苦寒，攻水破血，力量颇与大戟相类，故《本经》《别录》主治腹满浮肿，下水，留饮，破癥坚积聚，亦与大戟主治，大同小异。但兼能消食，通利谷道，稍与戟不同，则攻坚之力，殆尤为过之。所主疝瘕，盖以湿热壅结者言之，而寒气凝滞者，非其所宜。《别录》又申之以热气肿满一句，则此之能泄水肿，皆以湿热实证言，而脾肾虚寒，以致水道不利，误用此药，实为鸩毒，从可知矣。五水者，盖言五藏经脉中之停留水气耳。

【广义】甄权谓：泻十二种水，去痰。洁古谓苦性泄，寒胜热，能直达水气所结之处，水结胸下，非此不除，仲景大陷胸汤用之。濒湖谓：水凝则为痰饮，溢则为肿胀，甘遂泄湿，治痰之本也。仲景治心下留饮，与甘草同用，取其相反而立功。河间《保命集》云：凡水肿服药未全消者，以甘遂末涂腹，绕脐令满，内服甘草，其肿便去。又王谬《百一选方》云：脚气上攻，结成肿核，用甘遂末，水调敷肿处，即浓煎甘草汁服，其肿即散。二物相反，而其效如此。韩泳病脚气，因此一服，病去七八，再服而愈。寿颐按：药有君臣佐使，以及相畏、相恶、相反、相杀之说，见于《本经·序例》。宋人刊本，作为曰字，是本于陶弘景之朱书，出于古之所谓《神农本经》者，其源甚古，又谁敢以为不可信。陶氏集《神农本草经》以朱字写之，又辑各家之说，谓之《名医别录》，则以墨字写之，唐人之所谓朱墨书者是也。自宋人刊版，乃以朱书者刊作白字，今所存《大观本草》及《政和本草》皆如是。阳湖孙渊如据以辑成《本草经》三卷，刊入问经堂丛书中，亦载序例于卷末，是皆以为陶贞白之朱书，《神农本经》原文也。惟诸药制使一说，今通行各种本草，多称某药某某为使，及畏何物，恶何物，反何物云云，则本于徐之才之所撰《雷公药对》。李濒湖谓：陶贞白前已有此书，吴氏（即吴普）本草所引雷公是也。盖之才增饰之云云。唐慎微谓

《神农本经》相使止各一种，兼以药对参之，乃有两三，是各药之畏恶相反，明非六朝以前所固有，故《大观》本白字经文，亦未尝有相使畏恶及相反之说，则今所传药品十八反云云，始于六朝之时无疑。所以古方中反药同用，数见不鲜，则濒湖所引肿病外敷甘遂末，而内服甘草汁者，制方之意，只取甘草解毒之义，正合仲景方甘遂、甘草并列之意。何必过求其深，定谓其取相反立功。盖未免矜奇炫异，借以惊世而骇俗，恐非药物学之荡平大道也。

芫花

《本经》：芫花，味辛温。主咳逆上气，喉鸣，喘，咽肿短气，蛊毒，鬼疟，疝瘕痈肿，杀虫鱼。《别录》：苦微温。消胸中痰水，喜唾，水肿，五水在五脏，皮肤及腰痛，下寒毒，肉毒，根疗疥疮，可用毒鱼。

【考异】华，今作花，古今字。蛊毒，李濒湖《纲目》误作虫毒，张氏《本经逢原》不误。

【正义】芫花气味，《本经》虽称辛温，然所主诸病皆湿热痰水为虐，功用专在破泄积水，而非可以治脾肾虚寒之水肿，则辛虽能散，必非温燥之药，故《别录》改作微温。据吴普谓神农黄帝"有毒"，扁鹊、岐伯"苦"，李氏"大寒"云云，似以李氏当之之说为允。《本经》主咳逆上气，喉鸣及喘而短气，皆水饮停积上焦，气壅逆行，闭塞不降。咽肿亦热毒实痰，窒滞清窍。此等苦泄攻通猛将，均为湿热实闭，斩关夺门，冲锋陷阵，一击必中之利器，非为虚人设法可知。蛊毒乃南方湿热毒虫，入人肠胃，非涤荡直泄不治。故古人用药，无一非猛烈急下之物。鬼疟盖指山岚瘴毒，恶厉之气无端感触，飘忽中人，有似于鬼祟，故有是名。此乃古人神道设教之时，假托鬼物而言，究竟非真有物凭之，实即古之所谓瘴疟，故治宜泄导热毒，亦非其他诸疟之所可混投者也。疝瘕亦指湿热蕴结之一证，不可以概一切之疝气瘕聚，痈肿，则固专指阳发实热之疡患矣。《别录》谓消痰水、水肿及五种水气之在五脏者，固皆以实证立论，仍是《本经》之义。喜唾乃饮积胸中，水气上溢，而口多涎沫耳。皮肤腰痛，亦指水气泛滥之一证。惟寒毒二字，必有讹误，此乃寒泄之药，非其所主，岂浅者以《本经》气味有温之一说，而姑妄言之耶？总之《名医别录》虽集成于贞白居士之手，然六朝以降，传写屡经，亦何必无妄人掺杂之处，是当衡之以理，而必不可一味盲从者。肉毒是肉食之毒，食物得毒，固必泄之而毒始解。根疗疥疮，即《本经》之治痈肿矣。

【广义】甄权谓：治心腹胀满，去水气，涕唾如胶，固皆以湿痰浊垢言之。故又曰通利血脉，治恶疮风痹湿。又谓治一切毒风，四肢挛急，不能行步，则亦水湿之邪，痹其络脉关节者。谓为毒气，殊嫌含浑。惟权又谓治寒痰，则沿《别录》寒毒之误矣。日华谓：疗瘴疟，乃专以瘴疠湿热之毒而言。寿颐窃谓深合《本经》主治鬼疟之正旨，盖此药治疟，惟有岚瘴湿热毒厉之气，吸入口鼻，浸淫络脉，因而往来寒热，以此泄导秽浊，使从二便而去，最为合宜。其外虚实诸疟，固皆非其治也。《大明本草》最是肤庸浮泛，绝少精警之句，何以于此却能独具灼见，盖亦有所受之，恐尚非日华子之果能洞烛此中精意也。濒湖谓：仲景太阳证表不解，心下有水气，干呕发热而咳，或喘者，小青龙汤主之。若表已解，有时头痛汗出恶寒，心下有水气，干呕，痛引两胁，或喘或咳者，十枣汤主之。盖小青龙治未发散表邪，使水气自毛窍而出，乃经所谓开鬼门法也。十枣汤驱逐里邪，使水气自大小便而泄，乃《经》所谓洁净府，去菀陈莝法也。夫饮有五，皆由内啜水浆，外受湿气，郁蓄而为留饮。流于肺则为支饮，令人喘咳寒热，吐沫背寒；流于肝则为悬饮，令人咳唾，痛引缺盆两胁；流于心下则为伏饮，令人胸满呕吐，寒热眩运；流于肠胃则为痰饮，令人腹鸣，吐水，胸胁支满，或作泄泻，忽肥忽瘦；流于经络则为溢饮，令人沉重注痛，或作水气胕肿。芫花、大戟、甘遂之性。逐水泄湿，能直达水饮窠囊隐僻之处，但可徐徐用之，收效甚速，不可过剂，泄人真元。陈氏《三因方》以十枣汤药为末，用枣肉和丸，治水气喘急浮肿之证，盖善于变通者。寿颐按：仲师小龙、十枣两方，皆为水停心下之专剂，但一则兼有表证，是寒束其外，肺气不通，以致水湿亦闭塞其宣泄之路，故必先开其表，使腠理疏达，肺不郁窒，而水停可行。盖顺降之气复其常，饮邪自有去路，亦非反发其汗，而使水气尽从汗之一路以泄也。若其外无表证，则病专在里，非从下夺，又奚有第二法门。十枣用法所以异于小龙者，其旨如是。濒湖谓发汗即经之所谓开鬼门，向来为鬼门作解者，皆如是说。但皮肤毛孔，何以有鬼门之称，古人命名，似不应怪僻至是，余甚惑焉。迨读《庄子·天道篇》以糟粕作糟魄，始悟《难经》七冲门之魄门，即以排泄糟粕取义，非魂魄之魄。则《内经》所谓开鬼门者，实即魄字断烂之形，岂可漫认作鬼物之门户。然则开魄门洁净府，只是一义，前人注解无一不误，此虽寿颐之创解，窃谓圣人复起，亦当不易斯言。

商陆

《本经》，味辛平。主水张，疝瘕痹，熨除痈肿，杀鬼精物。《别录》：疗胸中邪气水肿，痿痹腹满，疏五脏，散水气。

【考异】张，濒湖《纲目》作肿，盖误。寿颐按：胀满之胀，古止作张，张字本以张大取义。痕、胀，皆后出字，岂濒湖不知张、胀同字而妄改之耶。兹从孙氏问经堂本。《别录》腹满之下本有洪直二字，义不可通，删之。

【正义】商陆气味，《本经》虽言辛平，然主治亦皆水湿实证，且疗痈疡，则必寒降之物，实亦大戟、甘遂、芫花之类，故《本经》主治，亦大略相同。水胀及疝瘕诸痹，盖皆以水邪实病而言。又曰熨除痈肿，则作外敷药用耳。能杀鬼精物，亦即芫花治蛊毒、鬼疟之理也。

【广义】甄权谓：喉痹不通，薄切醋炒，涂喉外良，盖即以《本经》熨除痈肿之旨而申言之。濒湖谓：商陆为苦寒沉降之阴药，其性下行，专于行水，与大戟、甘遂同功，胃气虚弱者不可用。方家治肿满小便不利者，以赤根捣烂，入麝香三分，贴于脐心，以帛束之，得小便利，即肿消。

续随子

【发明】续随之，始见《开宝本草》，一名千金子，虽言其气味辛温，然濒湖谓与大戟、泽泻、甘遂茎叶相似，主治亦相似，皆长于利水。盖破泄直降，是其专长，仍是苦寒荡涤之作用。《开宝》称其治妇人血结月闭瘀血，癥瘕疝癖，除蛊毒鬼疰，心腹痛，冷气胀满，利大小肠，下恶滞物。《蜀本草》谓：治积聚痰饮，不下食呕逆，及腹内诸疾，研碎酒服不过三颗，当下恶物。《大明》谓：宣一切宿滞，治肺气水气，日服十粒。《道藏方》紫金锭，又名玉枢丹，能宣通气滞，治停痰瘀血，痛结不通诸症，以大戟、千金霜之通，与五倍子之涩，相辅成功，制方之意甚妙，宜其效用之大著也。

水草类

泽泻

《本经》：味甘寒。主风寒湿痹，乳难消水，养五脏，益气力，肥健。《别录》：补虚损，五藏痞满，起阴气，止泄精，消渴淋沥，逐膀胱三焦停水。

【正义】泽泻产于水中，气味淡泊而体质又轻，故最善渗泄水道，专能通行小便。《本经》：气味虽曰甘寒，盖以其生长水泽，因谓之寒。其实轻淡无味，甘于何有。此药功用，惟在淡则能通。《本经》称其治风寒湿痹，亦以轻能入络，淡能导湿耳。云治风寒，殊非其任。其能治乳难者，当以娩后无乳者言，此能通络渗泄，则可下乳汁，非产乳百病之通用品，故《别录》亦言叶主乳汁不出。若曰养五脏，益气力肥健，则以湿邪不容而脾运自健，斯有养脏益气之效，盖已属太过之辞。寿颐按：《本经》此药主治太嫌浮泛，殊无精当之义，恐已属汉魏间敷浅之说，颇与《本经》辞旨不类，故原文更有久服耳目聪明，不饥延年，轻身，面生光，能行水上云云。岂独非药理之真，抑亦怪诞太甚。虽《本经》诸药固时有轻身延年等溢分之语，然从无如能行水上之荒唐者，其为方士掺杂，不问可知。濒湖谓：经言面生光，能行水上。《典术》又云久服身轻，日行五百里，走水上诸说。陶贞白、苏参信之，愚窃疑之。

盖泽泻行水泻肾，久服且不可，安得有此神功云云。寿颐谓：濒湖《纲目》于古书最多笃信，时且失之穿凿，而独于此条能见其真，知荒诞不经之说，固不可为天下后世法也。《别录》谓治五脏痞满，盖只以湿阻之痞满而言。止泄精者，亦惟湿热蕴于下焦，而相火妄行其疏泄之令者，乃宜此渗去湿热而龙相自安，非可以概虚人之滑泄。而又谓补虚损，起阴气，则大与渗泄伤阴之义矛盾也。

【广义】《大明》谓：主头旋，筋骨挛缩，盖指湿热弥漫，上凌头目，则为眩运，旁流支节，而为挛痛者，此能泄利湿滞，故可治之。时珍谓渗湿热，行痰饮，止呕吐，固皆滑利下行之功用。又谓治泻痢，则分清小水，即所以止大便之泄利。痢即利之后出字。本以泄利为主义，非如近今世俗之见，谬认积滞不通之肠辟为痢疾也。石顽谓:《素问》治酒风身热汗出用此，以其能利膀胱湿热也。《金匮》治支饮冒眩用此，以逐心下痰气也。寿颐按：上古所谓饮邪，本指水停不化而言，仲景所谓心下有水气者，皆是此证。故治痰饮必用滑利泄降之药，如半夏、贝母、杏仁等物，皆以滑利见长，泽泻能治痰饮，理亦如是。素多湿热之人，久服则耳目聪明。然亦不可过用，水道过利，肾气必虚，故古人有多服病人眼之说。今人治泄精多不敢用，盖为肾与膀胱气虚而失闭藏之令者，得滑利以降之，则精愈滑，若相火妄动而遗泄者，得此清之，则精自藏矣，何禁之有。

【发明】泽泻味淡体轻，故性善滑泄，生长水中，故善利水逐湿，此药性情功用，即此两言而已，足更无余义可言。其兼能滑痰化饮者，痰饮亦积水停湿为病，惟其滑利，故可消痰。总之渗泄滑泻之药，必无补养之理。《本经》养五藏益气力云云，已属溢美太过，而甄权竟谓可治肾虚精自出；《大明》且谓补女人血海，令人有子；洁古亦谓入肾经，去旧水，养新水，皆非药理之真，徒眩初学耳目，殊堪诧异。若仲景八味丸用之者，原为小水不利而设，《金匮》中屡有明文，后人妄谓六味专于补肾，则宋人之误会，非古人制方真意也。

浮萍

《本经》：水萍，味辛寒。主暴热身痒，下水气，胜酒，长须发，消渴。《别录》：下气，以沐浴生毛发。

【正义】浮萍生长水中，故能清火，体轻而浮，故开肌腠。《本经》主暴热身痒，即清凉解肌之功效。下水气，解酒醒者，凡开毛窍而宣肺气之物，固皆有利水逐湿之用。盖溺道上流，本从迴血管入肺以通汗腺，而后归肾，以达于输尿之管，直下膀胱者也。又长须发则毛窍通利而血脉荣养。止消渴者，清热利水而胃火自平矣。

【广义】《大明》谓治热毒风热风狂，固即《本经》主暴热之意，然加一毒字狂字，已属言之过甚。又谓治风疹，则亦开发肌腠之功用。又谓治肿毒汤火伤，则外治罯傅之用耳。濒湖谓治风湿麻痹脚气，则惟湿热兼盛者宜之，无热者必不可用。又谓治目赤翳膜，口舌生疮，吐血衄血，则皆清热利导之专长也。

【发明】浮萍味辛气寒，而轻浮最甚，故上宣肺气，外达皮毛，发汗泄热，下通水道，皆其天然之情性作用。《本经》《别录》《大明》诸家主治无不在此范围之内。然面色绿而背色红紫，则又不仅专入气分，而亦必兼清血热，故《圣济》以治吐血不止。《圣惠方》又治鼻衄。濒湖以治目赤口疮，既善清火而又导热下行，其效良捷。近人止以为发汗之药，而不知清热正其专长，殊觉未尽其用。且其质最轻，气味皆薄，虽曰发汗，性非温热，必无过汗之虑。而俗子畏之，多不敢用，则《纲目》所引去风丹一方，有铁镤头上也出汗一句之故。张石顽因之，亦谓去风丹治大风、癞风等皆验，且有发汗胜于麻黄之句，皆未尝于物理上体验之耳。寿颐按：濒湖所引去风丹一诗，不知何本。据其所称，东京石碑，梵书大篆，人不能晓，真人林某逐字辨译云云。要知既是梵字，断无逐字译之即成七言诗句之理。且大篆之与梵字，风马牛不相及，何以梵字而有大篆之称，其为妄人伪造，不攻自破。据其所治，有左瘫右痪，三十六种风等说，浅俗已极，明是无知方士向壁虚构。且更有胎孕有伤，服过百粒即为全人云云，不成文理，可鄙孰甚。李氏不知抉择，贪多务得，取盈篇幅，徒乱人意，殊可哂矣。

蘋

【发明】蘋亦水萍之类，但其叶视浮萍为大，根连水底，其茎甚细，其叶合四叶为一，如田字形，故又谓之田字草。生长水中，其性寒滑，本与浮萍相近，惟萍浮无根，则轻扬有余而善发汗。蘋蕈之类皆有根，一叶一茎，直系水底，水深处可长至寻丈，则滑降过之而不发汗，此亦物理自然之功用。《山海经》谓蘋食之已劳，盖指劳热而言。《吴普本草》谓：主治暴热，下水气，利小便。陈藏器谓捣涂热疮，捣汁饮治蛇伤毒，皆其寒滑之力，善于清热利水而解毒耳。

荇

【发明】荇，即古之荇菜，李濒湖谓与莼相类，皆叶浮水面，茎连水底。但叶圆微缺如马蹄者为莼菜，叶似莼而微尖长者，即荇菜也。俱生水中，茎长盈丈，故甘寒滑利之性无不相同。《唐本草》谓：治消渴，去热淋，利小便。濒湖谓捣敷诸肿毒，火丹游肿，其功用皆彼此大略相似也。

莼

【发明】莼见《名医别录》，气味甘寒无毒。主治消渴热痹。孟诜谓：作羹下气止呕。《大明》谓：治热疸，逐水，解百药毒、蛊毒。《千金方》治热泻呕逆用之，能清胃热上逆可知。盖寒滑通利之性，水草大率皆然，然滑降之用，功力亦猛，苟非实热不可多食。

海藻

《本经》：味苦寒。主瘿瘤气，颈下核。破散结气，痈肿，癥瘕坚气，腹中上下鸣，下十二水肿。《别录》：疗皮间积聚，暴癀瘤气，结热，利小便。

【考异】今本作主瘿结气，散颈下硬核痛，痈肿癥瘕坚气。鸣字上有雷字，兹从孙氏问经堂辑本。

【正义】海藻生长海中，咸苦而寒，故能软坚散肿。瘿留结核，皆肝胆火炎，灼痰凝络所致，寒能清热，固其专长，而阴寒凝聚之结核，非其治矣。痈肿癥瘕，多由血热淤滞而生，腹鸣水肿，更多湿热停顿之候，凡此诸证之属于阳实有余者，固可治之。而正气不及，清阳不运诸证，不可概施。《别录》特提结热二字，最当注意，非谓阳虚血瘀之癥瘕痈肿，及寒水泛溢等病，皆可以统同论治也。十二水肿，盖以十二经而言。诸经积水，固皆有湿热不利之一候，此类寒滑泄水之药，固可用之。

【广义】甄权谓治心下满，疝气下坠疼痛，卵肿。李珣《海药本草》以治奔豚气，脚气，水气浮肿，皆当以热壅有余一面而言，正经肾水泛滥之奔豚，及寒水寒疝结痛诸证，两得其反。此皆读古人书者，不可不辨之门径。非谓凡此诸病，不问虚实寒热，皆以此物一例通用也。

昆布

【发明】昆布咸寒滑利，性情物质，本与海藻不殊，故诸家所治诸症，亦多近似。《别录》谓：主十二种水肿，瘿瘤结气。孙真人谓：可破积聚。藏器谓：治阴㿗肿。（㿗，音颓，即癞疝也。）甄权谓：利水道，去面肿。要之皆就实热壅滞一面而言，苟有阳虚诸证，万不可用。石顽尝谓：能破阳邪水肿，海藻昆布同功。然下气损人，海中菜皆然，不可久服，惟海岛人常食之，水土不同耳。

海带

【发明】《嘉祐本草》：海带咸寒，疗风下水。掌禹锡谓：出东海水中石上，医家用以下水，胜于海藻、昆布。寿颐按：今海带有二种，干时其色皆黑，以水沃之，则青翠柔嫩。一种大者，阔可五六寸，长至丈余，名为海带；一种细者，阔止一二分许，而丛丛分岐，则曰青带丝，固皆海中蕴藻之属，解一切毒，清热利水，人尽知之。北人煮食，恒用煤火，则常食莱菔海带之类，谓煤火有毒，非此不解。但皆以为蔬食，不入药剂。即南人亦恒食之。考《尔雅·释草》：纶似纶，组似组，东海有之。郭注：但谓青丝纶组绶，海中草生彩理，有象之者，因以名云，而不详为何物。《说文》：纶，青丝绶也。则《雅》之所谓纶组，固即今青带丝之类耳。又《太平御览》引《吴普本草》：纶布一名昆布。

陆氏释文：纶古顽反，其音为鳏。则纶、昆一声之转。李濒湖于昆布条下谓：《尔雅》之纶，即是昆布，其说甚是。盖海带既阔且长，形式如布，而色青绿，因有纶布之名。迨声音展转，则为昆布，而其义乃在不可知之数矣。若其柔细之青带丝，则即《尔雅》之组耳。又陈氏《本草拾遗》有海蕴，藏器谓味咸寒，主治瘿瘤结气，下水。按：《广雅》纷缊，乱也。故濒湖谓缊字为乱丝之名。盖水草之以蕴名者，本取其细如乱丝之义，则亦今所谓海带丝之属也。其形虽有巨细之不同，要之同生水中，实为一类数种。是以气味性情，均无差别。

石草类

石斛

《本经》：味甘平。主伤中，除痹，下气，补五藏虚劳羸瘦，强阴，久服厚肠胃。《别录》：补内绝不足，平胃气，长肌肉，逐皮肤邪热痱气，脚膝疼冷痹弱，定志除惊。

【考异】今本强阴下有益精二字。

【正义】石斛气味貌似平淡，然苟久煮，则色泽甚浓而味且大苦。《本经》虽谓甘平，其实则为清热沉降之药，生长山石罅中无土之处，而坚韧异于常卉，故

《本经》谓主伤中，气火太盛则闭塞而逆上，清能解热，苦能降气，故除痹而下气。虚劳羸瘦是阴虚生热，销铄肌肉，此清内热，是以主之。五脏皆阴，苦坚者能益阴气，故补五脏，凡《本经》统称五藏者，皆主脏阴而言，是其常例，既补五脏之阴，故曰强阴。此阴字所赅者广，非仅指一部分而言，乃濒湖《纲目》所载《本经》，于强阴之下误衍益精二字，一似强阴益精四字为句。而此药专补肾阴者，貌似神非，大失古人真旨。要之石斛乃胃家主药，非补肾益精之品，浅人妄增谬戾已甚。《本经》又结之以久服厚肠胃一句者，盖胃土最忌燥热，胃火太盛，则消谷善饥而不生津液，惟此为清胃主宰，邪热去而正气充，斯可以厚肠胃耳。《别录》谓：补内绝不足，绝当作伤，即《本经》主伤中之意。平胃气者，清胃之热而气逆自平，亦与《本经》下气同义。长肌肉，则更与《本经》补羸瘦同符矣。肺主皮毛，肺有积热，则皮肤蕴热而生痤痱，石斛亦清肺良将，是以主之。脚膝疼冷痹弱，多由真阴不能荣养，石斛益阴，自能起腰膝之弱痹。定志除惊，皆清火之实验也。

【发明】石斛清热降气，专泄肺胃虚火，而味亦不薄，故为益胃强阴之品。古人惟以色黄如金，茎壮如钗者为贵。又曰川产最良。然今市肆中之所通川斛，则细小干枯，最为贱品。金钗斛则躯干较伟，色泽鲜明，能清虚热，而养育肺胃阴液者，以此为佳。但市肆中欲其

405

美观，每断为寸许，而以砂土同炒，则空松而尤为壮观。要之一经炒透，便成枯槁，非特无以养阴，且恐不能清热，形犹是而质已非，市侩伎俩，殊为可恶。所以吾吴医家，每用其原枝不炒者，劈开先煎，庶得真味。且此物最耐久煮，一味浓煎，始有效力。若杂入他药中仅煎沸三四十分钟，其味尚未出也。若肺胃火炽，津液已耗，舌质深赤干燥，或焦黑嗜饮者，必须鲜斛，清热生津，力量尤伟。必以皮色深绿，质地坚实，生嚼之脂膏粘舌，味厚微甘者为上品，名铁皮鲜斛，价亦较贵。其贱者皮作淡黄色，嚼之无脂，味亦淡薄，已不适用。且更有东瀛出品，气味更淡，则完全无效矣。若老人虚人，胃液不足，而不宜大寒者，则霍山石斛为佳。《名医别录》及《范子计然》，皆言石斛出六安，可知古时亦甚重之，其形甚细，而色作金黄，望之润泽，嚼之味厚者，斯为上品。若晦黯枯槁，亦不足贵。而近时更有所谓绿毛干风斛者，色作淡绿，质柔而软，望之隐隐有绿色茸毛，亦产霍山，则仅撷其极嫩之尖，故干之而不槁，嚼之且无渣滓，味浓厚而又富脂膏，养胃益液，却无清凉碍脾之虑，确为无上妙品。但最佳者市肆中亦不可多得，且价贵兼金，非贫富之所可与共。又有鲜金石斛，支干较伟，即金钗斛之新采于山崖者，浙省全处诸山多有之，亦清胃之上品。

石韦

《本经》：味苦平。主劳热邪气，五癃闭不通，利小便水道。《别录》：止烦下气，通膀胱满，补五劳，安五脏，去恶风，益精气。

【正义】石韦产于深山阴崖险罅，得纯阴之气而味苦，其为寒凉之品，决无疑义。《本经》虽曰苦平，未可拘泥不化。禀性阴寒，故主劳热邪气，五癃，即后世之所谓五淋。癃之与淋，一声之转，说见莫枚士《研经言·释淋》引《毛诗》皇矣与尔临冲，韩诗作与尔隆冲为证，其说甚确。《内经》所谓若沃以汤者，类皆热痹为多，惟纯阴之性泄导下行，询为专品。《别录》所谓止烦下气，通膀胱满，固即《本经》之旨。补五劳者，亦以劳热而言，颇与今人阴虚生热之病相合，而非古人虚寒之虚劳。安五脏者，邪热去则正自安，五脏属阴，此以五脏之真液而言，固以不受邪热灼烁为得所。恶风为病，本是血热，壅而成毒，阴寒能清血热去风可知。精气即阴气，实即真阴，邪热胥蠲，而真阴自受其益，亦非泛语。

骨碎补

【发明】骨碎补寄生石树之间，有根有叶，黏着不落，亦犹桑上寄生之属。性温而通。故入血和血，通调脉络。《开宝本草》谓：气味苦温，主破血止血，补伤折，又入药用根，温而达下，则入肝肾。故甄权谓：主骨中毒气，风血疼痛，上热下冷。盖温养下元，能引升

407

浮之热藏于下焦窟宅，是以可治上热下冷。李濒湖谓研末同猪肾煨食，可治耳鸣及肾虚久泄牙痛，皆是此意，非可通治胃家实火之齿痛。寿颐先业师阆仙朱先生尝用以治寒痰凝滞，牙关不利，颊车隐痛之骨槽风重证，甚有捷验。又凡阴虚于下，而肝胆浮阳挟痰上凝之齿痛，牙槽不利，及阴寒逼阳上浮之喉痛、喉癣诸证，用此亦颇有效。皆即濒湖用治牙痛之意。而阳邪实盛者，类皆不可妄试。昔人每谓此药入肾治骨，并能治骨伤碎，因得此名者，皆当识得此意，非阴虚有热之骨痛、骨痿，果皆可以一概主治也。戴元礼《证治要诀》谓：痢后下虚，不善调养，或远行，或房劳，致两足痿软，或痛或痹，遂成痢风，宜用独活寄生汤加虎骨四斤丸，仍以骨碎补三分之一，同研酒服，则以肾之虚寒而言，此药温肾，能起骨痿宜矣。惟痢后风之脚软膝肿，亦有阴虚生内热者，则宜魏玉璜之一贯煎，戴氏此法非可概投。所谓万病有正面，皆有反面，审证论治，最当明辨。设或浑仑吞枣，希图弋获，未有不败者矣。此药之根有似于姜，且生茸茸之毛，故又有毛姜之名。一名猴姜，或谓即以有毛而其形似猴得名。寿颐则谓寄生木石之上，等于猱之升木，字之似猴，其义易知，非象形也。又名申姜，则以申年之为猴儿年耳。鼠儿年、牛儿年之说，由采宋人笔记已有之，而元人书中尤多，盖辽金元间之土语。今世俗之所谓十二生肖，由来固已久矣。

苔 类

苔

【考证】苔之种类不一，古书别名，又极繁芜。《尔雅》已有薄石衣一条。郭注：水苔也，一名石发，江东食之。陆德明释文：音徒南反，盖即苔之古字，形虽不同，音义无别。栖霞郝兰皋懿行《尔雅义疏》，高邮王伯申引之《广雅疏证》，皆谓藫苔一声之转是也。许氏《说文》则作落，云水衣。《周礼》又作箈。加箈之实，有箈菹。郑众注：水中鱼衣也。王伯申谓落之与箈，亦皆苔字。张稚让《广雅》则曰：石发、石衣。盖苔之为物，生于至阴，类皆阳光不到之处，或在墙阴，或在瓦角，或生深涯，或生下隰，或出石上，亦产水中，故有石衣、石发、水衣、鱼衣诸名。《名医别录》：中品有陟厘，云生江南池泽。《唐本草》注云：此乃水中箈。王氏《广雅疏证》引《周礼》释文谓：箈，北人音丈之反。又《尔雅》释文亦云：箈或音丈之反，是箈、落古亦与治同音，故疾言之则为落，徐言之则为陟厘，陟厘正切落字。《别录》中品又有垣衣，云一名昔邪，一名乌韭，生古垣墙阴或屋上。《广雅》亦曰：昔邪，乌韭也，在屋曰昔邪，在墙曰垣衣。《西山经》郭璞注亦同。《别录》下品又有：屋游，云生崖上阴处。陶注：此瓦屋上青苔衣也。《本经》：下品，亦有乌韭，云生山谷石上，盖此

409

物皆产于阴湿之处，形本不一，有柔细而茸茸如毛发者，故得乌韭、尾游、石发诸称。亦有薄滑黏腻，干之而如纸一片者，则有鱼衣、水衣、石衣、垣衣之号。今药肆中止有石衣一种，色黑质薄，南货舖中亦有出售。其性凉降，可治热病，通利小水，此外则不入药用。举一可概其余，古今本草，不一其名，即李氏《纲目》一书，已采录十余种，名号各别，而性情主治，大略近似，殊有叠床架屋之嫌。爰止以苔字撮其大纲，而总列诸物，合为一条，不复分析，以省繁复云尔。

【发明】苔之所生，恒在至阴之处，墙隅屋角，以迄水侧山崖，大率旨在阴翳丛萃之中，甚者或在井中水底，以及大海，而日光能到之处则无之。其为纯阴用事，情性可知，故《本经》乌韭则曰气味甘寒，而《别录》井中苔，则曰甘大寒，屋游亦曰甘寒，垣衣则酸冷，其义一也。其主治诸病，则《本经》乌韭谓治皮肤往来寒热，此以时行热病之在表者而言。质本轻清，性则寒降，故主皮肤之热。又曰利小肠旁光气，旁光，今本作旁胱，则亦以湿热阻结，水道不利而言。阴寒之质能理湿热，而滑利淡渗，能通小便，固其宜也。《别录》谓疗黄疸，亦惟湿与热结之阳黄实证为宜，可以想象得之矣。涉厘，则《日华本草》谓捣汁服，治天行病心闷，即《巢源》《千金》《外台》诸书之所谓时行热病也。濒湖谓：捣涂丹毒赤游，则小儿之游丹，色赤四衄，病属血热，凡治此病，无不以寒凉为宜。寿颐每以芭蕉根心捣敷，无不立应，而苔亦能治之，其性可知。《别录》又谓：井中苔治漆疮、热疮。弘景则谓：疗汤火伤灼疮。垣衣，则《别录》谓治黄疸，心烦咳逆，血气暴热。濒湖谓：捣汁服，止衄血。屋游，则《别录》谓：治浮热在皮肤，往来寒热，利小肠膀胱气。徐之才谓：止消渴。濒湖则谓：煎水入盐漱口，治热毒牙龈宣露，研末新汲水下，止鼻衄。又孟诜《食疗本草》：船底苔，甘冷，治鼻洪吐血淋疾。寿颐按：鼻洪，洪字费解，岂以大鼻衄言之耶？濒湖谓解天行热病，可知种类虽有大同小异之殊，而药性治疗，固无不一以贯之也。

【正讹】苔类属阴，性情主病，具如上述，此物理之自然，而亦治疗之实验也。唯《名医别录》涉厘一条，既云生江南池泽，而《唐本草》直以水中苔为之注，则涉厘即苔，已无疑义。乃曰味甘大温，主治心腹大寒，温中消谷，强胃气，止泄痢云云，辞颇不类，此必传写错讹，不知以何物之气味主治；误系于涉厘条下，致与《本经》之乌韭，别类之垣衣、屋游诸物，同为一类，而性情或寒或温，两得其反，似此错简，一望而可知为必有讹讹者。惟《开宝本草》为之附会，妄谓水苔性冷，浮水中，涉厘性温，生水中石上，强为分别，尤其背谬，岂有同生水中，同此形质，而可有寒温之大异其情性者。李濒湖不加辨正，一例编入《纲目》，疑误后学，殊非细故，钞胥伎俩，抑何可笑竟至于此。且即于《别录》主治之后，系之以《日华本草》捣汁服治天行病心闷一条，岂非指天行之热病而言？又系之以自己所说，捣涂丹毒赤游，岂非可治丹毒血热之病？然则此物之为寒为热，虽问之三尺童子，而当亦能辨，奈何犹谓之气味大温，真堪骇诧之至。濒湖《纲目》一书，辨正古人之误，盖亦不鲜，何以此条独否，真不可解。

马勃

【发明】马勃生于阴湿之处，色紫成团，轻松多粉，干而扑之，粉轻四散，有如烟雾，虽非苔类，而禀阴湿之气以生，盖以与苔相似，故李氏《纲目》附于苔类之末，唯轻虚能散，与苔类之专于滑降者不同。其气味则《名医别录》以为辛平，其主治则《别录》虽止有治恶疮马疥一说，盖既能散毒，又能燥湿，以疗湿疮，固得其宜，故弘景亦谓傅诸疮甚良。今人用以为金疮止血亦效。寇宗奭谓：以蜜拌揉，以水调呷，治喉痹咽疼，盖既散郁热，亦清肺胃，确是喉病良药。东垣普济消毒饮用之，亦是此意。濒湖谓：清肺，散血热，解毒，内服外敷，均有捷验，诚不可以微贱之品而忽之。